CRC Press
Taylor & Francis Group
6000 Broken Sound Parkway NW, Suite 300
Boca Raton, FL 33487-2742

Original Edition ISBN : 978-1-138-89422-8

여드름 흉터

진단/치료

여드름 흉터

발 행 일	2020년 1월 23일 인쇄
	2020년 2월 03일 발행
저 자	안성구, 박하나, 안건영, 정준, 황상민, 강윤철, 천승현외 9명
발 행 인	윤주원
발 행 처	정우의학서적
등 록	제 319-2005-4
주 소	06910) 서울 동작구 흑석로 13가길 33
전 화	02-822-1361
팩 스	02-822-1378
이 메 일	ketmowo@hanmail.net
I S B N	979-11-90050-08-1
정 가	60,000원

여드름 흉터

진단/치료

머릿글

여드름에 의한 흉터 · 과색소 침착은 환자 뿐만 아니라 의사를 당황하게 만든다. 우울증 · 스트레스 · 사회 생활을 어렵게 하는 문제성 피부 질환이다. 새로운 기기 · 술기 등이 개발되고 있으나, 여전히 난치성의 골치 아픈 존재이다. 여드름 초기에 흉터가 발생하며, 흉터는 22%(미국), 남성 11% · 여성 14%(독일), 성인 여성 49%(프랑스)에서 유발되었다. 흉터의 다양한 유형, 병태 생리, 인종에 따라 치료 방법을 합당하게 선택해야 한다.

본 책자는 본문 15장 및 부록으로 구성되었다. 본문은 흉터 분류, 병태 생리, 도포제, 박피술, 필러, 흡수성 실, 혈소판 풍부 혈장, 박피성/비박피성 장비, 수술 기법, 레이저, 수정 커버 화장품 등을 기술하였다. 부록은 한국인 여드름 흉터에 관한 논문, medical history, acne gallery를 수록하였다.

10년 전에 1판을 편역한 경험을 바탕으로 원문에 충실하고, 이해하기 쉽게 번역하였다. 진료에 도움이 되시길.... 15명의 편역자에게 감사함을 전한다.

2020. 01. 20.
대표 편역자 안성구

■ 편역자(가나다 순)

강윤철(강윤철 피부과) 금동인(갤러리아 피부과) 박상영(더메이 피부과) 박하나(청담하나 피부과)

안건영(고운세상 코스메틱) 안성구(연세원주의대) 이누리(연세리엔 피부과) 이상훈(순천향의대)

이세원(연세리엔 피부과) 이솔암(피부과 전문의) 이진욱(피부과 전문의) 정 준(연세 피부과)

천승현(연세예 피부과) 최승재(피부과 전문의) 홍승필(연세원주의대) 황상민(피부사랑 피부과)

■ 자료 수정/보완

이영빈 · 이상훈(전공의)

목 차

1

임상 양상 및 기기 평가에 의한 여드름 흉터 분류

핵심 내용

- 여드름 흉터에 관한 다양한 분류 방법이 제시되었지만, 공통된 합의 기준은 없다.
- 여드름 흉터 깊이를 측정하는 표준화된 방법은 존재하지 않으나, 치료 및 예후 평가를 위해 반드시 필요한 요소이다.
- 고주파 초음파, 삼차원 디지털 사진과 같은 비침습적 기기는 여드름 흉터 평가에 도움이 된다.

서론

흉터는 손상 혹은 질환에 의해 소실된 조직을 대체하는 섬유성 조직이다. 여드름 흉터의 원인은 과도한 조직 형성, 국소 조직 소실 및 손상에 기인한다. 여드름 흉터의 임상 양상과 흉터 조직의 중증도는 염증 반응, 조직 파괴 정도 및 초기 염증 발생 시점으로부터 경과한 시간 등이 관련된다.

임상 분류

중증도 평가와 치료 방법을 표준화하기 위해 다양한 여드름 흉터 분류가 시도되었다. 그러나 여드름 흉터에 관한 명명법이나 분류 방법에 대해서 논란이 있다.

1987년, Ellis와 Mitchell은 여드름 흉터의 분류 방법을 처음으로 제시하였고, 송곳형(ice pick), 분화구형(crater), 기복형(undulation), 굴형(tunnel), 얕은형(shallow type), 비후형(hypertrophic scar)으로 구분하였다. 1999년, Langdon은 다음과 같은 세가지 형태의 분류 방법을 제시하였다[1형 – 직경이 작고 얕은형; 2형 – 송곳형; 3형 – 팽창형(distensible scar)]. 2000년, Goodman은 병리생태학적 특징에 따라 위축성 흉터(atrophic scar)를 얕은 반형(superficial macular), 깊은 진피형(deep dermal), 모낭주위 반흔형(perifollicular scar), 지방 위축형(fat atrophic scar)으로 분류하였다.

Jacob 등이 제시한 중증도 분류에 따르면, 여드름 흉터는 임상적으로 위축형(atrophic) 및 비후(대)형(hypertrophic)으로 구분하였다. 위축형 흉터는 넓이, 깊이, 및 3차원적인 구조에 따라 3가지 기본 구조로 분류하였다.

- 송곳형(ice pick): 좁고(직경 〈2 mm), 깊고, 경계가 명확하며, 함몰성 병변이 심부 진피와 피하 지방까지 이어진 유형이다.
- 박스카형(boxcar): 원형 혹은 타원형의 함몰성 병변이며, 경계가 명확하다. 일반적으로 표면적이 송곳형보다

넓고, 바닥면이 편평하다. 깊이는 얕거나(0.1~0.5 mm) 깊고(>=0.5 mm), 직경은 1.5~4.0 mm로 다양하다.

- 둥근형(rolling): 진피층에서 묶임(tethering)에 의해 발생하며, 그 외에 육안상 정상적으로 관찰되며, 직경은 4~5 mm 정도이다. 진피와 피하 지방층을 연결하는 비정상적인 섬유 조직에 의해 얕은 그림자, 둥근 형태의 울퉁불퉁한 피부가 유발된다.

상기 분류 체계에 포함되는 기타 임상 형태는 비후성 반흔, 켈로이드, 굴(sinus tract)이 있다. 비후성 반흔 및 켈로이드는 비상적으로 과도한 조직 복구 반응에 의해 유발된다. 비후성 반흔은 일차 병변의 내부에 발생한다. 켈로이드는 경계를 넘어서 장기간 지속적으로 성장한다. 굴은 여러 개의 면포 형태로 관찰되며, 조직학적으로 케라틴화되어 서로 연결된 여러 통로가 존재한다.

2003년, Kadunc과 de Almeida는 또 다른 분류 방법을 제시하였다. 융기형(elevated), 이영양성(dystrophic), 함몰형(depressed) 흉터로 구분하였다. 다른 변수는 모양, 밀도, 색상, 팽창성 등이 포함된다. 상기 분류 방법은 다양한 치료 방법의 효과 평가가 가능하다. Kadunc 분류 방법은 표 1-1에 요약되어 있다.

2006년, Goodman과 Baron은 흉터의 중증도에 따라 4등급으로 나누었다(표 1-2). 등급 1은 반점이 있는 흉터(홍반, 색소 침착, 저색소 병변 포함), 등급 2, 3, 4는 각각 경도, 중증도, 중증 위축형 혹은 비후형 흉터를 의미한다. 흉터의 중증도를 사회적 거리(250cm)에서 보이는 정도에 따라 분류하였다. 또한, 다양한 해부학적 부위에서 여러가지 종류의 여드름 흉터가 나타날 수 있기 때문에[예를 들어 뺨, 목, 가슴 등이며, 이러한 단일 부위를 미용 단위(cosmetic units)로 정의함] 흉터가 침범한 해부학적 부위에 따라 또 한번 4등급으로 세분화하였다. 국소 병변(3군데 이하의 흉터)은 A(부분적으로 하나의 미용 단위 침범) 또는 B(별개의 2개 또는 3개의 미용 단위 침범)로 분류하고, 더 많은 미용 단위의 침범이 나타난 경우는 전신성 병변(generalized disease)으로 분류했다. 또한 병변의 개수(1~10, 11~20, >20), 종류(위축형, 반점형, 박스카형, 비후형, 켈로이드형), 중증도(경도, 중등도, 중증)를 기준으로 분류 체계를 제안하였다. 최종적인 점수는 최소 0점~최대 84점이다. 각각의 분류 체계에 의해 합산된 점수는 질병의 중증도를 반영한다(표 1-3).

표 1-1. 여드름 흉터의 형태학적 분류 (Kadunc 및 Almeida)

Scars Types	Clinical Description
1. Elevated	
1a. Hypertrophic	Hypertrophic lesions raised above the skin surface and limited to the original injured area
1b. Keloidal	Usually found in patients with genetic predisposition; their dimensions exceed the initial injured tissue
1c. Papular	Soft elevations, like anetodermas, frequently observed on the trunk and chin area
1d. Bridges	Fibrous strings over healthy skin
2. Dystrophic	Irregular or star-like scar shapes with a white and atrophic floor
3. Depressed	
3a.1. Distensible retractions	Scars attached only by their central area after skin distension
3a.2. Distensible undulations (valleys)	Lesion that does not completely disappear after skin distension
3b.1. Nondistensible superficial	Shallow, dish-like defects
3b.2. Nondistensible medium	Crater-like, with a scar base that is relatively smooth, has normal color and texture, and has a wide diameter
3b.3. Nondistensible deep	Narrow and fibrotic scars, ice pick or pitted scars with sharp shoulders perpendicular to the skin surface that may appear as epithelial invaginations sometimes reaching the subcutaneous layer
3b.4. Tunnels	Two or more ice pick scars connected by epithelialized tracts

Source: Data from Kadunc BV and Trindade de Almeida AD. *Dermatol Surg.* 2003;29:1200–9.

표 1-2. 정성적 여드름 흉터 등급 체계 (Goodman 및 Baron)

Grade	Level of Disease	Clinical Features	Examples of Scars
1	Macular	• Erythematous, hyper– or hypopigmented flat marks • Visible to patient or observer irrespective of distance	• Erythematous flat marks • Hyperpigmented flat marks • Hypopigmented flat marks
2	Mild	• Mild atrophy or hypertrophy • May not be obvious at social distances of 50 cm or greater • May be covered adequately by make–up; the normal shadow of shaved beard hair in males, or normal body hair if extrafacial	• Rolling • Small soft papular
3	Moderate	• Moderate atrophy or hypertrophy • Obvious at social distances of 50 cm or greater • Not covered easily by make–up, the normal shadow of shaved beard hair in males, or body hair if extrafacial • Able to be flattened by manual stretching of the skin	• More significant rolling • Shallow boxcar • Mild–to–moderate hypertrophic or papular scars
4	Severe	• Severe atrophic or hypertrophic scarring • Obvious at social distances of 50 cm or greater • Not covered easily by make–up, the normal shadow of shaved beard hair in males, or body hair if extrafacial • Not able to be flattened by manual stretching of the skin	• Punched out atrophic(deep boxcar) • Ice–pick • Bridges and tunnels • Gross atrophy • Dystrophic scars • Significant hypertrophy • Keloid

Source: From Goodman GJ and Baron JA. Dermatol *Surg.* 2006;32:1458–66, with permission.

표 1-3. 정량적 여드름 흉터 등급 체계 (Goodman 및 Baron)

Grade/Type	Grade 1 (1–10 lesions)	Grade 2 (11–120 lesions)	Grade 3 (> 20 lesions)
A) Milder scarring (1 point each)	1 point	2 point	3 point
Macular erythematous or pigmented Mildly atrophic dish–like			
B) Moderate scarring(2 points each)	2 point	4 point	6 point
Moderately atrophic dish–like Punched out with shallow bases, small scars (> 5mm) shallow but broad atrophic areas			
C) Severe scarring (3 points each)	3 points	6 points	9 points
Punched out with deep but normal bases, small scars (〈5 mm) Punched out with deep abnormal bases, small scars (〈5 mm) Linear or troughed dermal scarring Deep, broad atrophic areas			
D) Hyperplastic			
Papular scars Keloidal/hypertrophic scars	2 points Area 〈5 cm^2 6 points	4 points Area 5–20 cm^2 12 points	6 points Area 〉20 cm^2 18 points

Source: From Goodman GJ and Baron JA. J *Cosmet Dermatol.* 2006;5:48–52, with permission.

표 1-4. 여드름 흉터 중증도 점수(얼굴, 가슴, 등 병변의 점수를 별도로 계산하며, 세 부위의 점수를 합하여 총점을 계산함)

Category	Score	Description
Clear	0	No visible scars from acne
Almost clear	1	Hardly visible scars from 2.5 m away
Mild	2	Easily recognizable; less than half the affected area (e.g., face, back, or chest) is involved
Moderate	3	More than half the affected area (e.g., face, back, or chest) is involved
Severe	4	Entire area is involved
Veru severe	5	Entire area with prominent atrophic or hypertrophic scars

Source: From Tan JK et al. *J Cutan Med Surg.* 2010;14:156–60, with permission.

2007년, Dreno가 발표한 ECCA(echelle d'evaluation clinique des cicatrices d'acne) 등급 척도에 따르면, 병변의 모양에 따라 흉터를 위축형 흉터(V형, U형, M형), 얕은 탄력 섬유 분해(superficial elastolysis), 비후형 염증성 흉터(발병 2년 미만), 켈로이드형과 비후형 흉터(발병 2년 초과)로 분류하였다. 각 흉터는 정량적 점수(병변의 수에 따라 각 0, 1, 2 또는 3점)에 중등도, 변화 양상, 형태학적 측면에 따른 가중치를 반영하였다. 최종 점수는 여드름 흉터의 종류와 수에 따라 0점~540점 범위에 속한다. 임상적인 중등도와 상관관계를 나타내었다.

2010년, 또 다른 여드름 흉터 중등도 점수(SCAR-S)가 제안되었다(표 1-4). 6점의 척도를 바탕으로 0점은 깨끗함(여드름 흉터가 보이지 않음), 1점은 거의 깨끗함(2.5미터 거리에서 거의 보이지 않음), 2점은 경미함[(어느정도 보이고, 침범한 부위(얼굴, 등, 가슴)의 절반 이하)], 3점은 중등도[침범한 부위(얼굴, 등, 가슴)의 절반 이상], 4점은 중증(침범한 부위 전체), 5점은 매우 중증(침범한 부위 전체에 위축형 또는 비후형 흉터가 두드러짐)으로 구분하였다. 점수는 얼굴, 가슴, 등을 개별적으로 측정한 후에(0~15점) 세 영역의 점수를 합산하여 총 흉터 점수를 계산한다. 예전 척도와 마찬가지로 위축형과 비후형 흉터를 포함하지만, 여드름 흉터의 개수는 포함되지 않았다. 위축형 여드름 흉터를 모양, 크기, 위치에 따라 분류한 최근의 연구에 의하면 여드름 흉터를 모양으로 분류하는 것은 주관적이기 때문에 전문가의 합의를 이끌어내지 못했다고 주장했다. 그러므로 연구자는 위축형 여드름 흉터에서 진단 및 치료 방법을 선택하기 위해 흉터 크기(〈2 mm, 2~4 mm, 〉4 mm)만을 고려한 분류 체계를 제시하였다. 또한, 일부 저자들은 현존하는 분류 체계에서 구진형 흉터(papular scar)라는 또 다른 여드름 흉터 추가를 제시하였다. 구진형 흉터는 턱과 코에 흔히 나타나는 2~4 mm 크기의 부드러운 피부색의 구진이며, 폐쇄 면포(cosed comedone), 염증성 여드름(inflammatory acne), 육아종(granuloma)과 감별이 어렵기 때문에 치료 시기를 놓칠 수 있다.

기기 평가

여드름 흉터에 관한 정확한 평가와 분류는 최적의 치료 방법을 선택하는데 매우 중요하다. 흉터의 형태학적 특징은 조직병리학적 검사에서 정확하게 파악되지만, 일상적으로 시행이 어려우므로 비침습적인 도구를 이용하고 있다. 고주파 초음파(≥20 MHz)는 피부과 분야에서 임상 및 실험적으로 장기간 사용한 기구이다. 여드름 흉터의 임상적인 특징과 초음파 검사에서 나타나는 특징의 연관성을 평가한 연구를 소개한다. 41명의 환자로부터 81개의 병변(Jacob 등의 분류에 따른 위축성 및/또는 비후성 흉터)을 대상으로 하였다. VISIA-CR complexion Analysis System (Canfield Imaging Systems, Fairfield, NJ, USA)을 이용하여 환자 얼굴(전면, 좌측, 우측)의 디지털 이미지를 얻었다. 8-모드 횡단면 스캔(cross-sectional 8-mode scan)은 22 MHz 초음파 시스템을 통해 얻었다[최대 축방향 해상력(maximal axial resolution): 72 μm, 투과 심도(depth of penetration): 8 mm, 스캔 폭(scan width): 선형 12.8 mm]. 흉터 병변은 임상적으로 박스카형(n=32), 둥근형(n=24), 송곳형(n=16), 켈로이드형(n=6), 비후형(n=3)으로 분류되었다. 초음파 검사는 흉터의 형태에 대해 자세한 평가를 가능하게 하였다.

1) 위축형 흉터(atrophic scar): 피부 전층이 정상적이며, 피부가 함입된 형태로 존재하였다.
   - 송곳형 흉터(ice pick scar): 뾰족하고 경계가 명확한 V 모양의 흉터; 직경이 2 mm 미만으로 좁고, 수직 깊이가 깊은 진피까지 존재하였다(그림 1-1).
   - 박스카형 흉터(boxcar scar): 뾰족하고 경계가 명확한 U 모양이며, 직경은 2~4 mm이며, 수직 깊이가 상부 또는 하부 진피까지 존재하였다(그림 1-2).
   - 둥근형 흉터(rolling scar): 경계가 명확하지 않은 함몰된 형태 또는 표피층이 물결처럼 나타났다. 초음파 탐색자의 압박에 의해 발생하므로 병변에 대한 평가를 어렵게 한다(그림 1-3).
2) 비후형 흉터(hypertrophic scar)/켈로이드형 흉터(keloidal scars): 피부가 두꺼워져 있고, 돔 모양으로 융기한 형태이다(그림 1-4, 1-5). 진피는 정상 피부보다 낮은 반사성을 갖는다. 대부분의 켈로이드형 흉터는 크기가 크므로 22 MHz probe로 관찰하기 어렵다.

초음파 결과는 임상적 특징과 상관 관계를 보였다. 그러나 송곳형 흉터로 분류된 경우의 절반(16명 중 8명)에서 초음파 검사를 통해 박스카형 흉터로 분류되었다. 초음파는 병변의 정확한 폭과 깊이 측정이 가능하므로 치료법 선정에 도움이 될 수 있다.

또 다른 여드름 흉터의 객관적인 평가를 위한 비침습적인 방법은 3차원 디지털 사진 촬영(3D digital photography)이 있다(그림 1-6). 2016년, Petuknova 등의 연구에 따르면 피부과 전문의가 정량적인 부피 측정이 가능한 얼굴 모델링 장치(Clarity 3D Research Ti System, BrighTex Bio-Photonics, San Jose, CA, USA)를 통해 얻은 결과를 Goodman과 Baron 점수를 이용하여 평가 결과를 비교하였다. 통계적으로 유의한 선형

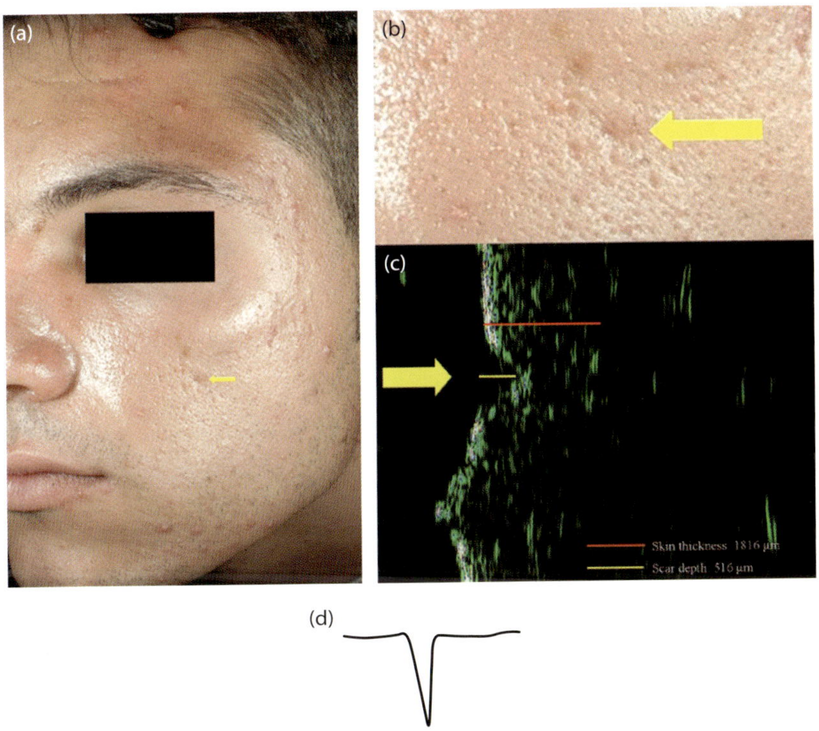

그림 1-1. 송곳형 흉터(ice pick scar): (a,b) 임상 양상, (c) 초음파 사진, (d) 횡단면

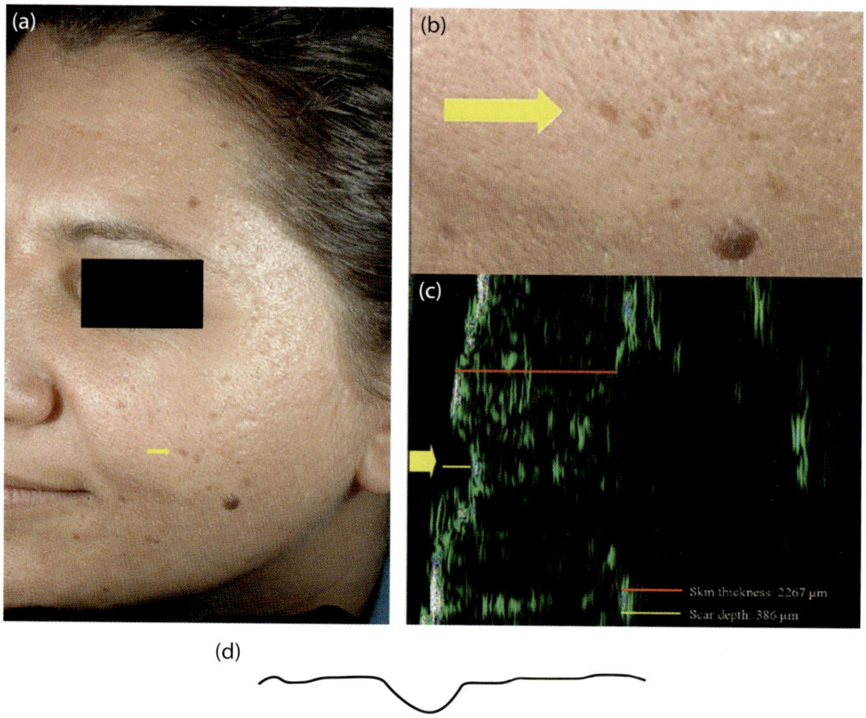

그림 1-2. 박스카형 흉터(boxcar scar): (a, b) 임상 양싱 (c) 초음파 사진 (d) 횡단면

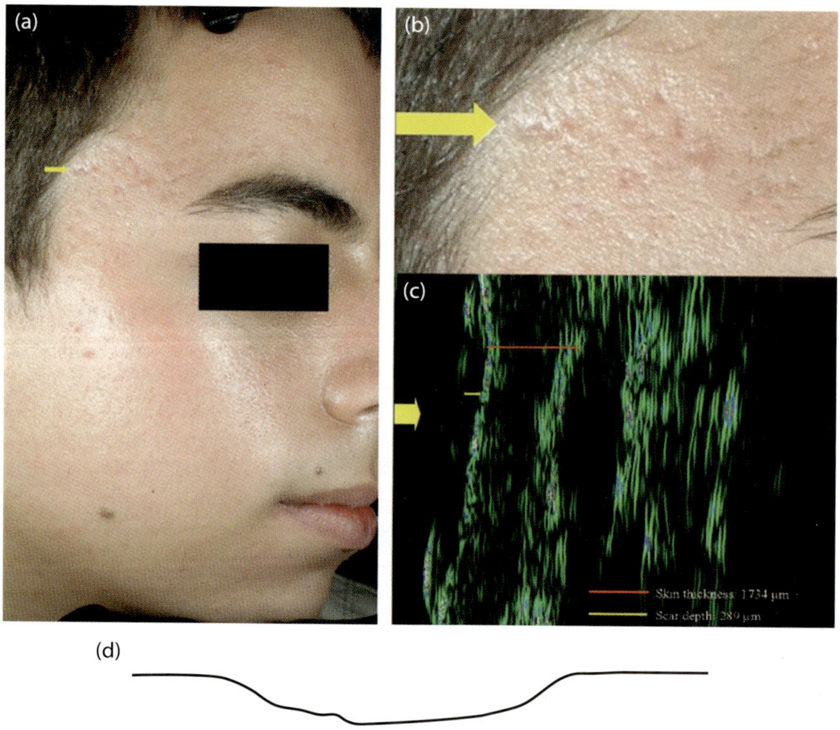

그림 1-3. 둥근형 흉터(rolling scar): (a, b) 임상 양상 (c) 초음파 사진 (d) 횡단면

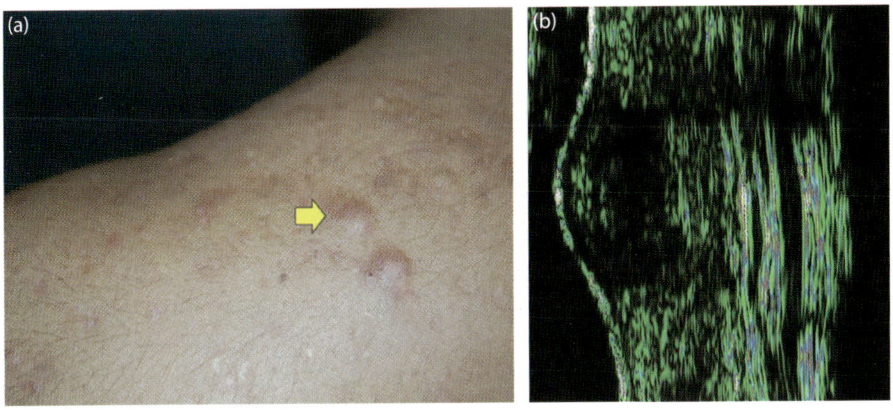

그림 1-4. 비후형 흉터(hypertrophic scar): (a) 임상 양상 (b) 초음파 사진

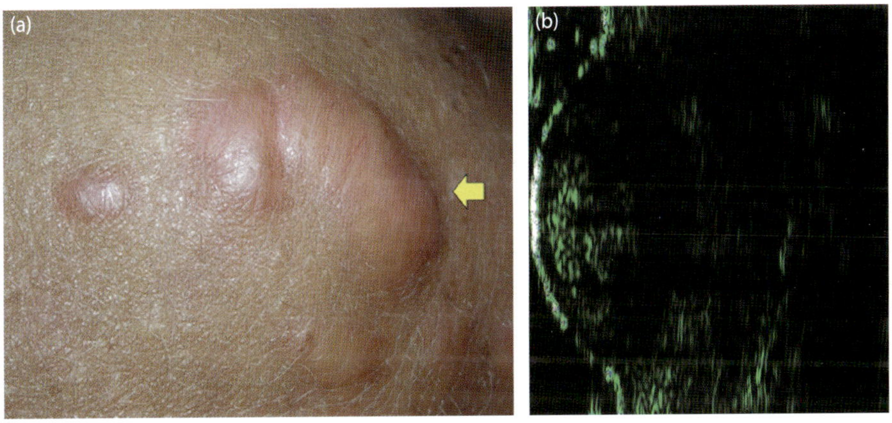

그림 1-5. 켈로이드형 흉터(keloidal scar) (a) 임상 양상 (b) 초음파 사진

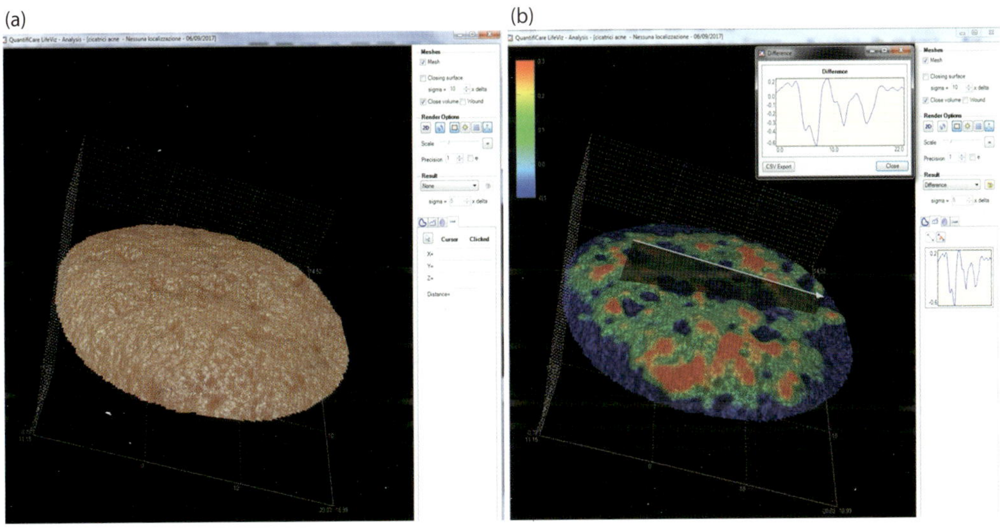

그림 1-6. (a) 얼굴 부위 위축성 흉터(atrophic scar)의 3차원 사진 (b) 동일 부위의 디지털화 자료(붉은 색은 얕은 부위, 파란색은 깊은 부위를 나타냄)

의 상관 관계가 나타났다. 얼굴 사진을 통해 여드름 흉터를 정량화하였다. 그러나 이러한 결과는 다른 연구를 통해 추가적으로 입증되어야 한다.

결론

아직까지 여드름 흉터의 명명법과 분류에 관해 합의된 기준이 없다. 문제는 병변이 다양한 형태를 가지기 때문에 임상 평가에서 서로 다르게 해석될 수 있다는 점이다. 흉터 깊이를 평가하는 표준적인 방법은 치료 및 예후 결정에 필수적이다. 초음파, 디지털 촬영 등의 여드름 흉터에 관한 객관적이고 재현 가능한 신기술 개발은 질 높은 연구와 분류, 정확한 평가에 도움이 된다.

참고 문헌

1. "Scar" The American Heritage® Stedman's Medical Dictionary. Houghton Mifflin Company. February 10, 2009. Available from: http://dictionary.reference.com/browse/scar.
2. Rivera AE. Acne scarring: A review and current treatment modalities. *J Am Acad Dermatol.* 2008:59:659–76.
3. Kadunc BV, Trindade de Almeida AD. Surgical treatment facial acne scars based on morphologic classification: A Brazilian experience. *Dermatol Surg.* 2003;29:1200–9.
4. Dreno B. Khammari A, Orain N, Noray C, Mérial-Kieny C, Méry S. ECCA grading scale: An original validated acne scar grading scale for clinical practice in dermatology. *Dermatology.* 2007;214:46–51.
5. Finlay AY, Torres V. Kang S, Bettoli V. Dreno B, Goh CL, Gollnick H. Global alliance. Classification of acne scar is difficult even for acne experts *J Eur Acad Dermatol Venereol.* 2013;27(3):391–3.
6. Ellis DA, Michell MJ. Surgical treatment of acne scarring: Non-linear scar revision. *J. Otolaryngol.* 1987;16:2116–9.
7. Langdon RC. Regarding dermabrasion for acne scars [letter]. *Dermatol Surg.* 1999;25:919–20.
8. Goodman GJ. Postacne scarring: A review of its pathophysiology and treatment. *Dermatol Surg.* 2000;26:857–71.
9. Jacob CI, Dover JS, Kaminer MS. Acne scarring: A classification system and review of treatment options. *J AM Acad Dermatol.* 2001;45:109–17.
10. Jemec GB, Jemec B. Acne: Treatment of scars. *Clin Dermatol.* 2004;22:434–8.
11. Goodman GJ, Baron JA. Postacne scarring: A qualitative global scarring grading system. *Dermatol Surg.* 2006;32:1458–66.
12. Goodman GJ, Baron JA. Postacne scarring—A quantitative global scarring grading system. *J Cosmet Dermatol.* 2006;5:48–52.
13. Tan JK, Tang J, Fung K, Gupta AK, Richard Thomas D, Sapra S, Lynde C, Poulin Y. Gulliver W, Sebaldt RJ. Development and validation of a scale for acne scar severity (SCAR-S) of the face and trunk. *J. Cutan Med Surg.* 2010;14:156–60.
14. Kang S, Lozada VT, Bettoli V, Tan J, Rueda MJ, Layton A, Petit L, Dréno B. New atrophic acne scar classification: Reliability of assessments based on size, shape, and number. *J Drugs Dermatol.* 2016;15(6):693–702.
15. Gan SD, Graber EM. Papular scars: An addition to the acne scar classification scheme. *J. Clin Aesther Dermatol.* 2015;8(1):19–20.
16. Ali FR, Kirk M, Madan V. Papular Acne Scars of the nose and chin: An under-recognised variant of acne scarring. *J Cutan Aesthet Surg.* 2016;9(4):241–43.
17. Lacarrubba F, Patania L, Perrotta R, Stracuzzi G, Nasca MR, Micali G. An open-label pilot study to evaluate the efficacy and tolerability of a silicone gel in the treatment of hypertrophic scars using clinical and ultrasound assessments. *J Dermatol Treat.* 2008;19:50–3.
18. Lacarrubba F. Verzì AE, Tedeschi A, Catalfo P, Nasca MR, Micali G. Clinical and ultrasonographic correlation of acne scars. *Dermatol Surg.* 2013;39(11):1683–8.
19. Petukhova TA, Foolad N, Prakash N, Shi VY, Sharon VR, O'Brecht L, Ali IA, Feldstein S, Halls J, Wang Q, Li CS, Sivamani RK. Objective volumetric grading of postacne scarring. *J Am Acad Dermatol.* 2016;75(1):229–31.

2

여드름 흉터 병태생리학

핵심 내용

- 여드름
- 염증
- 흉터
- 송곳형 흉터(ice pick)
- 박스카형 흉터(boxcar)

개요

여드름은 16~17세의 남자 90%, 여자 80%에서 발생하는 매우 흔한 피부 질환이다. 여드름은 25세 이후에 대부분 회복되지만, 남성의 1%와 여성의 5%에서 40세까지 지속된다. 여드름은 피지샘의 1차적인 질병 또는 박테리아 감염이 아니다. 모낭 상피세포의 비정상적인 과각화증, *Propionibacteium acnes*, 숙주 세포 면역의 상호 작용에 의해 2차적으로 피지샘을 침범하는 질환이다. 여드름 흉터는 여드름 초기부터 발생하며, 환자의 95%에서 나타날 수 있다. 흉터는 여드름 치료 전의 중증도 및 치료 지연과 관련이 있다. 구진, 농포, 결절, 낭종성 병변과 같은 모든 종류의 여드름에서 흉터가 유발된다. 그러므로 적절한 치료를 조기에 시행해야 한다

염증 역할

흉터는 심부 진피의 염증에 의한다. 여드름의 염증은 2단계 과정으로 진행된다. 림프구와 호중구가 폐쇄된 면포의 약화된 모낭 세포벽에 영향을 미치고, 세포벽이 손상되면 자극을 일으키는 모낭 구성 성분의 진피 침윤에 의해 다양한 병변을 유발한다. 모낭 세포벽의 파괴 원인을 찾는 연구는 오래전부터 진행되어 왔다. 초기에는 *P. acnes*의 지방 분해효소가 피지샘의 중성 지방을 가수분해하고, 이로 인한 유리 지방산과 다양한 자극성 물질이 모낭 세포벽을 관통하거나 손상시키는 것으로 추정되었다. 그러나 생리학적으로 염증을 일으키는 충분한 유리 지방산의 생성 유무는 논란이 있다. *P. acnes*는 염증을 유발한다. 낮은 분자량의 화학 물질을 분비하여 정상 모낭 세포벽으로 호중구를 유인하는 능력이 있고, 모낭 내부로 백혈구를 유도한다. 호중구는 세포내 수산화효소를 방출하여 *P. acnes*를 무력화시키지만, 세균을 사멸시키지 못한다. 또한 미세 면포에 P. acnes 항체가 존재하며, 이러한 항체와의 상호 작용은 모낭 세포벽을 약화시키고, 자극을 유발하는 모낭 세포내 물질은 단백질 가수분해 효소를 분출한다.

머리카락, 지질, 케라틴, 세균은 모낭이 파괴되어 진피로 유입되면 이물 반응에 의해 염증을 유발한다. 세균과 다른 구조물은 분해되지만 불완전하게 일어난다. 그러므로 호중구는 진피로 효소 및 염증성 물질을 분출하게 된다. 분출된 물질은 고전 및 대체 보체 경로를 활성화한다. 염증 반응을 증폭시키기 위해 더 많은

호중구를 불러모으는 C5a도 포함된다. 염증의 중증도는 *P. acnes* 항체의 수치와 상관 관계가 있다. 심한 염증성 여드름 환자에서 *P. acnes* 항원에 대한 증가된 림프구의 형질 전환, 비정상적인 호중구의 쏠림 및 대식세포의 과도한 활성이 나타난다. 피부 감염을 일으키는 *P. acnes*는 인체 조직에서 빠르게 소멸되는 경향이 있기 때문에 유기체는 염증 반응을 유발하는 능력 면에서 중요하지 않은 것으로 간주한다. 따라서 *P. acnes*의 역할은 모낭 세포벽의 균열을 촉진하며, 이후에 화학 주성 및 염증성 연쇄 반응을 지속시킨다.

선천 면역 및 염증 반응

선천 면역은 여드름 흉터 형성에 중요한 역할을 담당한다. 최근 연구에 의하면 흉터가 호발하는 환자와 그렇지 않은 여드름 환자의 표피에서 선천 면역의 차이를 보고하였다. 흉터가 잘 생기지 않는 환자는 정상 및 염증성 피부에서 표피와 상부 진피의 염증성 인자(TLR-4, IL-2), 리모델링 표지자(TIMP-2, cJUN), 염증 억제 사이토카인(IL-10)의 발현이 낮다. IL-2(염증성 사이토카인), 두 가지 리모델링 인자(TIMP-2. cJUN), IL-10의 발현은 흉터가 생기지 않는 염증성 여드름 병변보다 위축성 흉터로 진행하는 병변에서 더 높게 나타났다. 흉터가 호발하는 환자의 회복 초기 단계에서 염증성 지표의 발현에 차이가 있다. 진피 조직의 회복 과정에서 과도한 염증이 흉터를 유발한다.

각질형성세포의 활성화는 연쇄적인 염증 반응의 초기에 발생하며, 진피의 염증을 촉진시킨다. 여드름 병변에서 각질형성세포는 *P. acnes*에 의해 변화된 마이크로바이옴(microbiome)에 의해 활성화된다. 특히 TLR(Toll-like receptor)는 표피에서 진피 내 모낭으로 확산되는 IL-8, TNF-α , IL-12와 같은 염증성 사이토카인의 생성을 촉발시켜 모낭 파열과 심부 진피에서 국소 염증을 증가시킨다. Th1 면역반응(CD4)의 염증성 사이토카인 IL-2는 흉터가 잘 생기는 환자에서 정상처럼 보이는 피부 및 여드름 구진의 표피와 상부 진피에서 과발현되어 있다.

IL-2 발현은 임상적으로 정상적인 피부와 흉터로 진행하는 염증성 피부에서 증가되어 있다. IL-2는 모낭 주변과 표피에서 CD4+ T 림프구의 활성화와 확산을 유지함으로써 선천 면역의 지속적이고 만성적인 활성화를 돕는다. CD4+ T 림프구는 흉터가 없는 환자보다 흉터가 있는 여드름 환자의 모낭 주위에 더 많이 존재한다. 흉터가 생기지 않는 환자에 비해 흉터가 호발하는 여드름 환자의 정상 피부에서 염증 억제 사이토카인 IL-10 발현이 증가한다. IL-10 발현 증가는 *P. acnes*, 특히 저항성 *P. acnes* 변종에 의한 만성 염증이 지속되고 있음을 시사한다.

흉터가 호발하지 않는 환자는 흉터가 호발하는 환자보다 cJUN과 AP-1의 발현(리모델링 인자)이 임상적으로 정상인 피부와 여드름의 구진성 병변에서 낮다는 보고가 있다. AP-1 활성화는 흉터가 호발하는 환자에서 더 높다는 것을 의미한다.

MMP(Metalloproteinases)와 억제제(TIMPs)는 세포외 기질의 구조를 결정한다. TIMP/MMP 비율은 콜라겐 생성과 대사를 조절하고, 치유에 관여한다. MMP-9는 흉터가 호발하는 환자에서 정상으로 보이는 피부와 비교하면 구진 병변에서 증가하였다. 흉터가 호발하는 여드름 환자의 정상으로 보이는 표피는 흉터가 잘 생기지 않는 환자와 비교하면 선천 면역 활성화 및 구성과 관련이 있다. 구성은 TLR2, IL-2, cJUN, TIMP-2, MMP-9 및 IL-10 발현 증가가 특징이다. 인자의 구성은 흉터 발달과 관련된 두 가지 중요한 비율에 영향을 끼친다. 하나는 염증 지속 시간 통제(IL-10/1L-2)이고, 다른 하나는 치유 리모델링(MMP-9/TIMP-2)이다.

혈소판은 상처 치유에 일차적으로 중요하며, 활성화된 혈소판은 미생물이나 면역 세포와 상호 작용한다. 사람의 혈소판은 TLR4와 같은 다양한 박테리아 인식 수용체를 발현한다. 혈소판 표면에서 TLR4가 활성화되면 사이토카인과 케모카인 생성, 호중구 결집, 세균 분해, 적응 면역 활성 및 면역 매개 염증 반응의 촉진이 나타난다. *P. acnes* 감염은 혈소판 활성화로 이어질 수 있으며, 활성화된 혈소판은 MMP를 여드름 병변 발생 부위에 결집하고, 흉터와 함께 상처 치유를 유도한다. 여드름이 심한 환자는 혈소판 활성화 표지자(PF4)의 수치가 증가하므로 비정상적인 치유와 흉터 형성에 있어서 혈소판의 중요성을 시사한다.

흉터 형성

염증에 의한 콜라겐과 기타 조직 손상은 영구적인 피부 구조 변화와 섬유증을 유발한다. 흉터가 호발하는 환자의 면역 반응은 흉터가 잘 생기지 않는 환자의 면역 반응과 차이가 있다. 염증성 병변에서 관찰되는 CD4+ T 세포의 숫자는 흉터 호발 환자에서 흉터가 잘 생기지 않는 환자의 1/2 정도였다. 그러나 이러한 세포의 높은 비율은 skin homing memory/effector cells이며, 흉터가 있는 환자가 원인 항원에 민감하다는 것을 암시한다. 6~48시간 사이의 병변에서 대식세포, 혈관 및 혈관 부착 분자의 숫자는 흉터가 잘 생기는 그룹과 그렇지 않은 그룹 모두에서 높게 나타나지만, 랑게르한스 세포와 세포 활성 수준은 흉터가 잘 생기는 그룹에서 낮았다. 이는 원인 항원에 대한 비효율적인 반응을 의미한다. 그러나 흉터가 호발하는 그룹의 회복기에 세포 활성화가 증가되고, 대식세포와 skin homing memory/effector cell 유입이 증가되면서 상향 조절되었다.

흉터는 염증, 육아 조직 형성, 기질 재형성 등의 상처 치유 과정의 특정 단계에서 진행된다. 진피 손상은 조직의 증감 또는 감소를 초래하며, 정상적인 피부 노화 과정에 의해 나이가 들수록 악화되는 경우가 많다. 이와는 대조적으로 표피나 유두 진피에 국한된 손상은 흉터가 생기지 않고 치유된다.

병리조직학적인 관점에서 상처는 표피와 동일한 평면에서 정렬된 더 두껍고 풍부한 콜라겐이 존재한다. 비대 흉터는 진피 피부 콜라겐 섬유 섬(islands of dermal collagen fibers), 작은 혈관 구조, 섬유모세포로 구성되어 있다. 흑인은 백인에 비해 흉터가 생길 확률이 5~15배, 아시아인은 3~5배 높다. 아프리카계 미국인과 히스패닉계 인구의 4.5~16%에서 흉터가 발생한다.

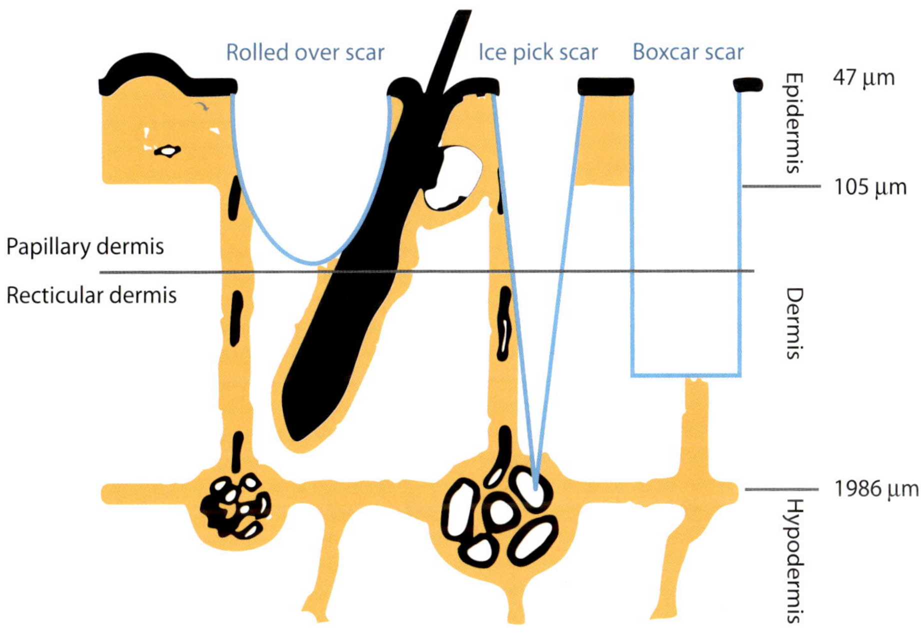

그림 2-1. 여드름 흉터 구분 (Sanchez Viera M. Br J Dermatol. 2015;172:47-51, with permission)

여드름 흉터는 송곳형(ice pick), 둥근형(rolling), 박스카(boxcar) 형태로 분류한다. 아이스 픽(송곳 모양) 흉터는 지름이 더 작고(<2 mm) 깊으며, 진피나 피하 조직에 틈이 생길 가능성이 있다. 구멍이 더 작고 가파른 면이 있지만, 움푹 패인 박스카형 흉터로 진행할 수 있는 넓은 베이스가 존재한다. 볼에서 흔히 관찰되며, 움푹 패인 박스카형 흉터는 얕게(<0.5 mm) 또는 깊게(>0.5 mm) 존재하며, 지름이 1.5~4 mm인 경우가 많다. 박스카형 흉터는 가파르고 거의 수직의 벽을 가지고 날카로운 가장자리가 존재한다. 둥근형 흉터는 원형 또는 선형 양상이며, 직경이 4 mm 이상인 경우가 흔하다. 가장자리는 부드럽게 경사져 있으며 정상으로 보이는 피부와 연결된다(그림 2-1).

참고 문헌

1. Burton JL, Cunliffe WJ, Stafford I, Shuster S. The prevalence of acne vulgaris in adolescence. *Br J Dermatol.* 1971;85:119–26.
2. Munro–Ashman D. Acne vulgaris in a public school. *Trans St John's Hosp Dermatol Soc.* 1963;49:144–8.
3. Rademaker M, Garioch JJ, Simpson NB. Acne in schoolchildren: No Longer a concern for dermatologists. *BMJ.* 1989;298:1217–19.
4. Bloch B. Metabolism, endocrine glands and skin disease, with special reference to acne vulgaris and xanthoma. *Br J Dermatol.* 1931;43:61–87.
5. Knaggs HE, Holland DB, Morris C, Wood EJ. Cunliffe WJ. Quantification of cellular proliferation in acne using monoclonal antibody Ki–67. *J Invest Dermatol.* 1994;102:89–92.
6. Holmes RL, Williams M. Cunliffe WJ. Pilosebaceous duct obstruction and acne. *Br J Dermatol.* 1972;87:327–32.
7. Downing DT, Stewart ME, Wertz PW, Strauss JS. Essential fatty acids and acne. *J Am Acad Dermatol.*
8. Strauss JS, Pochi PE. Intracutaneous injection of sebum and comedones: Histological observaions. *Arch Dermatol.* 1965;92:443–56.
9. Puhvel SM, Sakamoto M. An in vivo evaluation of the inflammatory effect of purified comedonal components in human skin. *J Invest Dermatol.* 1977;69:401–6.
10. Webster GF, Leyden JJ, Tsai CC, Baehni P, McArthur WP. Polymorphonuclear Leukocyte chemotactic factors produced by *Propionebacterium acnes. Inflammation.* 1980;4:261–9.
11. Webster GF, Leyden JJ, Tsai CC, Baehni P, McArthur WP. Polymorphonuclear leukocyte lysosomal release in response to *Propionebacterium acnes in vitro* and its enhancement by sera from inflammatory acne patients. *J Invest Dermatol.* 1980;74:398–401.
12. Sanchez Viera M. Management of acne scars: Fulfilling our duty of care for patients *Br J Dermatol.* 2015;172:47–51.
13. Webster GF, Leyden JJ, Nilsson UR. Complement activation in acne vulgaris: Consumption of complement by comedones. *Infect Immun.* 1979;26:183–6.
14. Puhvel SM, Hoffman LK, Sternberg TH. Presence of complement fixing antibodies to *Corynebacterium acnes* in thesera of acne patients with acne vulgaris. *Arch Dermatol.* 1966;93:364–6.
15. Saint–Jean M. Khammari A, Jasson F, Nguyen J–M, Dréno B. Different cutaneous innate immunity profiles in acne patients with and without atrophic scars. *Eur J Dermatol.* 2016;26(1):68–74.
16. Holland DB, Jeremy AH, Roberts SG et al. Inflammation in acne scarring: A comparison of the respones in lesions frompatients prone and not prone to scar. *Br J Dermatol.* 2004;150:72–81.
17. Beylot C. Auffret N, Poli F et al. *Propionibacterium acnes*: An update on its role in the pathogenesis of acne. *J Eur Acad Dermatol Venereol.* 2014;28:271–8.
18. Kim J. Review of the innate immune response in acne vulgaris: Activation of Toll–like receptor 2 in acne triggers inflammatory cytokine responses. *Dermatology.* 2005;211:193–8.
19. Malek TR. The biology of interleukin–2. *Annu Rev Immunol.* 2008;26:453–79.
20. Weiss E, Mamelak AJ, La Morgia S et al. The role of interleukin 10 in the pathogenesis and potenital treatment of skin diseases. *J Am Acad Dermatol.* 2004;50:657–75.
21. Kang S. Cho S, Chung JH et al. Inflammation and extracellular matrix degradation mediated by activated tran
22. scription factors nuclear factor–kappaB and activator protein–1 in inflammatory acne lesions in vivo. Am J Pathol. 2005;166:1691–9.

23. Younis S, Rana F, Blumenberg M, Javed Q. Role of activated platelets in severe acne scarring and adaptive immunity activation. *Clin Chem Lab Med(CCLM).* 2017;55(7):e152-3.
24. Semple JW, Italiano JE Jr. Freedman J. Platelets and the immune continuum. *Nat Rev Immunol.* 2011;11:263-74.
25. Kaplan KL, Owen J. Plasma levels of beta-thromboglobulin and platelet factor 4 as indices of platelet activation *in vivo. Blood.* 1981;57:199-202.
26. Holland DB, Jeremy AHT. The role of inflammation in the pathogenesis of acne and acne scarring. Sem Cutan Med Surg. 2005;24(2):79-83.
27. Tuan TL, Nichter LS. The molecular basis of keloid and hypertrophic scar formation. *Mol Med Today.* 1998;4:19-24.
28. Ketchum LD, Cohen IK, Masters FW. Hypertrophic scars and keloids. *Plast Reconstr Surg.* 1974;53:140-54.
29. Jacob CI, Dover JS, Kaminer MS. Acne scarring: A classification system and review of treatment options. *J Am Acad Dermatol.* 2001;45:109-17. Kaplan KL, Owen J. Plasma levels of beta-thromboglobulin and platelet factor 4 as indices of platelet *activation in vivo. Blood.* 1981;57:199-202.
30. Holland DB, Jeremy AHT. The role of inflammation in the pathogenesis of acne and acne scarring. *Sem Cutan Med Surg.* 2005;24(2):79-83.
31. Tuan TL, Nichter LS. The molecular basis of keloid and hypertrophic scar formation. *Mol Med Today.* 1998;4:19-24.
32. Ketchum LD, Cohen IK, Masters FW. Hypertrophic scars and keloids. *Plast Reconstr Surg.* 1974;53:140-54.
33. Jacob CI, Dover JS, Kaminer MS. Acne scarring: A classification system and review of treatment options. *J Am Acad Dermatol.* 2001;45:109-17.

3

도포제

> **핵심 내용**
>
> • 여드름 흉터 치료에 도움이 되는 도포제의 작용 기전을 소개한다.
>
> • 여드름 흉터 개선에 효과가 있다고 알려진 도포제의 임상 연구에 관하여 기술하였다.

개요

여드름 흉터는 환자의 주된 관심사이므로 피부과 의사를 찾는다. 여드름 치료용 국소 치료제는 다양하지만 여드름 흉터 예방과 치료 효과에 관한 자료는 미미하다. 여드름이 발생하면 95%에서 흉터가 유발된다. 위축성 여드름 흉터가 대부분을 차지하지만, 비대(후)성 여드름 흉터 및 켈로이드성 여드름 흉터는 비교적 적다. 여드름 흉터에 사용하는 치료제는 레티노이드(retinoids), 글리콜산(glycolic acid), 과산화 벤조일(benzoyl peroxide), 아다팔렌(adapalene) 등을 단독 또는 병합 사용한다.

작용 기전

흉터는 염증에 의해 육아 조직이 형성되고, 이후에 기질(바탕질) 재형성으로 이어지는 일련의 과정을 통해 유발된다. 기질 재형성 단계는 매개체의 상호 작용에 기인한다. 기질 금속단백 분해효소 조직 억제제(tissue inhibitors of matrix metalloproteinases, TIMPs)에 대한 기질 금속단백 분해효소(matrix metalloproteinases, MMPs)의 비(ratio)에 이상이 나타나면 위축성 혹은 비대성 흉터로 진행한다. 여드름 병변의 유전자 배열 분석 결과에 따르면 염증과 기질 재형성 과정에 관여하는 다수의 유전자가 상향 조절되어 있다. 예로서 MMP1, MMP3, IL-8, human beta-defensin 4, granzyme B 등이 있다. 이러한 경로의 특정 부위를 겨냥한 국소 치료제에 효능이 있으면 치료 옵션으로 사용한다. 국소 레티노이드제제는 섬유모세포의 프로콜라겐(전아교질) 생성을 촉진하고, 기질 금속 단백 분해효소1(MMP1)의 양을 감소시킨다. 글리콜산은 각질용해 작용이 있다. 과산화벤조일은 염증을 억제하므로 흉터 형성을 감소시킨다.

흉터 예방

여드름 흉터를 예방하기 위한 가장 좋은 방법은 초기의 염증성 병변을 빠르고 효과적으로 억제하는 것이다. 국소 치료제는 염증성 병변에 역점을 두고 있다. 그러나 국소 치료제를 이용한 흉터 예방에 대한 문헌은 소수이지만, 기전을 소개한다.

국소 치료

비타민A를 국소 치료제로 이용한 초기 논문 검색(1981년)에 의하면 비대성 여드름 흉터와 켈로이드성 여드름 흉터에 경미한 치료 효과가 나타났다. 1991년, 국소 트레티노인 크림을 도포하여 위축성 여드름 흉터를 성공적으로 치료한 증례가 보고되었다. 25세 여성은 0.05% 트레티노인 크림을 밤마다 도포하였고, 4개월 후에 여드름 흉터의 의미있는 개선 효과를 보였다. 15% 글리콜산 크림 및 글리콜산 박피술의 효능을 보고한 결과(2000년)에 의하면 15% 글리콜산 크림이 글리콜산 박피술에 비하여 효과적이지 않지만, 위약과 비교할 때 일부 환자에서 통계상 의미있는 부분적인 반응이 나타났다. 이후에, 여드름 흉터용 도포제에 관한 논문은 거의 없었다. 트레티노인과 이온영동법(iontophoresis)을 사용한 2편의 논문을 소개한다(1999, 2004년). 얼굴에 트레티노인 도포 후에 이온영동법을 시행하면 트레티노인이 피부 깊숙이 침투하였다. 시술은 외래 진료실에서 시행하였다. 그 외에 레티노이드를 다른 제제와 같이 사용한 보고가 발표되었다.

1) 레틴알데하이드/글리콜산 병합

2007년, 0.1% 레틴알데하이드(retinaldehyde)/6% 글리콜산 크림을 145명의 환자에게 도포하였다. 이중맹검 매개체-관리화 시험(a double-blind vehicle-controlled trial)이며, 프랑스 · 이탈리아 · 그리스에서 시행되었다. 중등도 여드름 환자를 대상으로 하였다. 환자는 3개월 동안 치료를 받았고, 여드름 흉터 형성 점수를 포함한 다양한 인자를 평가하였다. 대조군과 실험군에서 모두 호전되었으나, 실험군에서 보다 호전이 있었다. 보고자는 레틴알데하이드/글리콜산 치료가 염증성 병변을 치료함으로써 흉터 방지에 도움이 된다고 주장하였다. 레틴알데하이드는 각질형성세포 분화와 증식에 관여하므로써 기존에 있던 흉터에 효과가 나타나며, 글리콜산은 각질용해 효과에 의해 흉터를 억제한다. 홍반 및 과색소 침착에 더 좋은 결과를 보였다.

2) 레티노익산/글리콜산 병합

0.025% 레티노익산(retinoic acid)과 12% 글리콜산을 병합한 국소 도포제를 35명의 환자에게 도포한 후(12주)에 여드름 흉터 형성 유무를 평가하였다. 도포제 사용은 12주에 걸쳐서 서서히 증가하였다. 처음에는 30분, 다음에는 몇 시간, 이후에 하룻밤 사이에 사용하였다. 기타 치료는 받지 않았다. 환자를 평가할 때 2가지 사항을 검토하였다. 첫째, 위축성 여드름 흉터 형성 정도, 둘째, 반점양 홍반성 색소성 병변의 정도를 평가하였다. 이것은 위축성 흉터와 색소성 반점양 병변의 차이를 규명하기 위함이다. 흉터 정도를 평가하기 위해 Goodman과 Baron의 정량적 통괄 흉터 등급 평가법(Goodman and Baron quantitative global scarring grading system)을 사용하였다. 국소제를 사용하기 전에 한번, 12주 후에 한번씩 모두 2회 평가하였다. 평가 정도는 흉터 모양과 개수에 따라 항목 별로 수치화 하였다. 각각의 수치를 합쳐서 하나의 값으로 계산하였고, 값의 크기에 따라 호전 정도를 평가하였다. 호전 등급은 호전 없음, 경도, 중등도, 좋음, 매우 좋음의 5 단계로 나누었다. 35명의 환자 중에 3명은 호전이 없었으나, 16명 경도, 13명 중등도, 2명 좋음, 1명이 매우 좋음을 나타내었다. 반점양 병변의 색소성 변화는 호전 등급을 호전 없음, 경도, 중등도, 좋음의 4단계로 나누었다. 35명의 환자 중에 5명은 호전이 없었고, 2명 경도, 8명 중등도, 20명은 좋음을 보였다.

대부분의 환자는 흉터를 색소 변화로 간주하는 경향이 있었다. 그러므로 피부 소견을 평가할 때에 신중해야 한다고 주장하였다.

표 3-1. 여드름 흉터용 국소치료제

Retinaldehyde and glycolic acid
Retinoic and glycolic acid
Adapalene/benzoyl peroxide

Note: Theoretically, short course of potent topical steroids in acne fulminans patients.

3) 아다팔렌/과산화벤조일

국소 치료제의 여드름 흉터에 관한 아다팔렌 0.1%/과산화벤조일 2.5%의 효능을 평가한 보고를 소개한다(2017년). 안면을 분할하여 시행한 무작위 대조 시험이며, 중등도 여드름 환자를 대상으로 시행하였고, 6 개월간 추적 관찰하였다. 본 연구는 새로운 흉터 발생을 조사하였다. 도포 부위에서 새로운 위축성 여드름 발생이 억제되었다. 6 개월 동안 치료제를 사용한 부위에 위축성 흉터가 평균 2개 적게 발생하였다. 또한 흉터 형성에 대한 평가에 의하면 흉터가 거의 보이지 않는 정도의 환자 백분율이 치료군은 9.7%에서 45.2%로 개선되었다. 그러나 대조군은 변화가 없었다(9.7%–6.5%). 연구자는 아다팔렌/과산화벤조일의 이중 효과를 제시하였다. 전반적으로 위축성 여드름 흉터의 심한 정도를 호전시키고, 새로운 흉터의 발생을 억제하므로써 여드름 흉터 발생을 예방한다고 주장하였다.

4) 전격성 여드름(acne fulminans)/특수 사례

강력한 국소 스테로이드를 궤양성 결절 부위에 도포하면, 첫 7–10일에 염증을 감소시키는 효과가 있었다. 이론적으로 염증 감소는 흉터 형성을 억제하였다.

결론

레티노이드, 글리콜산, 과산화벤조일, 아다팔렌을 병합 사용하면 여드름 흉터 형성을 억제한다(표 3-1). 언급한 세가지 국소 치료제를 이용한 제한된 자료 및 흉터 방지를 뒷받침하는 증거는 없다. 본 장을 기술하면서 필자는 다른 국소 여드름 치료제와 여드름 흉터에 대한 문헌들을 찾아보았으나, 관련된 논문은 없었다. 아젤라익산(azelaic acid), 황(sulfur), 설파아세타마이드(sulfacetamide), 답손(dapsone) 등의 국소 치료제에 관한 자료는 없었다. 연구를 통해 입증되지 않았지만, 강력한 국소 스테로이드는 전격성 여드름 병변에 도움이 된다는 보고가 있었다.

참고 문헌

1. Layton AM, Henderson CA, Cunliffe WJ. A clinical evaluation of acne scarring and its incidence. *Clin Exp Dermatol.* July 1994;19(4):303–8.
2. Fabbrocini G, Annunziata MC, D' Arco V et al. Acne scars: Pathogenesis, classification and treatment. *Dermatol Res Pract.* 2010;2010:893080. P 1–13.
3. Trivedi NR, Gilliland KL, Zhao W et al. Gene array expression profiling in acne lesions reveals marked upregulation of genes involved in inflammation and matrix remodeling. *Invest Dermatol.* May 2006;126(5):1071–9.
4. Fisher GJ, Datta S, Wang Z et al. c–Jun–dependent inhibition of cutaneous procollagen transcription following ultraviolet irradiation is reversed by all–trans retinoic acid. *J Clin Invest.* September 2000;106(5):663–70.
5. Quan T, Qin Z, Shao Y et al. Retinoids suppress cysteine–rish protein 61 (CCN1), a negaive regulator of collagen

homeostasis, in skin equivalent cultures and aged human skin *in vivo*. *Exp Dermatol*. July 2011;20(7):572–6.

6. Lewis AD, Radoszycki H. Alpha hydroxyl acids. In: *Comprehensive Dermatologic Drug Therapy*. 2nd ed. Wolverton SE, ed. Philadelphia, USA: Saunders Elsevier, 2007, 731–43.
7. Thomas JR 3rd, Doyle JA. The therapeutic uses of topical vitamin A acid. *J Am Acad Dermatol*. May 1981;4(5):505–13.
8. Harris DW, Buckley CC. Ostlere LS et al. Topical retinoic acid in the treatment of fine acne scarring. *Br J Dermatol*. July 1991;125(1):81–2.
9. Erbagci Z, Akcali C. Biweekly serial glycolic acid peels vs. long–term daily use of topical low–strengthglycolic acid in the treatment of atrophic acne scars. *Int J Dermatol*. October 2000;39(10):789–94.
10. Schmidt JB, Donath P, Hannes J et al. Tretinoin–iontophoresis in atrophic acne scars. *Int J Dermatol*. February 1999;38(2):149–53.
11. Knor T. Flattening of atrophic acne scars by using tretinoin by iontophoresis. *Acta Dermatovenerol Croat*. 2004;12(2):84–91.
12. Dreno B, Katsambas A, Pelfini C et al. Combined 0.1% retinaldehyde/6% glycolic acid cream in prophylaxis and treatment of acne scarring. *Dermatology*. 2007;214(3):260–7.
13. Chandrashekar BS. Ashwini KR, Vasanth V et al. Retinoic acid and glycolic acid combination in the treatmentof acne scars. *Indian Dermatol Online J*. March–April 2015;6(2):84–8.
14. Dreno B, Tan J. Rivier M et al. Adapalene 0.1%/benzoyl peroxide 2.5% gel reduces the risk of atrophic scar formation in moderate inflammatory acne: A split–face randomized controlled trial. *J Eur Acad Dermatol Venereol*. April 2017;31(4):737–42.
15. Zaba R, Schwartz R, Jarmuda S et al. Acne fulminans: Explosive systemic form of acne. *J Eur Acad Dermatol Venereol*. May 2011;25(5):501–7.

4

표층 박피술

핵심 내용

- 색소가 침착된 반점형 흉터 치료에 매우 유용하다.
- 박스카형(boxcar) 흉터 개선에 유용하다.
- 활동성 여드름 병변에 효과가 있다
- 어두운 피부 유형에 적용할 수 있다

개요

표층 박피술(얕은깊이박피술, superficial peeling)은 피부의 최외측을 파괴하여 표피와 진피 조직 재생을 촉진시키는 시술 방법이다. 화학 박피술은 표피와 상부 진피에 손상을 주어 표피를 재생시키고, 염증후 콜라겐 증식을 유발한다. 표층 박피술은 표피에 작용하므로 기저층 이하는 침투되지 않는다. 노화 피부, 광노화 피부, 색소 이상증, 기미, 경증 여드름, 여드름 흉터(그림 4-1), 피지 분비가 많고 모공이 확장된 피부, 주사 등의 다양한 피부 질환에 적용한다. 여드름 흉터는 피부 유형, 흉터 종류 등의 여러 요인을 고려하여 화학 박피술을 적용한다(그림 4-2).

TCA(trichloroacetic acid)는 경증 여드름 흉터에 흔히 사용하는 약물이지만, 활동성 여드름 병변은 피루브산(pyruvic acid) 단독 또는 TCA와 살리실산(salicylic acid)을 병합 사용한다.

치료 효과는 환자, 흉터 종류, 치료 강도에 따라 차이가 있다. 표층 박피술은 치료 강도가 약하므로 원하는 결과를 얻을 때까지 여러 번 시행해야 한다. 여드름 흉터 중에서 반점형 및 박스카형 흉터는 화학 박피술에 효과가 좋으며, 반점형 흉터는 가장 좋은 효과를 나타낸다.

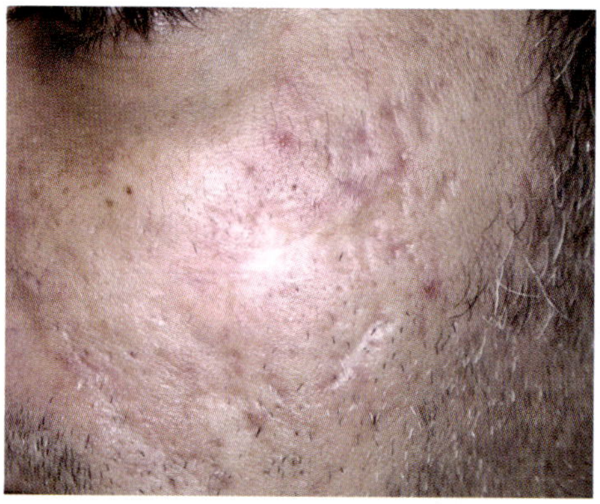

그림 4-1. 다양한 형태의 흉터: 함몰형 흉터, 얼음 송곳으로 찌른 듯한 흉터(ice pick scar), 박스카형 흉터(boxcar)

표층 박피술은 Fitzpatrick 광피부 유형의 모든 아형, 성별과 관계없이 널리 사용되며, 피부 톤과 상관 없으므로 안전하다. 모든 연령의 환자는 여러 번 시술에 의해 피부 결이 호전된다.

역사

기원전 1550년, 이집트 의학에서 박피 시술용 부식성 약제에 관한 기록이 있다. 19세기에 피부과 의사는 박피술에 관심을 갖기 시작했다. 1882년, Unna는 살리실산, 레조르시놀(resorcinol), TCA, 페놀(phenol)의 각질 분해 효과에 대해 기술하였다. 당시에 여드름 흉터는 중층 또는 심층 박피술로 치료하였다. 여드름 흉터는 최근에 여러 번의 표층 박피술을 적용하고 있다.

장점/단점

장점

표층 박피술은 특별한 위험없이 모든 Fitzpatrick 광피부 유형에 적용한다. 시술 중에 불편감은 매우 적으며, 30분 이내에 호전된다. 수면 마취는 필요하지 않다. 박피후 회복 시간은 며칠 정도로 짧다. 표피 박리는 심하지 않으며, 글리콜산(glycolic acid)을 이용한 약한 박피로 예방할 수 있다. 그러나 일부 환자는 제스너(Jessner's solution) 박피, TCA 박피 후에 얇은 막을 씌우는 방법을 선호한다. 후유증은 드물며, 발생하여도 경미하다.

단점

임상적으로 효과가 알려졌지만, 모든 환자가 이상적인 치료 결과를 얻는 것은 아니다. 호전 정도는 매우 다양하며, 피부 유형 · 흉터 형태 · 환자의 내적 요인 등에 따라 차이가 있다. 환자의 치료에 대한 기대치는 차이가 있으므로, 여러 번의 치료가 필요하다고 주지해야 한다. "필링 제제" 부분에서 단점을 기술하였다.

금기증

대부분 안전하지만 표층 박피술의 금기증은 다음과 같다.

- 결체조직 질환
- 피부염
- 감염
- 면역 저하
- 켈로이드 체질 또는 상처 회복이 느리거나 비정상적인 경우
- 6개월 이내에 이소트레티노인 또는 경구 레티노이드를 복용한 경우
- 항응고제, 피임제, 테트라사이클린을 복용한 경우
- 임산부, 수유부
- 치료 부위에 활동성 피부 질환이나 염증이 있는 경우
- 활동성 단순 포진 바이러스 감염

• 글리콜산 과민성(글리콜산에 해당하는 금기증)

필링 제제

1) 트리클로로초산(trichloroacetic acid, TCA)

수십년간 TCA는 화학 박피술에서 기본적으로 사용된 약제였다. TCA 박피술은 적절하게 시술하면 여드름 흉터에서 가장 만족스러운 효과를 나타냈다. 10~20% TCA와 증류수 100 mL를 혼합한 용액은 과립층 상부까지 피부 단백질을 응고, 변성시키므로(각질 응고) 표층 박피술에 가장 적합하다. 박피 후 기대되는 피부 반응은 흰색이 나타나는 화학 반응(frost)이며, 필링제 농도와 침투 깊이에 비례하여 나타난다. 박피에 의해 손상된 표피와 진피 재생이 이루어지며, 새로운 콜라겐이 축적되고, 엘라스틴 조직이 정상화된다. TCA 박피에 중화제 사용은 필수적이지 않지만, 차가운 물로 중화할 수 있다.

25%~35% 농도의 TCA를 도포하면 필링제는 과립층 하부로 침투하여 표피층 전체에 흡수되어 중층 박피 효과를 보인다. 이 농도의 TCA 필링은 활동성 여드름 병변이 없는 박스카형 흉터, 둥글고 넓게 함몰된 흉터(rolling scar), 여러 깊이의 흉터가 혼재된 병변에 사용한다. 35% 이상의 농도는 원치않는 흉터가 발생할 수 있으므로 표층 박피술에서 추천되지 않는다. 그러나 얼음 송곳으로 찌른 듯한 흉터(ice pick scar)에 35% TCA를 사용한다. 40%~50%의 농도는 유두 진피까지 손상되며, 50% 이상에서 망상 진피까지 파괴된다. 화학적 흉터 복원술(CROSS, chemical reconstruction of skin scars)은 TCA를 묻힌 나무 막대로 위축형 흉터에 필링제를 국소 도포한다. 흉터에 65~100% TCA를 부분적으로 도포하므로 주위 정상 피부의 손상을 예방하고 부작용을 방지한다.

TCA는 가격이 저렴하며 육안으로 화학 반응을 관찰할 수 있으므로 경과 관찰이 쉽고 균일하게 도포할 수 있는 장점이 있다(그림 4-2b, 4-3a). 도포 중에 쏘는 듯한, 타는 듯한 자극감이 있으며, 저색소/과색소증의 부작용이 나타날 수 있다. 기타 피부 반응은 경미한 부종, 홍반, 일시적인 과색소 침착이 있다. 알레르기 반응이나 전신적인 독성은 보고된 바 없다. 일반적으로 어두운 피부(Fitzpatrick 5, 6형)는 과색소 침착의 위험 때문에 높은 농도의 TCA를 피해야 한다.

2) 글리콜산(glycolic acid, GA)

알파하이드록실산(alpha hydroxyl acid, AHA)은 카르복실산에 속하며, 글리콜산 · 젖산 · 말릭산 · 옥살릭산 · 주석산 등이 있다. 글리콜산은 AHA 필링제로서 가장 잘 알려져 있다. 표층 글리콜산 박피는 박피

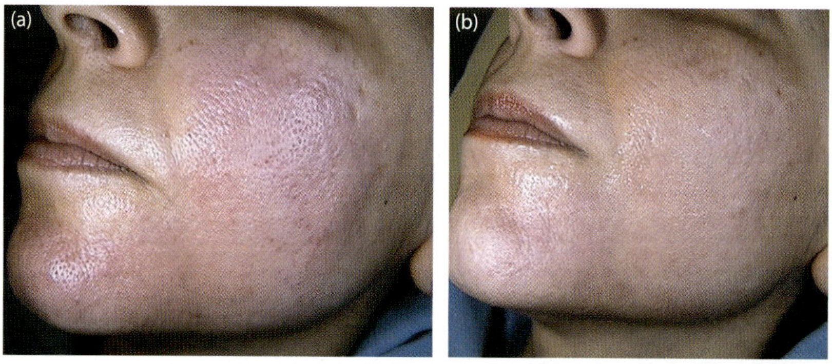

그림 4-2. 25% TCA 박피 첫 시술 후 (a), 세번째 시술 후 (b)의 박스카형 흉터

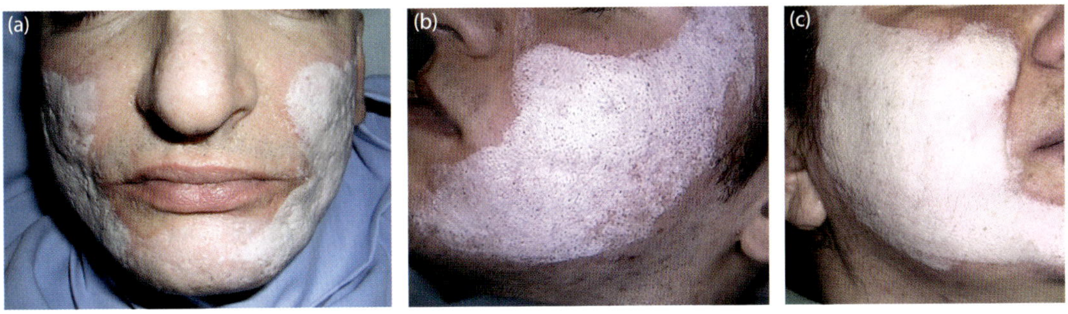

그림 4-3. 25% TCA 도포 후(a, b), 30% TCA 도포 후(c)의 화학 반응(white frost)

후 회복 기간을 최소화하면서 피부를 개선시킨다. AHA를 도포하면 과립층의 상층 각질세포 응집력이 저하되며, 결합체와 당김미세섬유 뭉치의 양이 감소한다. 그러므로 시술 후 24시간 동안 각질층이 탈락된다. 글리콜산 등의 AHA는 각질층의 두께 감소, 표피 박리 촉진, 기저층의 멜라닌 분산을 일으킨다. 또한 인터류킨-6의 분비에 의해 진피의 히알루론산과 콜라겐 유전자 발현이 증가한다.

홍반, 창백해짐, 쏘는 듯한 통증, 점점이 발생하는 화학 반응(frosting)은 의도한 만큼의 표피 박리가 나타났다는 신호이다. 글리콜산은 대체로 무독성이며 안전하다. 어두운 피부에 호발하는 과색소 침착이나 알레르기 반응이 부작용이다. 그 외에 홍반, 표피 탈락, 피부 당김 등의 불편함이 생길 수 있다. 글리콜산은 흡수가 빠르고 불균일하게 이루어지기 때문에 치료 후에 반점 또는 위축형 흉터가 발생할 수 있다. 30~70% 글리콜산은 활동성 여드름 환자의 반점형 흉터 치료에 사용한다. 좋은 효과는 2주마다 각기 다른 시간 동안(2~20분) 다섯번 치료가 필요하며, 70% 글리콜산과 병합하여 시행한다. 필링제 도포 후에 8~15% 중탄산 나트륨으로 중화한다. 아시아인 피부에서 부작용없이 효과가 우수하다고 알려져 있다.

3) 피루브산(pyruvic acid, PA)

피루브산은 생리학적으로 젖산으로 전환되는 알파-케토산이다. 각질 용해, 항균 작용, 피지 분비를 줄이는 효과가 있으므로 모든 피부 유형에서 필링제로 사용할 수 있다. 피루브산은 콜라겐과 엘라스틴 합성을 촉진하는 효과도 있다. 10% 중탄산 나트륨으로 중화한다. 박피 5~7일 후에 피부 회복이 완전히 이루어진다. 40~70% 피루브산은 활동성 여드름, 중등도의 반점형 흉터, 매우 얕은 박스카형 흉터에 사용한다(그림 4-4). 효과가 빠르며, 일정한 박피 효과를 보이므로 피부 결을 개선한다. 피루브산 박피는 각질 벗겨짐이 적고, 필링제가 균일하게 흡수되며, 회복 기간이 짧은 것이 장점이다.

그러나 흉터 발생의 위험이 있고, 호흡기계 부작용이 있으므로 1차적으로 사용하는 필링제는 아니다. 피루브산이 증발하면서 쏘는 듯한 자극을 일으켜 상기도 호흡기 점막에 손상을 준다고 보고되었다.

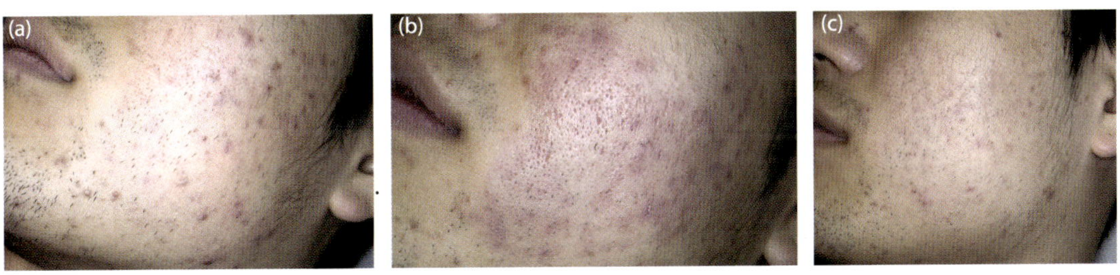

그림 4-4. 활동성 여드름과 혼재된 박스카형 흉터, 얼음 송곳으로 찌른 듯한 흉터의 치료 전(a), 60% 피루브산 박피 치료 2회 후(b), 25% TCA 박피 2회 후(c)의 임상 사진

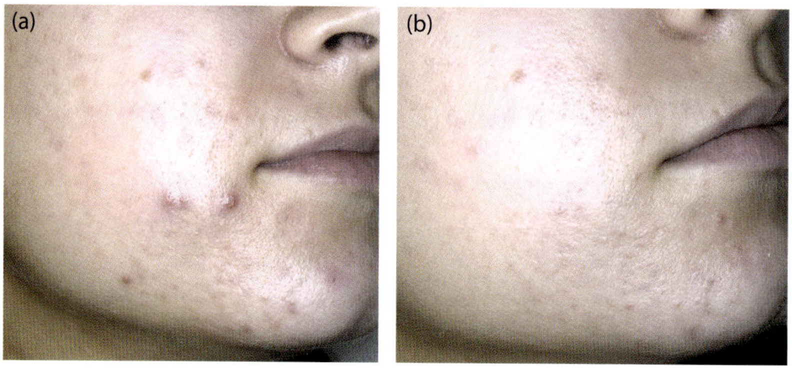

그림 4-5. 활동성 여드름의 치료 전(a), 25% 살리실산 박피 4회 후(b)의 임상 사진

그러므로 박피 시행 중에 환기가 필요하다. 또한 피루브산 박피는 심한 통증과 홍반을 드물게 동반한다.

4) 살리실산(salicylic acid, SA)

살리실산은 지용성의 베타 히드록시산이다. 기저세포와 섬유모세포를 활성화하고, 각질세포를 둘러싸는 케라틴과 결합된 세포간 지질을 제거하여 상부 각질층의 탈락을 일으키는 물질이다.

표층 박피를 위해 수산화 에탄올 또는 폴리 에탄올 글리콜 용매에 살리실산을 녹여 20~30% 농도로 사용한다. 좋은 결과를 위해서 25% 살리실산 박피를 3~4주마다 3~5회 정도 반복 시행해야 한다(그림 4-5 a, b). 약물을 도포하면 따끔거림 또는 타는 듯한 통증이 발생할 수 있으며, 살리실산의 표층 마취 효과가 나타나면서 급격히 소실된다. 기타 부작용은 홍반과 건조증이다. 용매가 증발하면서 피부 표면에 하얀 물질이 남을 수 있다. 중화는 대부분 필요하지 않다. 박피 2~3일 후부터 각질 탈락이 발생하며, 7일간 지속된다. 각질 탈락은 매우 균일하게 나타난다.

필요에 따라 박피는 4주마다 시행한다. 25% 살리실산은 염증후 색소 침착이나 흉터 발생의 위험이 매우 적기 때문에 어두운 피부에도 안전하게 사용할 수 있다. 활동성 여드름, 반점형 흉터에 살리실산 박피술을 시행하면 빠른 효과를 보인다. 25~30% 살리실산 박피술과 30% TCA 박피술을 병합하여 활동성 여드름, 특히 면포성 여드름과 박스카형 흉터에 사용한다. 25% 살리실산 박피 후 25% TCA 박피 시술은 매우 약한 치료법이며, 활동성 여드름 · 표재성 박스카형 흉터 · 반점형 흉터에 적용할 수 있다. 병합 요법은 박피술 후에 회복 기간을 줄일 수 있다. 드물지만 살리실산 독성이 유발되며, 빠른 호흡, 이명, 청각 소실, 어지러움증, 복통, 중추 신경계 증상 등이 나타난다. 전반적으로 살리실산은 박피제 중에서 가장 훌륭한 제제에 속한다.

5) 리소르시놀(resorcinol)

리소르시놀은 강력한 환원제로서 10~50% 농도의 반죽 형태로 사용한다. 3일간 매일 도포하며, 4~7일 동안 물이나 외용 크림을 바르지 말고 충분히 건조시킨다. 매 치료마다 리조르시놀을 25분간 방치한 후에 닦아낸다. 본 박피술은 시간이 오래 걸리며, 갑상선 부작용이 보고되었다.

6) 제스너 용액(Jessner' s solution, JS)

제스너 용액은 리소르시놀(14g), 젖산(85%, 14g), 살리실산(14g)을 알코올 용매(에탄올 95%, 100 mL)에

녹인 용액이다. 화학적으로 케라틴의 약한 수소 결합을 깨트려서 각질층을 탈락시키며, 표피의 세포간·세포내 부종을 유발한다. 제스너 필링은 가벼운 박피술에 단독 사용할 수 있으며, TCA 박피 전에 준비 단계로 시행한다. 제스터 박피술 시행 후 25~30% TCA 박피술은 활동성 여드름과 박스카형 흉터 치료에 사용한다. 일반적으로 도포 중에 심하게 타는 듯한 통증이 생길 수 있다. 도포 후에는 약한 홍반과 파우더가 앉은 듯한 피부의 백탁 현상(whitening of the skin)이 나타난다. 침전물이 피부에 남아서 생기는 현상이다. 제스너 박피술은 한달마다 시행 가능하다. 필링제를 여러 겹 도포하면 원하는 만큼 치료를 더 깊게 한다. 1단계는 제스너 용액을 한겹~세겹을 도포한다. 1~2일 이후에 미세한 벗겨짐이 생기는 단계다. 2단계는 4겹~10겹 도포하며, 홍반과 하얀 화학 반응이 유발된다. 1~3일 후 약하게 적갈색의 색소 침착과 피부 당김이 생겨나지만, 2~4일 후에 피부가 벗겨지고 각질이 일어난다. 그 이상의 제스너 용액을 도포하면 3단계가 되며, 쏘는 듯한 통증과 홍반, 화학 반응이 나타난다.

박피 과정

치료 요법

어떤 필링제를 사용하던 여드름 흉터 치료를 위해서 30~40일 간격으로 평균 4~7회 정도의 치료가 필요하다. 필링제 선택은 흉터 종류, 피부 유형, 피부 두께에 따라 달라진다. 또한 기존 외용제 사용 및 환경 요인이 영향을 끼친다. 추운 날씨에 필링제 흡수가 증가하는 경향이 있다.

환자 병력

표층 박피술을 시행하기 전에 결과에 영향을 끼치는 방해 요소를 확인하기 위해 환자 병력을 자세히 파악해야 한다. 예로서 상처 치유에 문제가 있었는지, 흉터가 잘 생기지 않았는지 등이다. 주사, 지루 피부염, 아토피 피부염, 건선 환자는 시술 후 부작용이 증가할 수 있다. 또한 피부 표면을 제거하는 시술이나 수술 유무를 확인해야 한다.

시술 전 피부 준비

표층 박피술을 시행하기 2주 또는 3주 전부터 박피전 피부 관리를 해야 한다. 필링제가 균일하게 흡수될 수 있게 하고, 회복을 빠르게 하며, 염증후 색소 침착 예방 및 환자의 피부가 약제에 잘 견디는지를 확인해야 한다. 피부 준비 단계에서 레티노익산(0.05% 트레티노인), 살리실산(1~2%), 피루브산(2~3%), 글리콜산(8~12%), 하이드로퀴논(2%), 코직산, 글리콜산(5~10%), 개선된 Kigman 화합 요법을 흔히 사용한다. 대부분의 약물은 1주에 3번씩 1개월간 도포하며, 박피술 전 4일간은 중단한다. 필링제가 과도하게 피부에 흡수되는 현상을 방지해야 한다. 어두운 피부 유형 환자는 하이드로퀴논이 포함된 외용제를 사용하면 염증후 색소 침착의 위험성을 낮춘다. 재발성 단순포진 바이러스 과거력이 있는 환자는 바이러스 재발·악화를 예방하기 위해 박피술 2일 전부터 7~10일 후까지 경구 항바이러스제(아시클로버)를 복용시킨다.

동의서

시술 전에 환자에게 시술에 대한 자세한 안내, 시술 과정과 발생 가능한 결과에 대해 교육시킨다. 환자의 궁금한 사항에 대해 질문을 받고 걱정되는 부분에 대하여 토의해야 한다. 시술에 대한 설명을 문서로 작성해서 환자에게 제공하는 것이 중요하다(표 4-1). 환자가 지나치게 기대감을 갖거나, 시술 결과에 실망하지 않도

표 4-1. 화학 박피술과 관련된 안내문

- Superficial peeling is a procedure that exfoliates the skin through application of chemicals that induce skin irritation and ultimately improve skin texture and appearance.
- Expect severe burning during the procedure. This will usually last for 3–4 minutes.
- Expect skin redness for 2–3 dyas
- Two to 3 days after the peeling, the skin will turn reddish brown and start to peel. Rarely, blisters and crusts may appear.
- The procedure can cause pigmented or white spots that are usually temporary and resolve in 1–3 months. In some skin types, these pigmentary changes may persist and require specific treatments.
- For the first week after the procedure, apply a moisturizer three to four times a day.
- Don't scratch or remove the scales as it may result in scarring.
- Avoid sun exposure as it can lead to development of pigmentary spots. Wear a high protection sunscreen at all times for at least 2 months after the procedure.
- Superficial peels improve, but do not completely eliminate acne scars.
- You may need to repeat the procedure three to six times for optimal results.

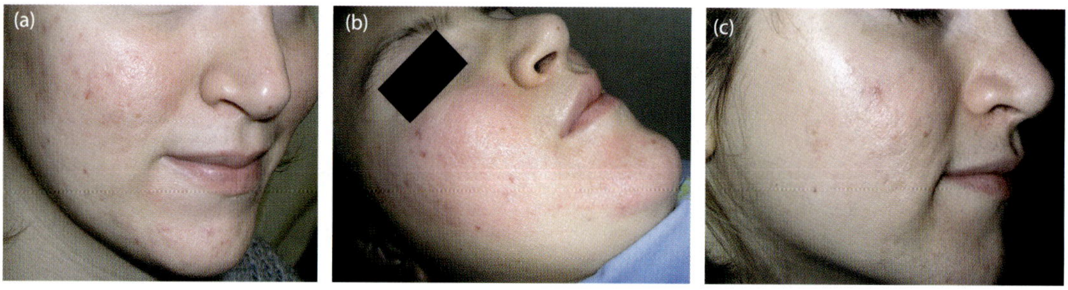

그림 4-6. 활동성 여드름과 반점형 흉터. (a) 시술 전, (b) 시술 중, (c) 피루브산 박피술 4회 시행 후 임상 사진. 균일한 홍반이 발생하였으므로 10% 중탄산염 용액에 의한 중화가 필요함(b).

록 설명해야 한다. 표층 박피술이 여드름 흉터를 어느 정도 개선시키지만 완전하지 않다는 사실을 명확하게 전달해야 한다.

사진 촬영

시술 전에 병변 사진을 남겨두는 것이 필수적이다. 치료 전·후의 비교 및 추적 관찰이 용이하다(그림 4.6a–c).

박피제 종류/농도/제형

화학 박피제는 환자에 따라 선택해야 한다. 표층 박피술에서 흔히 사용하는 박피제는 글리콜산, TCA, 제스너 용액이다. 농도는 피부 유형, 두께, 흉터 형태, 치료 부위에 따라 차이가 있다. 눈 주위, 입 주위 피부는 더 낮은 농도로 약하게 박피를 해야 한다.

- TCA: 박스카형 흉터, 활동성 여드름이 없는 환자
- 글리콜산: 반점형 흉터, 활동성 여드름이 없는 환자
- 피루브산: 활동성 여드름 병변, 반점형 흉터, 경미한 박스카형 흉터
- 살리실산: 활동성 여드름 병변, 반점형 흉터
- 제스너 용액/TCA 병합: 활동성 여드름 병변, 표재성 박스카형 흉터, 반점형 흉터

표층 박피술에 적용하는 약제는 용액 형태이다. 일부 약제는 젤이나 패드 형태로 제조되는데, 흡수 속도가 느리고 깊이를 조절하기 수월하므로 선호하고 있다.

박피술 트레이

박피술 트레이에 필링제, 중화제, 알코올, 아세톤, 찬물, 거즈, 솜으로 감싼 면봉, 1회용 브러쉬, 1회용 헤어캡, 산화아연 크림, 자외선 차단제를 준비해야 한다. 중화제와 물을 혼동하지 않도록 주의를 기울이며, 각 용기에 라벨을 부착해야 한다. 실수로 환자에게 약물을 떨어뜨리지 않기 위하여 용기가 흔들리지 않게 한다.

도포 과정

환자는 헤어캡을 쓰도록 하고, 박피술 과정 중에 눈을 감게 한다. 박피 전에 항균 클렌저로 세안 후에 알코올이나 아세톤을 이용하여 피부 표면의 수분과 기름막, 잔여 메이크업, 피지, 각질 찌꺼기 등을 제거한다. 약제가 균일하고 이상적으로 흡수되게 한다. 입술과 눈꺼풀에 산화 아연을 적신 패드를 덮는다.

도포 방법은 약제의 제형에 따라 달라진다. 액체 형태 약물은 팬 브러쉬로 바르는 것이 가장 좋으며, 젤 형태는 면봉이나 장갑을 낀 손으로 바른다. 도포 시간은 약제와 침투 깊이에 따라 차이가 있다.

두꺼운 피부부터 도포를 시작한다. 이마에서 시작해서 양쪽을 두번 또는 세번 반복하며, 같은 방법으로 양 볼, 코, 턱 순으로 시행한다. 눈 주위와 입 주위 피부는 가장 마지막에 시행한다. 주름 부위는 필링제가 주름 사이로 잘 흡수되도록 당겨서 도포한다. 균일한 박피를 위해서 홍반이나 화학 반응이 일어나지 않은 피부에 반복해서 도포한다. 좋은 결과를 위해서 흉터 주변부에 압력을 가하면 필링제 흡수가 증가한다. 이 방법으로 위축형 흉터가 차오르게 할 수 있다. 깊은 박스카형 흉터는 면봉으로 흉터 중앙 부위를 누르는 것이 중요하다. 박피제 도포가 끝난 후에 세안하거나, 물 또는 중탄산 나트륨으로 중화한다. 염증을 줄이기 위해 약한 스테로이드 또는 보습제 크림을 찬물로 세안한 후에 도포한다. 박피 과정 중에 환자의 불편감을 줄이기 위해 선풍기 또는 부채를 사용한다.

필링제에 따른 도포 방법

- TCA: 액체나 젤 형태의 TCA를 하얀 화학 반응이 일어날 때까지 도포한다. 찬물로 중화한다(그림 4-7).
- 글리콜산: 액체나 젤 형태의 글리콜산을 도포한 후에 2~3분간 대기하며, 홍반이 전체적으로 나타날 때까지 기다린다. 그 후 10% 중탄산 나트륨으로 중화한다. 화학 반응은 피해야 하는데, 박피 후 부작용이 생길 수 있기 때문이다.
- 피루브산: 액체나 젤 형태의 피루브산을 도포한 후에 3~4분간 기다린다. 박스카형 흉터는 화학 반응(frosting)이 일어날 때까지 기다린다. 10% 중탄산 나트륨으로 중화한다.

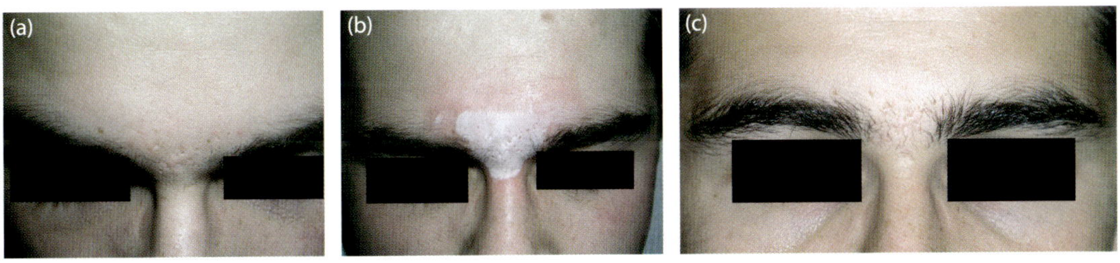

그림 4-7. 미간의 박스카형 흉터와 송곳으로 찌른 듯한 흉터. 시술 전(a), 시술 중(b), 30% TCA 박피술 4회 치료 후(c)의 임상 사진. (b) 하얀 화학 반응은 망상 진피까지 약제가 도달했음을 의미함.

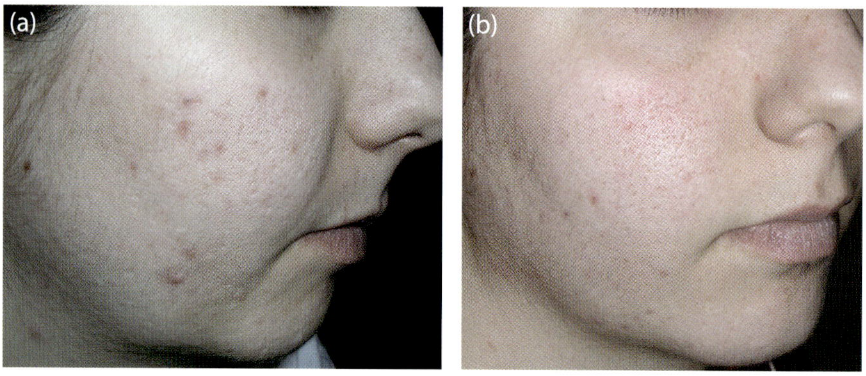

그림 4-8. 활동성 여드름과 둥글게 함몰된 흉터(rolling scar). 치료 전(a), 25% 살리실산 박피술 3회 및 25% TCA 박피술 3회 시행 후(b)의 임상 사진.

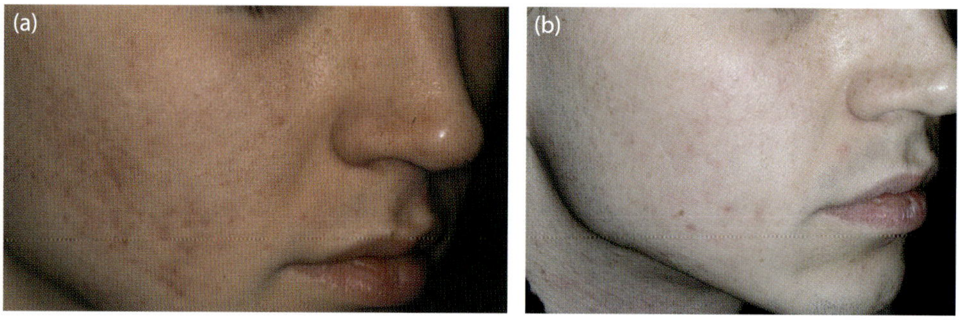

그림 4-9. 활동성 여드름에서 제스너 용액과 25% TCA 용액 병합 요법 후의 임상 사진(a, b)

- 살리실산: 도포 후 알코올 용매가 기화될 때까지 2~3분간 기다린다. 흰색 가루로 남아 있는 잔여 살리실산을 보습 크림이나 물로 닦아 낸다. 이후에 액체나 젤 형태의 TCA를 하얀 화학 반응이 생길 때까지 도포한다. 반점형 흉터는 흰색~분홍색, 다른 흉터는 흰색~회색의 화학 반응이 이상적이다(그림 4-8a, b).
- 제스너 용액/TCA 병합 요법: 제스너 용액을 우선 도포하고, 살리실산-TCA 혼합액을 동일한 방법으로 도포한다(그림 4-9a, b)

박피 직후의 피부 관리

박피 후 1~2일은 찬물 찜질로 피부를 진정시킨다. 그 후 7일간은 피부 회복을 위해 수분 공급이 필요하고, 7일 동안 염증 유발 제품을 피하며, 1개월간 햇빛 차단을 시행한다. 첫날에 호발하는 타는 듯한 통증은 1/4 초산 찜질로 쿨링을 시행한다.

환자에게 박피 후 첫 하루 동안 보습 크림을 하루에 3~4번씩 도포하도록 한다. 또한 마지막 박피술을 받은 후 6개월까지 햇빛 노출을 피하고, 자외선 차단제 사용을 교육하는 것이 중요하다. 각질이나 딱지를 긁어내거나, 제거하면 홍반이 지속되고 균일하지 않은 색소 침착이 유발된다. 문지르지 않고 부드러운 세정제를 사용하도록 하며, 심한 홍반이 있는 경우에 2~3일간 강도가 낮은 외용 스테로이드를 도포한다.

7~10일 후에 재상피화가 완전히 일어나며, 이때부터 환자는 1~2% 살리실산, 2~3% 피루브산, 0.05% 레티놀산과 4% 하이드로퀴논이 포함된 제품을 사용해야 한다. 표층 박피술은 4번~6번 정도의 치료가 필요하며, 2~4주 정도의 간격을 두고 시행한다. 활동성 여드름 환자는 외용 항생제와 과산화 벤조일(benzoyl peroxide)

을 함께 사용할 수 있다.

박피술 시행 후 피부 관리 참고 사항

- 시술 시작 몇 초 후부터 환자가 타는 듯한 통증을 호소할 수 있다.
- 전반적인 홍조가 발생한 것은 약제의 표피 침투를 의미한다.
- 하얀 화학 반응은 유두 진피의 응고성 괴사를 의미한다.
- 회색~흰색의 화학 반응은 망상 진피의 응고성 괴사를 의미한다.
- 시술 후 1시간까지 홍반과 부종이 지속된다.
- 시술 후 3~4일까지 각질이 일어난다.

부작용/합병증

1) 경미한 부작용

가벼운 부작용은 흔하지만 일시적이다. 일시적인 부종, 타는 듯한 통증, 간지러움, 건조감, 예민성 증가, 일시적인 저색소 또는 과색소 침착 등이 있다. 부종, 가려움, 타는 듯한 느낌은 치료가 필요하지 않으며, 1주 내에 저절로 호전된다. 심한 경우에 1~2일간 약한 외용 스테로이드를 사용한다. 피부 건조증 또는 예민성 증가는 2주간 지속될 수 있으며, 보습 크림을 자주 도포해야 한다. 색소 변화는 3~4주간 지속되는데, 햇빛을 완전히 차단하는 것이 중요하다. 색소 침착 병변에 4% 하이드로퀴논, 0.05% 레티노익산과 같은 미백제를 도포한다.

표층 박피에 의해 구진농포성 여드름이 일시적으로 악화될 수 있다. 일부 환자는 박피 시행 직후에 활동성 여드름 구진과 농포가 발생한다. 그러므로 경구 항생제로 활동성 여드름을 치료해야 한다. 기존에 존재한 사마귀, 지루 피부염, 아토피 피부염, 건선 등이 악화될 수 있다.

2) 합병증

표층 박피술은 합병증이 매우 드물지만, 발생할 수 있다. 색조 변화, 감염, 홍반 지속, 알레르기 반응 등이 나타난다. 산 용액을 눈에 떨어뜨리는 일, 지나치게 높거나 낮은 농도의 약제를 도포하여 약제 흡수를 불균일하게 만드는 일 등의 술기에 따른 문제를 예방하기 위해서 세심한 주의가 필요하다. 예방적 약제를 적절히 처방하지 않은 경우에 단순 포진이 재발할 수 있으며, 경구 항바이러스제를 투여한다.

영구적인 합병증은 각막 손상, 위축형 또는 비대성 흉터 발생, 균일하거나 산재된 저색소 또는 과색소 침착, 피부색이 불균일하게 얼룩덜룩해지는 문제 등이 있다. 위축형 흉터는 필러로 치료하거나, 비대성 흉터는 스테로이드 주사 및 실리콘 드레싱을 시행한다. 색조 변화는 미백제를 처방한다. 피부색이 얼룩덜룩해지는 경우에 40% 피루브산 또는 5% 레티노익산 박피를 여러 번 시행하면 호전된다.

환자는 합병증을 줄이기 위해 주의 사항을 잘 따라야 한다. 자외선 차단제를 잘 사용하지 않거나, 각질이나 딱지를 제거하는 행위 등을 금해야 한다.

향후 발전 방향

표층 박피술은 피부 결을 호전시키는 안전하고 효과적인 시술이다. 여드름 흉터 치료를 위해 박피술과 함께 시행하는 피부 니들링(needling), 레이저, 필러 등에 관한 연구가 필요하다. 활동성 여드름과 여드름 흉터에서 다양한 박피제의 효과를 밝히기 위한 근거 중심의 연구가 시행되어야 한다.

참고 문헌

1. Fabbrocini G, Annunziata MC, D'Arco V et al. Acne scars: Pathogenesis, classification and treatment. *Dermatol Res Pract.* 2010;2010:893080.
2. Peric S, Bubanj M, Bubanj S, Jancic S. Side effects assessment in glicolyc acid peelings in patients with acne type I. *Bosn J Basic Med Sci.* 2011;11(1):52–7.
3. Zakopoulou N, Kontochristopoulos G. Superficial chemical peels. J Cosmet Dermatol. 2006;5(3):246–53.
4. Fischer TC, Perosino E, Poli F, Viera MS, Dreno B, Cosmetic Dermatology European Expert Group. Chemical peels in aesthetic dermatology: An update 2009. *J Eur Acad Dermatol Venereol.* 2010;24(3):281–92.
5. Goodman GJ. Management of post–acne scarring. What are the options for treatment? *Am J Clin Dermatol.* 2000;1(1):3–17.
6. Cunliffe WJ, Holland DB, Clark SM, Stables GI. Comedogenesis: Some new aetiological, clinical and therapeutic strategies. *Br J Dermatol.* 2000;28(5):383–7.
7. Al–Waiz MM, Al–Sharqi AI. Medium–depth chemical peels in the treatment of acne scars in dark–skinned individuals. *Dermatol Surg.* 2002;28(5):383–7.
8. Gozali MV, Zhou B. Effective treatments of atrophic acne scars. *J Clin Aesthet Dermatol.* 2015;8(5):33–40.
9. Lee JB, Chung WG, Kwahck H, Lee KH. Focal treatment of acne scars with trichloroacetic acid: Chemical reconstruction of skin scars method. *Dermatol Surg.* 2002;28(11):1017–21; discussion 1021.
10. Erbagci Z, Akcali C. Biweekly serial glycolic acid peels vs. long–term daily use of topical low–strength glycolic acid in the treatment of atrophic acne scars. *Int J Dermatol.* 2000;39(10):789–94.
11. Wang CM, Huang CL, Hu CT, Chan HL. The effect of glycolic acid on the treatment of acne in Asian skin. *Dermatol Surg.* 1997;23(1):23–9.
12. Griffin TD, Van Scott, EJ, Maddin S. The use of pyruvic acid as a chemical peeling agent. *J Dermatol Surg. Oncol.* 1989;15:1316.
13. Ghersetich I, Brazzini B, Peris K, Cotellessa C, Manunta T. Lotti T. Pyruvic acid peels for the treatment of photoaging. *Dermatol Surg.* 2004;30(1):32–6; discussion 36.
14. Rendon MI, Berson DS, Cohen JL, Roberts WE, Starker I, Wang B. Evidence and considerations in the application of chemical peels in skin disorders and aesthetic resurfacing. *J Clin Aesthet Dermatol.* 2010;3(7):32–43.
15. Goodman GJ, Baron JA. Postacne scarring: A qualitative global scarring grading system. *Dermatol Surg.* 2006;32:1458–66.
16. Brody JH. Chemical peeling and resurfacing. 3rd edn. St. Louis: Mosby;2008.
17. Ghersetich ITP, Gantcheva M, Ribuffo M, Puddu P. Chemical peeling: How, when, why: *J Eur Acad Dermatol Veneral.* 1997;8:1.
18. Cotellessa C, Manunta T, Ghersetich I et al. The use of pyruvic acid in the treatment of acne. J Eur Acad Dermatol Venereol. 2004;18(3):275–8.
19. Berardesca E, Cameli N, Primavera G, Carrera M. Clinical and instrumental evluation of skin improvement after treatment with a new 50% pyruvic acid peel. *Dermatol Surg.* 2006;32(4):526–31.
20. Grimes PE. The safety and efficacy of salicylic acid chemical peels in darker racial–ethnic groups. *Dermatol Surg.* 1999;25(1):18–22.
21. Rubin MG. *Manual of chemical Peels: Superficial and Medium Depth.* J.B. Lippincott Company P. 1995, 79–88.
22. Moy LS, Peace S. Comparison of the effect of various chemical peeling agents in a mini pig model. *Dermatol Surg.* 1996;22:429–432.
23. Tosti AGP, De Padova MP. *Altlas of Chemical Peels.* Springer, 2006.
24. Furukawa F, Yamamoto Y. Recent advances in chemical peeling in Japan. *J Dermatol.* 2006;33(10):655–61.
25. Brody HJ. Chemical peeling: An updated review. *J Cutan Med Surg.* 1999;3:S4–14–S4–20.

5

중층 박피술/심층 박피술

핵심 내용

- 여드름에 의한 자국 및 상처에 의한 흉터 감별은 적절한 치료 방법 선택에 매우 중요하다.
- 여드름 흉터는 표층(superficial peel) 또는 중층 박피술(medium peel)이 적당하지만, 상처 흉터는 심층 박피술 또는 복합적인 치료가 필요하다.
- 화학 박피술은 흉터가 존재하는 노인에게 만족도가 높다. 심층 박피술이 노화 피부에 효과가 있기 때문이다.
- TCA 박피에 의한 약물 반응(frosting)은 박피제의 피부 침투 깊이와 상관성이 있다.
- 전체 얼굴의 심층 박피술(deep peel)은 심폐 기능에 대한 모니터링, 정맥을 이용한 수분 공급과 함께 시행해야 한다.

서론

화학 박피술(chemical peeling)은 미용 목적이나 피부 질환을 치료하기 위해 시행하는 시술이다. 수년 전부터 레이저 선호도가 증가하였으므로 화학 박피술이 사장될 것이라고 예견되었지만, 반대의 결과가 나타났다. 미국 성형 외과 학회(American Society of Plastic Surgeons)에 따르면 화학 박피술은 최소 침습 시술 중에서 3위를 차지하였다. 2015~2016년도 4%(보톡스 주사와 비슷한 정도), 2000~2016년에 18% 증가하였다(http://www.plasticsurgery.org). 화학 박피술 교육에 대한 요구에 의해 국제 박피술 연구회(International Peeling Society)가 창립되었다.

화학 박피술은 적응증이 다양하고 상대적으로 단순한 시술이므로 흔히 시행하고 있다. 박피제를 피부에 도포하면 표피 또는 진피가 파괴된 후에 조직 재생이 일어난다. 박피술은 박피제의 침투 깊이에 따라 얕은 깊이, 중간 깊이, 깊은 깊이로 분류된다. 박피의 깊이가 최종 결과를 결정하지만, 시술 중 또는 시술 후의 불편감, 회복에 필요한 시간, 부작용에 영향을 미친다.

여드름은 대부분의 젊은이에게 나타나는 흔한 질환이며, 다양한 연령에서 발생한다. 남녀 여드름 환자에서 초기부터 흉터가 대부분 발생한다. 약간의 흉터는 95%의 환자에게 나타나며, 심각한 흉터는 22%에서 관찰된다. 세포 면역 반응의 차이가 여드름 흉터 발생에 관여한다.

여드름 흉터는 개인의 사회 생활에 문제를 야기하고, 삶의 질에 악 영향을 끼친다. 건강하고 정상적인 피부는 개인의 안녕에 필수적이다. 최근 발표된 연구에 의하면 미용 및 치료 목적으로 화학 박피술을 받은 환자의 자존감이 유의하게 증가하였다. 화학 박피술을 받을 정도의 피부 병변은 본인이 느끼는 바디 이미지에 심각한 악 영향 및 수치심을 느끼기 때문이다.

여드름 흉터는 모양에 따라서 세가지로 구분한다(반점형, 위축형, 비대성 흉터). 반점형 흉터는 피부 질감의 변화가 없으며, 주로 홍반이 동반되는 과색소 또는 저색소성 반점이다. 반점형 흉터는 얕은 여드름 흉터에 속한다. 깊이가 얕기 때문에 표층(얕은 깊이) 박피술로 해결할 수 있다.

비대성 흉터는 비규칙적으로 배열된 콜라겐 섬유의 과증식에 의해 발생하며, 코르티코스테로이드 · 5-플루

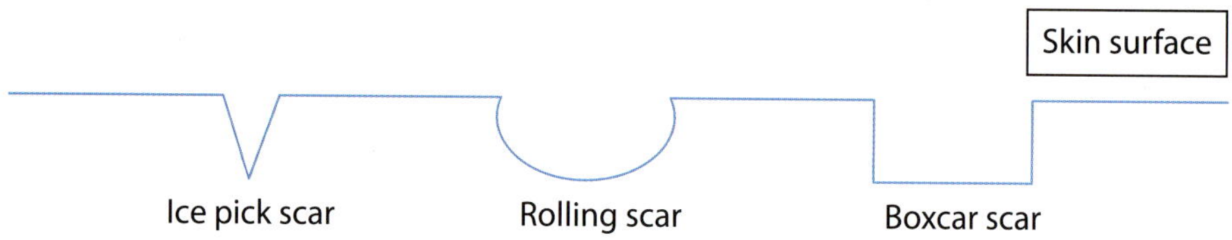

그림 5-1. 위축성 여드름 흉터 분류

오로우라실 등으로 치료한다.

위축성 흉터는 피부의 얕은 층과 깊은 층을 모두 침범하며, 여드름 흉터의 가장 흔한 유형이다. 특징적인 모양에 따라 얼음 송곳으로 찌른 듯한 흉터(ice pick scar), 박스카 흉터(boxcar), 둥글고 넓게 함몰된 흉터(rolling scar)로 구분한다(그림 5-1).

위축성 여드름 흉터는 치료가 어려우므로 복합 치료가 필요하다. 어떤 흉터는 심각한 임상 양상을 보이며 회복하는데 오랜 시간이 걸린다. 따라서, 환자와 의사의 소통이 성공적인 치료를 위해 필수적이다. 위축성 여드름 흉터를 치료하기 위한 많은 방법이 제시되었지만, 최근 발표된 Cochrane Database 문헌 고찰에 따르면 여드름 흉터 치료를 위한 가장 효과적이고 안전한 방법은 밝혀지지 않았다. 본 장에서 위축성 여드름 흉터 치료에 적용하는 화학 박피술에 대해 기술하였다.

화학 박피술 역사

1905년, 얼굴 여드름에 의한 흉터 치료에 수술 방법을 사용했다. 100년 전 피부과 의사(George MacKee, Florentine Karp)는 페놀을 이용한 박피술을 적용하였다. 이후에 새로운 술기가 개발되면서, 여드름 흉터 치료를 위해 다양한 방법이 시행되고 있다.

여드름 흉터 치료용 화학 박피술은 중층(중간 깊이) 박피술 또는 심층(깊은 깊이) 박피술을 시행한다. 복합 사용 또는 고농도 trichloroacetic acid(TCA)를 흉터에 도포하는 chemical reconstruction of skin scars (CROSS, 화학적 흉터 복원술)을 활용한다.

기초 화학

TCA는 중간 깊이 박피술에서 흔히 사용되는 화학 물질이다. TCA[(C[Cl]$_3$COOH)]는 무수성, 흡습성의 결정에서 발견되었으며, pKa 0.26의 강산이다. 산성에 의해 조직을 파괴하는 특성이 있으며, 고농도일수록 파괴력이 증가한다.

깊은 박피에 사용하는 용액은 페놀, 크로톤 기름의 화합물이다. 페놀(C_5H_5OH), 또는 카볼릭산(carbolic acid)은 석탄에서 유래된 방향족 탄화 수소이며, 모노클로로벤젠을 베이스로 사용하여 합성한다. 페놀의 98%는 투명한 결정이지만, 미국 약전에 의하면 페놀 용액의 88%는 액화 페놀이다.

중층/심층 박피술

크로톤 기름(croton oil)은 파두(Croton tiglium)씨에서 추출하며, 1932년부터 크로톤 수지로 판매되었다. 자유 하이드록실기가 존재하므로 낮은 농도에서도 피부에 공포(vesiculation)를 일으킨다.

그 외에 심층 박피술에 이용되는 물질은 셉티솔(septisol), 물, 식물성 오일(글리세린, 올리브, 참깨)이 포함되어 있다.

최근에 사용되는 페놀 제제는 화학박피 전문가의 배합을 기본으로 수정된 제품이다. Grade, Coopersmith, Kelsen, Mascheck 등은 Baker-Gordon, Brown, Hetter, Stone, Litton, Exoderm과 같이 현재 알려져 있는 배합의 기원이 되는 이름이다. 이들은 화학물 배합을 각기 다른 농도로 조합하였다. 페놀 농도는 45%~80%이며, 크로톤 기름 농도는 0.16%~2.05%이다. 액상 비누는 피부 표면의 장력을 감소시키고, 용액 흡수를 높이는 역할을 한다고 알려져 있다. 그러나 셉티솔(septisol)은 어떤 배합에도 포함되지 않는다. 일부 제제는 기름을 함유하는데, 기름의 기능은 밝혀져 있지 않다. 주관적인 경험에 의하면 기름이 포함된 페놀 제제는 피부에 서서히 흡수되어 효과를 제어하는 듯하다.

술기

중층 박피술

TCA는 중층 박피술에 흔히 사용하는 물질이다. 10~20% 농도에서 피부 표면 박피가 일어나는 반면, 35% 농도는 상부 진피까지 박피가 발생한다. 35% 이상의 농도는 예측 밖의 결과가 나타날 수 있고, 흉터 발생의 위험이 높아지기 때문에 추천하지 않는다. 산의 농도를 올리지 않으면서 TCA 박피의 깊이와 효과를 올리려면 제스너 용액 70%이나 글리콜산, 또는 고형 이산화탄소와 병합해야 한다. 흉터 부위에 사포를 이용한 피부 박피술을 TCA 박피와 병행하면 박피 효과가 높아진다.

TCA 용액은 TCA 결정 35g을 물에 용해해서 총 100 mL가 되도록 만든다(weight-to-volume 용해법). TCA는 상온에서 안정적이며, 빛에 의해 분해되지 않는다.

TCA 박피 전에 피부 정리가 중요하다. 0.25~0.1% 농도의 레티노이드 크림, 글리콜산이 포함된 보습제, 또는 하이드로퀴논 제제를 2~6주 전부터 사용한다. 단순 포진 과거력이 있는 환자는 박피 하루 전에 경구 항바이러스제를 복용하며, 10일간 유지한다. 시술 전에 환자 사진을 촬영하고, 동의서에 서명을 받는다.

박피술을 시행하기 전에 세안제를 이용해 깨끗이 세안해야 하며, 아세톤을 이용해 기름기를 제거한다. 대부분의 환자는 TCA 박피를 무리없이 받을 수 있다. 특정 상황에서 정맥 주사를 통한 전신 마취 후에 시행하는 경우도 있지만, 대부분은 lorazepam, zolpiderm, alprazolam, diazepam과 같은 경구 수면제 및 tramadol 등의 진통제를 복용하면 시술이 가능하다.

TCA는 솜으로 만든 면봉이나 거즈로 찍어서 다른 곳에 떨어지지 않도록 적당히 짜낸 뒤에 바른다. 거즈를 사용하면 박피가 깊게 되며, 면봉을 사용하면 더 얇은 박피가 된다. 제품으로 판매되는 면봉은 솜이 너무 압축되어 있어서 필링제를 충분히 흡수하지 못한다. 필자는 일반 면봉에 솜을 한겹 더 둘러싼 것을 사용한다. 얼굴 흉터를 치료할 때, 부위별 흉터의 심한 정도에 따라 두 방법을 복합적으로 선택하여 사용한다. 약물 반응(white frost)이 나타날 때까지 얼굴의 미용적 구분 범위에 따라서 단계적으로 도포한다. 약물 반응은 필링제를 도포하고 바로 나타나지 않는다는 사실을 명심해야 한다. 화학 박피술을 올바르게 시행하기 위해서 의사는 환자의 피부를 잘 관찰해야 한다. 최종적으로 나타나는 약물 반응의 정도는 필링제가 흡수된 깊이에 비례한다. 1단계는 하얀 반점과 약한 홍반이 나타나는 정도이며, 표면까지 흡수된 단계이다(그림 5-2) 2단계는 홍반이 전반적으로 분포하고, 균일한 흰색 피부 변성이 보이는 정도이며, 중층 박피술에서 나타나야 할 이상적인 반응이다. 필링제 도포 2분 후에도 2단계 약물 반응이 나타나지 않으면 TCA를 면봉 또는 거즈에 한번 더 적셔서 한겹 더 도포한다. 3단계는 홍반이 나타나지 않으면서 두껍고 불투명한 흰색 피부 변성이 나타난다. 심층 박피술의 특징적인 소견이며, TCA 필링에서는 적절하지 않다.

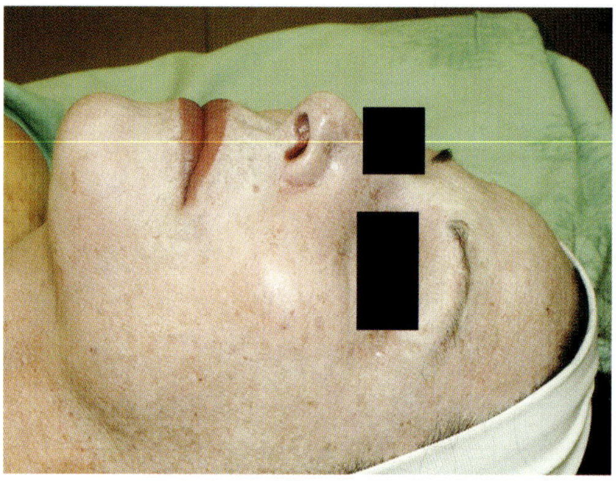

그림 5-2. 35% 박피에 의한 2 단계 약물 반응 (frosting)

약물 반응이 나타나면 환자는 심한 화끈거림을 느끼게 된다. 환자가 마취 상태에 있지 않으면 약물 반응이 나타날 때 냉찜질을 통해 필링 부위를 식혀 주면 환자의 불편감을 억제한다. TCA 효과는 유지할 수 있다. 시술 후 15~20분이 지나면 약물 반응이 감소하므로 환자의 불편감이 사라진다.

박피 후에 지속적으로 보습해야 한다. 시술 후 며칠간 환자는 딱지가 앉으면서 피부가 당기고 붓고 색이 어두워 지는 듯한 느낌을 받는다. 3~5일째에 딱지가 떨어지기 시작한다. 이때부터 보습제를 도포할 수 있다. 표피 전체가 재생될 때까지 5~7일이 소요된다. 환자는 커버 메이크업을 할 수 있고, 일상 생활이 가능하다. 보습제와 SPF 지수가 높은 자외선 차단제를 2~3주간 도포해야 한다. 염증후 색소 침착이 예상되는 경우에 레티노산과 하이드로퀴논이 포함된 미백제를 사용한다.

중층 박피술의 치료 효과는 각질형성세포의 재배열과 1형 콜라겐의 증가에 기인한다.

얼음 송곳으로 찌른 듯한 흉터는 어떤 치료를 해도 좋아지지 않으므로 까다로운 흉터였다. 높은 농도의 TCA를 부분적으로 도포하는 방법이 도움이 되므로 CROSS라고 명명되었다. 뾰족한 도구(나무 이쑤시개 등)로 80~100% 정도의 TCA 용매를 흉터에 찌르면서 도포하면 주변 피부에 손상을 주지 않는다. 필링제를 도포하면 흉터 내부에 하얀 약물 반응이 일어난다. 이 방법은 얼굴 전체의 중층 박피술과 함께 시행할 수 있다. 원하는 결과가 나올 때까지 CROSS는 6주 간격으로 시행한다.

복합 박피술

복합 박피술은 심층 박피술이 필요하지 않으나, 심층 박피의 일부 효과가 필요할 때 시행한다.

a. *Monheit 복합 요법*(제스너 용액과 35% TCA): 고전적인 제스너 용액은 14% 레조르시놀, 14% 젖산, 14% 살리실산이 알코올 용매에 녹아 있다. 개선된 제스너 용액은 17% 젖산, 17% 살리실산, 8% 구연산이 에탄올에 녹아 있다. 세안 후 젖은 거즈로 필링제를 도포한다. 홍반과 부분적인 약물 반응이 나타날 때까지 여러 겹 도포한다. 이 상태에서 면봉이나 거즈로 TCA를 도포한다. 어떤 전문가는 제스너 용액과 TCA 도포 사이에 5분 간격을 두도록 권장하고 있다. 박피 후 관리는 TCA 박피술과 동일하다.
b. *Brody 복합 요법*: 고체 CO_2로 피부를 얼리면 TCA 투과가 깊어지면서 치료 효과가 높다. 함몰된 여드름 흉터의 경계 부위, 광선 각화증, 지루 각화증, 얕은 주름 등에 사용한다. 피부 냉각 깊이는 CO_2의 피부 노출 시간으로 판단한다. 약하게 냉각하기 위해 5분, 세게 냉각하기 위해 15분 동안 고체 CO_2를 피부에 문지른다. TCA 박피는 기존 방법대로 시행한다.
c. *Coleman 복합 요법*: 70%의 글리콜산을 2분간 도포하고, 중화시킨 후에 TCA를 도포한다. 이 방

법으로 색소 침착을 최소화할 수 있다.

d. *피부 박피술(dermabrasion)*과 병합 요법: 박피술의 효과를 증대하기 위해 물리적인 피부 박피술과 병합한다. 외과 수술용 소작기를 세척하는 용도로 사용되었던 살균된 tipolisher 또는 살균된 사포를 사용하여 피부 박피술을 시행한다. Tipolisher는 10 mL 주사기에 붙여서 쉽게 연마술을 시행할 수 있다. 가장 흉터가 심한 부위(볼)에 적용한다. 특별한 금기 사항이 아니면 아드레날린과 리도카인이 포함된 마취제로 국소 마취 후에 시행한다. 점상 출혈이 생길 때까지 시술하며, 출혈이 멈춘 후에 항생제 연고를 즉시 도포한다.

심층 박피술

시술 전에 심전도 검사와 일반 혈액 검사를 시행한다. 심장 질환이 있는 경우에 특별한 주의가 요하며, 심장내과 전문의와 협의 하에 시술한다.

재발성 단순포진의 과거력이 있는 환자는 예방적 항바이러스제를 시술 하루 전날부터 재상피화가 완전히 이루어지는 10일 후까지 복용한다. 심층 박피술의 경우에 박피전 피부 정리 유무는 논란이 있다. 시술전 사진 촬영과 동의서 서명은 반드시 확보해야 한다.

전체 얼굴의 깊은 박피 박피술은 심폐기능 모니터링과 정맥을 통한 수분 공급을 시행해야 한다. 정맥 마취나 부분 신경 차단술로 통증 발생을 차단할 수 있다. Lorazepam, zolpidem, alprazolam, diazepam과 같은 경구 수면제와 tramadol 등의 진통제를 경구 투여한다. 박피 전에 아세톤을 적신 거즈 스폰지로 피부의 기름을 꼼꼼하게 제거한다. 필링제가 피부에 고르게 흡수되게 하기 위해 필수적이다.

필링제는 솜을 감싸서 만든 면봉을 이용해 도포한다(TCA 박피와 동일). 페놀 용액은 반쯤 건조된 면봉으로 도포한다. 아이보리~흰색에서 회색~흰색의 화학 반응이 일어날 정도까지 도포하며(그림 5-3), 미용적 구분 범위에 따라서 점진적으로 시행한다. 일부는 물리적 피부 박피술을 다음날 시행하지만, 필자는 박피술 직후에 실시한다. 살균된 tipolisher 또는 부드러운 사포(그림 5-4)를 이용해 점상 출혈이 나타날 때까지 흉터 부위를 문지른다. 필링제를 다시 도포하면 대부분 지혈된다. 이후에 얼굴을 비투과성 테이프 마스크로 24시간 동안 밀폐한다(그림 5-5). 필링제를 다시 부분적으로 도포하고 밀폐를 다시 한번 시행할 수 있다. 테이프 마스크는 4~6시간 유지시킨 후에 환자가 떼어내면 된다. 7일간은 차갈산 비스무트(bismuth subgallate) 항균 파우더로 얼굴을 덮어 주며, 8일째에 샤워하면서 수돗물로 습포를 하여 파우더 마스크를 연화시킨 이후에 제거한다(그림 5-6, 7). 홍반은 2달 후에 서서히 호전된다. 이때까지 환자에게 일상 생활을 하기 위해 녹색의 파운데이션으로 커버 메이크업을 권유한다. 세번째 단계는 국소적으로 박피를 다시 하는 것이며, 처음 치료 6~8주 후에 시행한다.

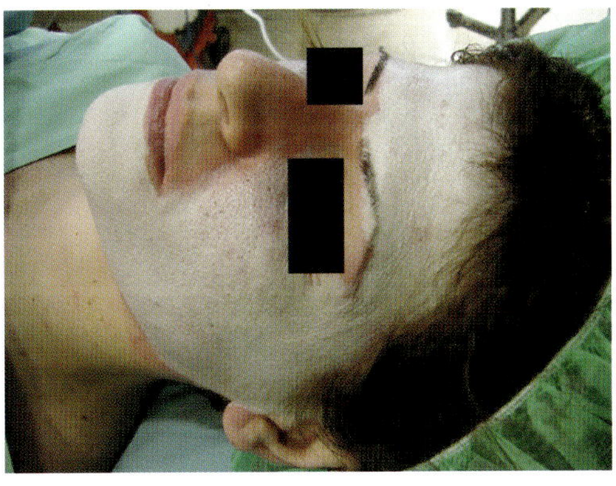

그림 5-3. 페놀 용액을 도포하면 피부가 아이보리~흰색에서 회색~흰색으로 화학 반응이 나타난다.

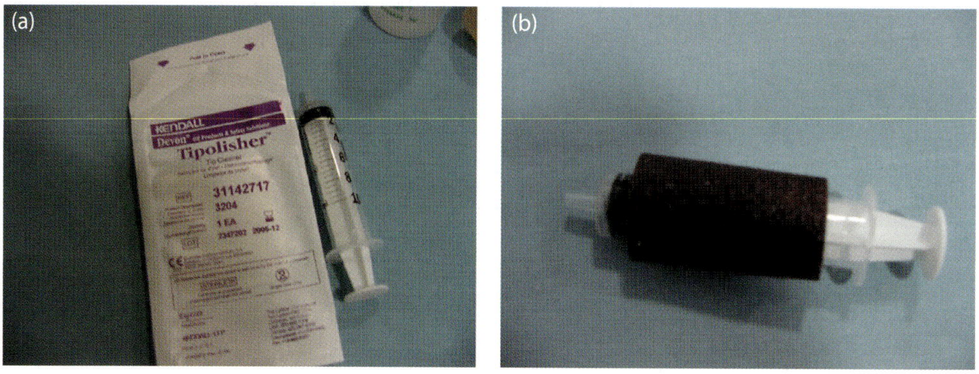

그림 5-4. (a) 살균된 tipolisher는 외과 수술용 소작기를 세척하는 용도로 제작되었다. (b) tipolisher를 10mL 주사기에 부착하여 피부 연마술을 시행한다.

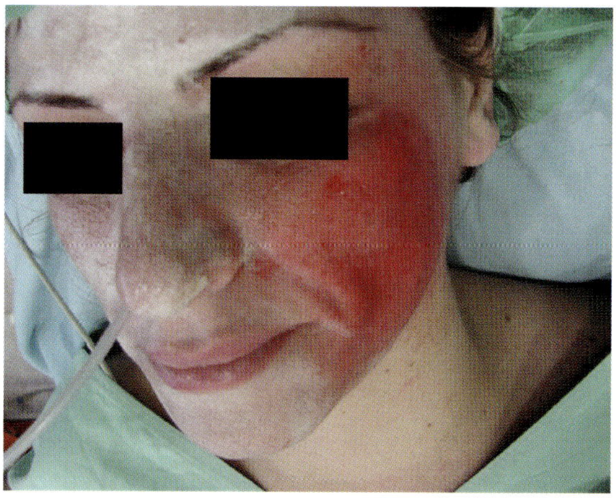

그림 5-5. Tipolisher로 피부를 연마하면 출혈이 나타난다.

TCA와 페놀 박피의 비교

Leheta 등의 보고(2011년)에 의하면 위축형 여드름 흉터에 페놀 박피술과 20% TCA 박피술 후에 경피 콜라겐 증식 유도술[percutaneous collagen induction(PCI)]의 효과를 비교하였을 때 페놀 박피는 단 1회만 시행한 것에 비해 TCA-PCI 시술은 총 4번 시행하였다. 따라서 일상 생활이 불가능한 기간이 유의하게 길었다. 두 치료 방법의 효과는 비슷하였으나, 둥글고 넓게 함몰된 흉터(rolling scar)는 TCA-PCI 시술을 받은 그룹에서 더 좋은 효과를 보였다.

부작용

화학 박피술 부작용은 색조 변화, 감염, 미립종, 여드름양 발진, 흉터, 심혈 관계 독성이 있다.

1. 색조 변화: 모든 깊이의 박피술에서 반응성 과색소 침착이 나타날 수 있다. 흰 피부는 과색소 침착의 위험성이 낮다. 그러나 유전적 소인이 중요하므로 밝은 피부 톤의 환자도 예상치 못하

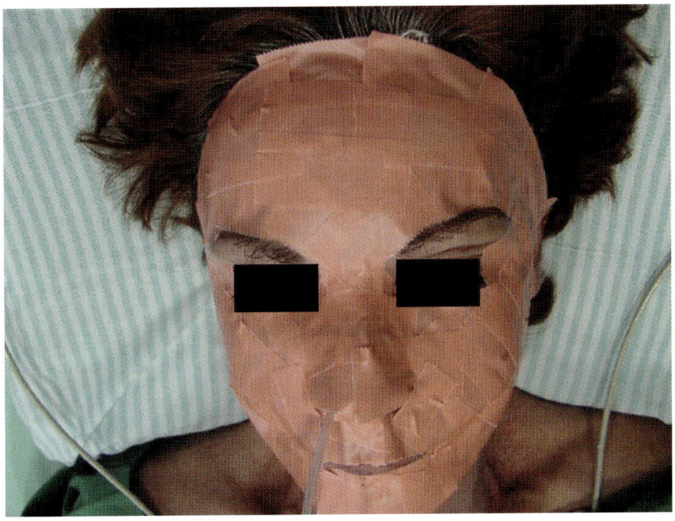

그림 5-6. 24 시간 동안 얼굴을 비투과성 테이프 마스크로 밀폐한다.

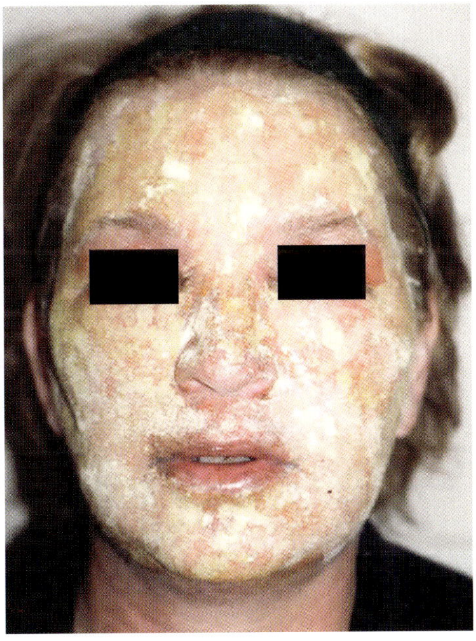

그림 5-7. 7 일간 차갈산 비스무트(bismuth subgallate) 항균 파우더로 얼굴을 덮어 준다.

게 과색소 침착이 나타난다. 하이드로퀴논과 트레티노인 복합 크림(Kligman 배합)을 중층 박피술 전이나 심층 박피술 후의 회복 단계 초기에 사용하면 이러한 부작용을 줄일 수 있다. 박피 부위의 경계선을 턱선 아래에 숨기고 점진적으로 얇게 필링제를 도포하면 경계선이 뚜렷이 보이는 현상을 피할 수 있다. 페놀 박피 후에 나타나는 저색소증은 박피 깊이, 필링제 사용량, 용액에 사용된 크로톤 기름의 방울수, 타고난 피부색, 박피 후 햇빛 노출 등과 연관성이 있다. 저색소증은 중층, 심층 박피술의 가장 큰 단점이다. 진피내 모반은 심층 박피술 후에 과색소 침착이 발생할 수 있다.

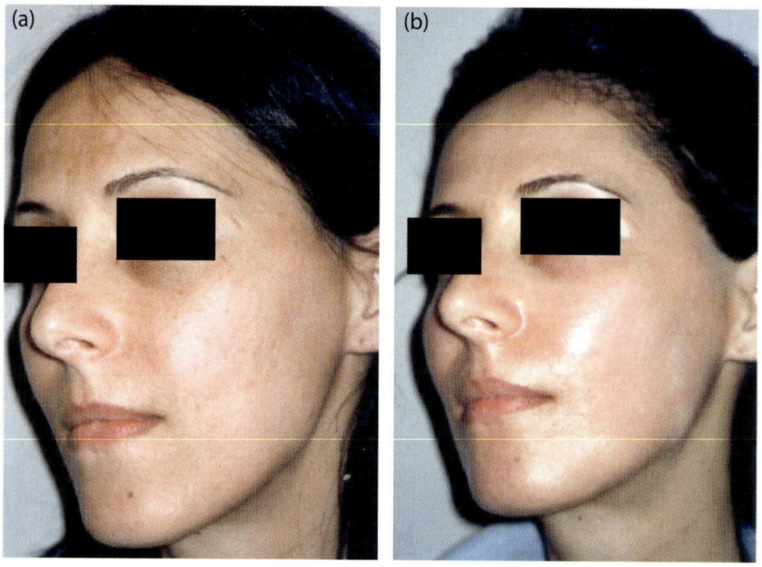

그림 5-8. 32 세 여성. (a) 치료 전 (b) 심층 박피술(exoderm 방법)과 물리적 피부 박피술(기계적 박피술) 시행 4 주 후의 임상 사진

2. 감염: 세균, 진균 감염이 드물게 화학 박피술 후에 나타날 수 있다. 단순 포진 감염력이 있는 환자는 중간 깊이, 깊은 깊이 박피술 후에 완전한 재상피화가 이루어질 때까지 아시클로버 또는 발라시클로버를 투여한다. 화학 박피술에 의한 독성 쇼크 증후군이 보고되었다.
3. 비립종/표피 낭종: 화학 박피술을 받은 환자의 약 20%에서 비립종 또는 표피 낭종이 8~16주 후에 나타난다. 전기소작술로 간단하고 효과적으로 치료할 수 있다.
4. 여드름양 발진: 박피술에 의한 여드름양 발진의 발생은 드물지 않으며, 재상피화 직후에 주로 나타난다. 여러가지 인자가 발생 원인에 관여하며, 기존에 있던 여드름이 악화되거나, 재생된 피부가 과도하게 기름져서 발생한다. 두껍고 피지 분비가 많은 피부를 가진 여드름 흉터 환자를 치료할 때 흔하게 나타나는 부작용이다. 단기간의 항생제 치료를 시행하면서 기름진 화장품을 피하면 대부분 만족스럽게 해결된다. 호전되지 않으면 단기간의 경구 이소트레티노인을 사용하면 효과가 있다.
5. 흉터 발생: 흉터 발생은 화학 박피술의 가장 무서운 부작용이다. 발생 원인은 미상이다. 가장 흔하게 흉터가 발생하는 부위는 얼굴의 아래쪽이다. 이 부위에 시술을 깊게 시행하거나, 조직의 움직임이 많으며, 회복 과정 중에 먹거나 말하기 때문이다. 회복이 지연되고, 홍반이 지속되는 현상은 흉터 발생을 예측하는 징후이다. 흉터가 예상되면 외용 항생제와 스테로이드를 사용해야 한다.
6. 페놀 박피의 가장 중요하고 심각한 부작용은 심혈관 독성이다. 페놀은 심장 근육에 유독성이 있다. 쥐 실험에서 페놀을 전신에 노출하면 심장 근육의 수축과 전기 자극이 감소되었다. 이 실험에서 치명적인 문제를 일으키는 용량의 범위가 넓었으므로 개체에 따라 심장 근육의 민감성이 다를 것으로 생각된다. 사람에서 성별, 나이, 심혈관 질환 과거력, 혈중 페놀 수치는 부정맥 발생 위험을 정확하게 예측하는 인자가 아니다. 얼굴 전체에 페놀 박피를 시행한 환자의 23%에서 부정맥 발생이 보고되었다(30분 이내). 적절한 환자 관리를 시행하면 부작용은 7% 이하로 감소한다. 간, 콩팥, 중추 신경계 독성은 보고되지 않았다.

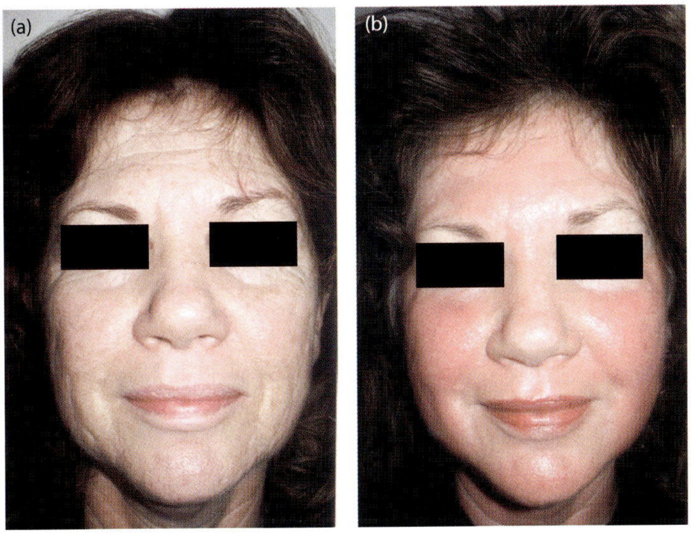

그림 5-9. 피부 톤이 밝은 56세 여성: (a) 치료 전 (b) 심층 박피술과 피부 박피술 시행 2주 후의 임상 사진

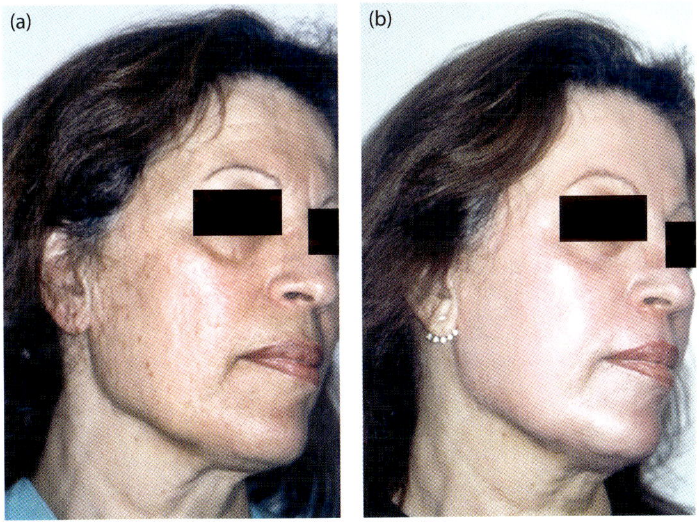

그림 5-10. 62세 여성(광피부형 4): (a) 치료 전 (b) 심층 박피술과 피부 박피술 시행 4주 후의 임상 사진

미래에 대한 관점

여드름 흉터는 화학 박피술로 많은 호전 성과를 거두었음에도 불구하고 여전히 치료가 어려운 질환이다. 특히 젊은 환자에게 문제가 된다. 피부를 완전히 매끈하게 만드는 것은 불가능하며, 특히 이마 · 관자놀이와 같은 팽팽한 부위는 더 어렵다. 치료 전에 기대치를 반드시 설명해야 한다. 환자에게 치료 전과 치료 후 사진을 보여주면서 어느 정도의 치료 효과를 기대하는지 물어보아야 한다(그림 5-7, 5-8). 과도한 기대 수준을 낮추어야 한다. 가장 흉터가 심한 부위는 여러 번 박피 시행이 필요하다고 주지시킨다

일반적으로 젊은 남성 환자보다 나이든 여성 환자에서 더 좋은 효과가 나타난다(그림 5-9, 5-10). 송곳으로

찌른 듯한 흉터 또는 비대성 흉터보다 위축형 흉터에 효과가 좋지만, CROSS와 병합하면 이러한 흉터도 호전된다. 치료 깊이가 깊어질수록 효과도 증가한다. 따라서 페놀 박피는 1~2회 시행하지만, TCA 박피술은 여러 번이 필요하다.

얼굴이 아닌 부위는 주의를 요한다. 회복 능력이 얼굴보다 낮고 약한 박피를 시행하므로 효과가 충분치 않다. 필자의 견해이다. 화학 박피술과 프랙셔널 박피 또는 비박피 레이저 병합 치료 방법이 발전해야 한다. 레이저 치료의 미래는 유망하지만, 자체만의 효과는 아직까지 화학 박피술의 효과에 비등하지 못하다. 시간이 지남에 따라 적절한 병합 치료 개발이 필수적이다!

참고 문헌

1. Baker TM. Chemical and lasers for skin resurfacing. *Aesthetic Surg.* 1999;19:325–7.
2. Landau M. Chemical peels. *Clin Dermatol.* 2008;26:200–8.
3. Burton JL, Cunliffe WJ, Stafford I, Shuster S. The prevalence of acne vulgaris in adolescence. *Br J Dermatol.* 1971;85:119–26.
4. Rademaker M, Garioch JJ, Simpson NB. Acne in schoolchildren: No longer a concern for dermatologists. *BMJ* 1989;298:1217–9.
5. Cunliffe WJ, Gould DJ. Prevalence of facial acne vulgaris in late adolescence and in adults. *BMJ.* 1979;1:1109–10.
6. Layton AM, Henderson CA, Cunliffe WJ. A clinical evaluation of acne scarring and its incidence. *Clin Exp Dermatol.* 1994;19:303–8.
7. Handog EB, Datuin MS, Singzon IA. Chemical peels for acne and acne scars in Asians: Evidence based review. *J Cutan Aesthet Surg* 2012;5:239–46.
8. Holland DB, Jeremy AHT, Roberts SG, Seukeran DC, Layton AM. Inflammation in acne scarring: A comparison of the responses in lesions from patients prone and not prone to scar. *Br J Dermatol.* 2004;150:72–81.
9. Chuah SY, Goh CL. The impact of post acne scars on the quality of life among young adults in Singapore. *J Cutan Aesthet Surg.* 2015;8:153–8.
10. Kouris A, Platsidaki E, Christodoulous C, Efstathiou V, Markantoni V, Armyra K, Potouridou I, Rigopoulos D, Kontochristopoulos G. Patients' self–esteem before and after chemical peeling procedure. *J Cosmet Laser Ther.* 2017;29:1–3.
11. Bolton MA, Lobben I, Stern TA. The impact of body image on patient care. *Prim Care Companion J Clin Psychiatry.* 2010;12(2):PCC.10r00947.
12. Fife D. Evaluation of acne scars: How to assess them and what to tell the patient. *Dermatol Clin.* 2016;34:207–13.
13. Kurokawa I, Oiso N, Kawada A. Adjuvant alternative treatment with chemical peeling and subsequent iontophoresis for postin–ammatory hyperpigmentation, erosion with inflamed red papules and noninflamed atrophic scars in acne vulgaris. *J Dermatol.* 2017;44:401–5.
14. Sachdeva S. Lactic acid peeling in superficial acne scarring in Indian skin. *J Cosmet Dermatol.* 2010;9:246–8.
15. Ledon JA, Savas J, Franca K, Chacon A, Nouri K. Intralesional treatment for keloids and hypertrophic scars: A review. *Dermatol Surg.* 2013;39:1745–57.
16. Shah VV, Aldahan AS, Mlacker S, Alsaidan M, Samarkandy S, Nouri K. 5–Fluorouracil in the treatment of keloids and hypertrophic scars: A comprehensive review of the literature. *Dermatol Ther.* 2016;6:169–83.
17. Gauglitz G. Management of keloids and hypertrophic scars: Current and emerging options. *Clin Cosmet Investig Dermatol.* 2013;6:103–14.
18. Kant SB, van den Kerckhove E, Colla C, Tuinder S, van der Hulst RRWJ, Piatkowski de Grzymala AA. A new treatment of hypertrophic and keloid scars with combined triamcinolone and verapamil: A retrospective study. *Eur J Plast Surg.* 2018;41:69–80.
19. Jacob CI, Dover JS, Kaminer MS. Acne scarring: A classification system and review of treatment options. *J Am Acad Dermatol.* 2001;45:109–17.
20. Goodman GJ, Baron JA. Postacne scarring: A qualitative global scarring grading system. *Dermatol Surg.* 2006;32:1458–66.

21. Abdel Hay R, Shalaby K, Zaher H, Hafez V, Chi CC, Dimitri S, Nabhan AF, Layton AM. Interventions for acne scars. *Cochrane Database Syst. Rev.* 2016;(4). Art. No.: CD011946.
22. Mackee GM, Karp FL. The treatment of post acne scars with phenol. *Br J Dermatol.* 1952;64:456–9.
23. Kurtin A. Corrective surgical planing of skin: New technique for treatment of acne scars and other skin defects. *AMA Arch Derm Syphilol.* 1953;68:389–97.
24. Orentreich N. Dermabrasion. *J Am Med Womens Assoc.* 1969;24:331–6.
25. Knapp TR, Kaplan EN, Danieks JR. Injectable collagen for soft tissue augmentation. *Plast Reconstr Surg.* 1977;60:398–405.
26. Forbat E, Ali FR, Al-Niaimi F. The role of fillers in the management of acne scars. *Clin Exp Dermatol.* 2017;42:374–80.
27. Goodman GJ, Van Den Broek A. The modified tower vertical filler technique for the treatment of postacne scarring. *Australas J Dermatol.* 2016;57:19–23.
28. Halachmi S, Ben Amitai D, Lapidoth M. Treatment of acne scars with hyaluronic acid: An improved approach. *J Drugs Dermatol.* 2013;12:e121–3.
29. Epstein RE, Spencer JM. Correction of atrophic scars with Artefill: An open-label pilot study. *J Drugs Dermatol.* 2010;9:1062–4.
30. Goldberg DJ, Amin S, Hussain M. Acne scar correction using calcium hydroxylapatite in a carrier-based gel. *J Cosmet Laser Ther.* 2006;8(3):134–6.
31. Sadove R. Injectable poly-L-lactic acid: A novel sculpting agent for the treatment of dermal fat atrophy after severe acne. *Aesthetic Plast Surg.* 2009;33:113–6.
32. Sulamanidze MA, Salti G, Mascceti M, Sulamanidze GM. Wire scalpel for surgical correction of soft tissue contour defects by subcutaneous dissection. *Dermatol Surg.* 2000;26:146–50.
33. Garrett AB, Dufresne RG Jr, Ratz JL, Berlin AJ. Carbon dioxide laser treatment of pitted acne scarring. *J Dermatol Surg Oncol.* 1990;16:737–40.
34. Alster TS, West TB. Resurfacing of atrophic facial acne scars with a high-energy, pulsed carbon dioxide laser. *Dermatol Surg.* 1996;22:151–4.
35. Aust MC, Fernandes D, Kolokythas P, Kaplan HM, Vogt PM. Percutaneous collagen induction therapy: An alternative treatment for scars, wrinkles, and skin laxity. *Plast Reconstr Surg.* 2008;121:1421–9.
36. Fabbrocini G, Annunziata MC, D' Arco V, DeVita V, Lodi G, Mauriello C, Pastore F, Monfrecola G. Acne scars: Pathogenesis, classification and treatment. *Dermatol Res Prac.* 2010;(1687–6105). Article ID 893080.
37. Forbat E, Al-Niaimi F. Fractional radiofrequency treatment in acne scars: Systematic review of current evidence. *J Cosmet Laser Ther.* 2016;18:442–7.
38. Faghihi G, Poostiyan N, Asilian A, Abtahi-Naeini B, Shahbazi M, Iraji F, Fatemi Naeini F, Nilforoushzadeh MA. Efficacy of fractionated microneedle radiofrequency with and without adding subcision for the treatment of atrophic facial acne scars: A randomized split-face clinical study. *J Cosmet Dermatol.* 2017;16:223–9.
39. Al-Waiz MM, Al-Shagri AI. Medium-depth chemical peels in the treatment of acne scars in darkskinned individuals. *Dermatol Surg.* 2002;28:383–7.
40. Puri N. Efficacy of modified Jessner' s peel and 20% TCA versus 20% TCA peel alone for the treatment of acne scars. *J Cutan Aesthet Surg.* 2015;8:42–5.
41. Dalpizzol M, Weber MB, Mattiazzi AP, Manzoni AP. Comparative study of the use of Trichloroacetic Acid and Phenolic Acid in the treatment of atrophic-type acne scars. *Dermatol Surg.* 2016;4:377–83.
42. Leheta T, El Tawdy A, Abdel Hay R, Farid S. Percutaneous collagen induction versus full-concentration trichloroacetic acid in the treatment of atrophic acne scars. *Dermatol Surg.* 2011;37:207–16.
43. Lee JB, Chung WG, Kwahck H, Lee KH. Focal treatment of acne scars with trichloroacetic acid: Chemical reconstruction of skin scars method. *Dermatol Surg.* 2002;28:1017–21.
44. Agarwal N, Gupta LK, Khare AK, Kuldeep CM, Mittal A. Therapeutic response of 70% trichloroacetic acid CROSS in atrophic acne scars. *Dermatol Surg.* 2015;41:597–604.
45. Fabbrocini G, Cacciapuoti S, Fardella N, Pastore F, Monfrecola G. CROSS technique: Chemical reconstruction of skin scars method. *Dermatol Ther.* 2008;21(3):S29–32.
46. Nofal E, Helmy A, Nofal A, Alakad R, Nasr M. Platelet-rich plasma versus CROSS technique with 100% trichloroacetic acid versus combined skin needling and platelet rich plasma in the treatment of atrophic acne scars: A

comparative study. *Dermatol Surg.* 2014;40:864–73.

47. Fintsi Y. Exoderm chemabrasion: Original method for the treatment of facial acne scars. *Int J Cosm Surg.* 1998; 6:111–4.
48. Fintsi Y, Kaplan H, Landau M. Whether to peel or laser for acne scarring and hyperpigmentation. *Int J Cosm Surg.* 1999;7:67–70.
49. Park JH, Choi YD, Kim SW, Kim YC, Park SW. Effectiveness of modified phenol peel (Exoderm) on facial wrinkles, acne scars and other skin problems of Asian patients. *J Dermatol.* 2007;34:17–24.
50. Hetter G. An examination of the phenol–Croton oil peel: Part IV. Face peel results with different concentrations of phenol and Croton oil. *Plast Reconstr Surg.* 2000;105:1061–83; discussion 1084–7.
51. Rullan PP, Lemon J, Rullan J. The 2–day light phenol chemabrasion for deep wrinkles and acne scars: A presentation of face and neck peels. *Am J Cosm Surg.* 2004;21:15–26.
52. Stone PA. The use of modified phenol for chemical face peeling. *Clin Plast Surg.* 1998;25:21–44.
53. Nelson BR, Fader DJ, Gillard M, Majmudar G, Johnson TM. Pilot histologic and ultrastructural study of the effects of medium–depth chemical facial peels on dermal collagen in patients with actinically damaged skin. *J Am Acad Dermatol.* 1995;32:472–8.
54. Yug A, Lane JE, Howard MS, Kent DE. Histologic study of depressed acne scars treated with serial high–concentration (95%) trichloroacetic acid. *Dermatol Surg.* 2006;32(8):985–90.
55. Monheit GD. The Jessner's–trichloroacetic acid peel. An enhanced medium–depth chemical peel. *Dermatol Clin.* 1995;13:277–83.
56. Brody HJ, Hailey CW. Medium–depth chemical peeling of the skin: A variation of superficial chemosurgery. *J Dermatol Surg Oncol.* 1986;12:1268–75.
57. Coleman WP 3rd, Futrell JM. The glycolic acid trichloroacetic acid peel. *J Dermatol Surg Oncol.* 1994;20:76–80.
58. Stagnone JJ. Chemabrasion, a combined technique of chemical peeling and dermabrasion. *J Dermatol Surg Oncol.* 1977;3:217–9.
59. Carvalho Costa IM, Damasceno PS, Carvalho Costa M, Pati Gomez KG. Review in peeling complications. *J Cosmet Dermatol.* 2017;16:319–26.
60. Holm C, Muhlbauer W. Toxic shock syndrome in plastic surgery patients: Case report and review of the literature. *Aesthetic Plast Surg.* 1998;22:180–4.
61. Stagnone GJ, Orgel MB, Stagnone JJ. Cardiovascular effects of topical 50% trichloroacetic acid and Baker's phenol solution. *J Dermatol Surg Oncol.* 1987;13:999–1002.
62. Landau M. Cardiac complications in deep chemical peels. *Dermatol Surg.* 2007;33:190–3.

6

기계적 박피술/기계적 미세 박피술

핵심 내용

- 박피술과 미세 박피술(기계적)은 여드름 흉터 개선을 위해 단독 또는 다른 치료 방법과 병합 시행한다.
- 물리적으로 피부 표면을 박피하는 방법은 마모 기구를 사용한다. 상처 회복과 콜라겐 재형성을 촉발시켜 여드름 흉터를 개선시킨다.
- 침습적이고 기술적으로 어려운 방법에 속하는 박피술은 유두 진피층까지 제거하며, 매우 효과적이지만 부작용을 고려해야 한다.
- 상대적으로 덜 공격적인 방법에 해당하는 미세 박피술은 상부 표피층을 제거하며, 약제를 동시에 투입하면 경미한 흉터를 개선시킨다. 대부분의 여드름 흉터는 화학 박피술또는 레이저와 같은 다른 시술과 병합하며, 여러 번의 시술이 필요하다.

개요

물리적 박피술[박피술(기계적 박피술, dermabrasion)과 미세 박피술(미세 기계적 박피술, microdermabrasion)]은 표피 층을 제거하기 위해 마모 기구를 사용한다. 물리적 박피 과정은 피부에 손상을 유발하여 상처 회복 과정이 촉진된다. 위축된 피부나 비후성 피부를 벗겨냄으로써 염증 반응, 재상피화 과정, 섬유 조직 형성, 콜라겐 재형성을 유도하므로써 여드름 흉터가 개선된다. 좀더 침습적이고, 고도의 기술이 필요한 박피술은 유두 진피층까지 제거한다. 상대적으로 덜 공격적인 방법에 속하는 미세 박피술은 상부 표피층을 제거한다.

기계적 박피술

역사

피부 박피에 대한 관심은 수세기동안 이어져 왔으며, 획기적인 연구와 반복적인 수정이 지속되었다. BC 1500년대, 고대 이집트 의사는 흉터를 편평하게 만들기 위해 사포를 이용하였으며, 건조하고 거친 피부를 부드럽게 하기 위해 우유로 목욕을 하였다. 1905년, 독일 피부과 의사 Kromayer는 흉터를 개선시키기 위해 박피 기구를 사용하는 방법을 학술지에 처음으로 게재했다. 치료가 용이하도록 전처치 과정(국소 마취제, 이산화 snow)을 시행하여 피부를 팽창시켰다. 그는 천연두와 상처에 의한 흉터를 부드럽게 하기 위해 금속성 가시가 부착된 회전용 기구를 이용하였다. 기술은 미국 성형외과 의사 Iverson에 의해 발전되었다. 1947년, 거즈로 감싼 목수의 사포를 이용하여 안면부 문신을 성공적으로 제거하였다. 1948년, McEvitt은 물리적 박피술을 이용하여 여드름 흉터를 현저하게 개선시켰다. 1953년, 미국 피부과 의사 Kurtin은 박피술을 획기적으로 혁신시키고 현대화시켰다. Kurtin과 Noel Robbins는 치과 도구를 개량하여 피부 박피술에 이용하였

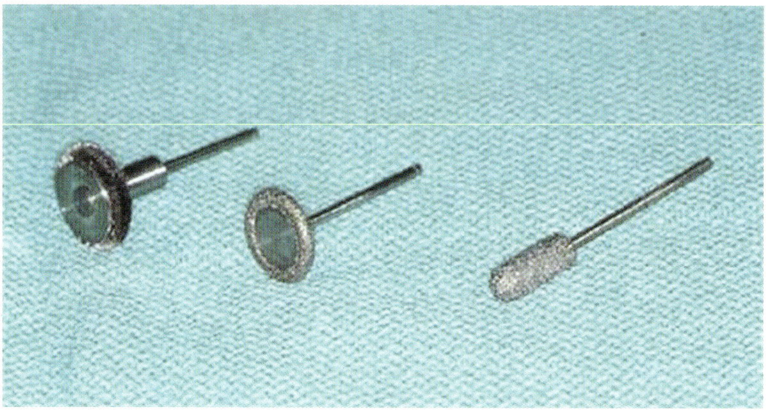

그림 6-1. 흔히 사용하는 기계적 박피술 말단 축사. 와이어 브러쉬, 다이아몬드 프레이즈, 원추형의 다이아몬드 프레이즈(좌측 → 우측)

다. Kurtin 방법은 염화 에틸, 마취제와 피부 강화제로 전처치하고, 엔진이 달린 금속 브러쉬로 문지르는 과정이었다. 이후에 Robbins는 다이아몬드 프레이즈를 사용했으며, 지금까지 사용되고 있다. 그림 6.1은 피부 박피에 흔히 사용되는 말단 축사이다.

1956년, 미국 피부과 의사 Burks는 Wire Brush Surgery를 펴내고, 회전하는 와이어 브러쉬를 이용하여 주름, 흑자, 여드름 켈로이드, 여드름 흉터를 포함한 다양한 병변을 치료하는 방법을 기술하였다(그림 6-2). 1957년, 그는 뉴올리언즈 Tulane Medical Center에서 약 1,500명의 환자에게 기계적 박피술 이후에 상처 회

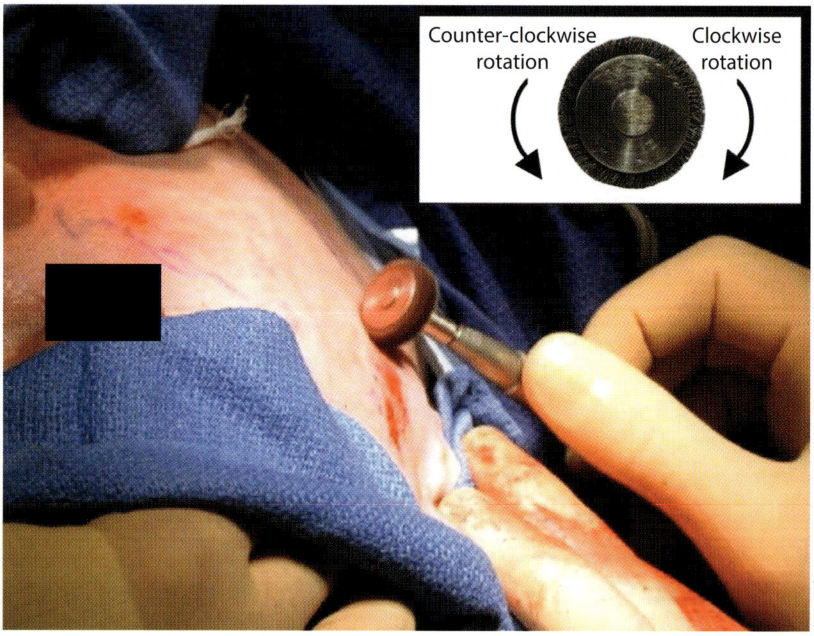

그림 6-2. 와이어 브러쉬를 이용한 기계적 박피술. 기구를 와이어 브러쉬의 회전 방향에 수직으로 움직인다. 오른쪽 상단부 사진: 좀더 공격적으로 시술하기 위해서 와이어 브러쉬를 시계 반대 방향으로 회전한다. 상대적으로 덜 공격적인 시술을 위해서 시계 방향으로 회전시킨다.

복을 평가한 연구 결과를 발표하였다. 연속적인 생검 결과에 의하면 표피 재생은 피부 부속기에서 시작되었으며, 결합 조직이 재생성되었다. 이후에 냉각제를 이용하는 방법, 흉터 · 외상에 의한 문신 치료에 이르기 까지 다양한 피부 박피술 적용법, 단순 포진 구순염의 과거력이 있는 환자의 예방적 항바이러스제 사용, 레티노이드 외용제 전처치, 최근까지 경구 이소트레티노인을 복용한 환자에게 기계적 박피술 사용 금지 등의 연구가 진행되었다. 기계적 박피술은 흉터 발생 12개월 이후에 흉터의 성숙 과정이 끝난 상태에서도 흉터를 줄이기 위해 사용되고 있다. 1988년, Yarborough는 상처 발생 초기에 흉터 박피를 제안하였다. 그는 흉터가 생긴지 얼마 되지 않은 시점(흉터가 성숙되는 중)에 피부를 박피함으로써 흉터 제거가 용이하다고 주장하였다.

병태생리

기계적 박피술은 점상 출혈이 나타날 때까지 피부를 제거하며, 유두 진피층까지 도달했음을 의미한다. 표피 전체를 제거함으로서, 부분적으로 신선한 상처가 형성되고 2차적인 상처 재생을 유도한다. 세포 성장은 상처 바닥에서 상부, 상처 주변 부위에서 중심부를 향해 진행되고, 재상피화 과정에서 피부 부속기는 세포 재생에 중요한 기관이다. 따라서 유두 진피층보다 더 깊지 않게 박피해야 한다.
상처 유발, 상처 회복의 세 단계(염증, 증식, 재형성)를 유도함으로써, 피부 자체가 재생되고 궁극적으로 피부결 및 피부색이 호전된다. 염증 단계에서 혈소판과 세포외 기질 분자는 피브린 응고를 형성한다. 이는 화학 유인 물질을 방출하고, 호중구가 상처로 이동하도록 유인한다. 백혈구가 상처 바닥에 붙어서 전염증성 사이토카인과 혈관 생성 성장 인자을 분비하고, 섬유모세포와 혈관내피세포와 같은 증식 세포를 상처 부위로 유인한다. 또한 회복 초기에 상처 모서리의 각질형성세포 결합력이 낮으므로 각질형성세포가 상처 바닥으로 움직이도록 한다. 표피와 진피에서 분비하는 각질형성세포 성장 인자와 간세포 성장 인자의 자극에 의해 각질형성세포 증식이 일어난다. 증식 단계에서 활성화된 대식세포와 섬유모세포에 의해 육아 조직을 형성한다. 대식세포와 호중구는 상처 부위에서 감염을 억제하는 중요한 역할을 수행한다. 마지막 재형성 단계에서 TGF-β(transforming growth factor-β)는 섬유모세포가 근섬유모세포로 되도록 자극한다. 근섬유모세포는 수주에서 수개월에 걸쳐 더 많은 1형 콜라겐과 3형 콜라겐을 생성하며, 육아 조직이 흉터 조직으로 변하고, 염증 및 혈관 조직을 감소시킨다.

기계적 박피술은 조직학적으로 콜라겐 밀도를 높이고, 1형 콜라겐과 3형 콜라겐의 양을 증가시키며, 콜라겐이 표피에 나란히 배열되도록 하며, 탄력 섬유를 균일하게 조직화한다. 이러한 변화는 피부 결을 좋게 하며, 피부 박피술 후에 피부가 더욱 단단해 진다.

적응증

레이저 박피술과 화학 박피술이 대중화 되었으나, 기계적 박피술은 여드름 흉터 치료에 가장 효과적인 방법이다. 위축성 흉터와 비후성 흉터에 효과적인 박피가 가능하다(그림 6-3). 위축성 반흔의 흉터를 포함하여 주변의 정상 조직까지 모두 박피하며, 피부를 부드럽게 하여 고른 피부 질감을 유도한다. 비후성 반흔의 튀어나온 흉터를 박피하여 편평해지도록 한다. 완만한 둥근형 흉터(rolling scar)는 길고 넓으면서 경계가 명확하지 않으며, 울퉁불퉁한 흉터를 의미한다. 이는 진피층이 피하 조직에 묶여서 생기는 흉터 조직이다. Rolling scar는 박리술이나 펀치 절제술과 기계적 박피술을 함께 시행하면 효과가 우수하다. 수술 또는 사고에 의한 흉터, 화상, 레이저에 반응하지 않는 문신, 비류, 주름, 양성 피부부속기 종양, 흑자 등에 적용한다.

Yarborough 등은 수술 흉터를 수술 6~8주 후에 치료해야 한다고 주장하였다. 다양한 연구가 이러한 사실을 뒷받침하고 있다. Mohs 수술 흉터의 경우에 이들의 주장이 합당하다. 한 부위의 흉터를 반으로 나눠서 진행한 연구에 의하면, 수술 흉터를 수술 8주 후에 치료하였을 때 가장 결과가 좋았다. Emsen은 화상 직후에 피부를 마모시켜야 한다고 주장하였다. 소아 얼굴에 발생한 깊고 얕은 2도 화상에서 하루 후에 피부

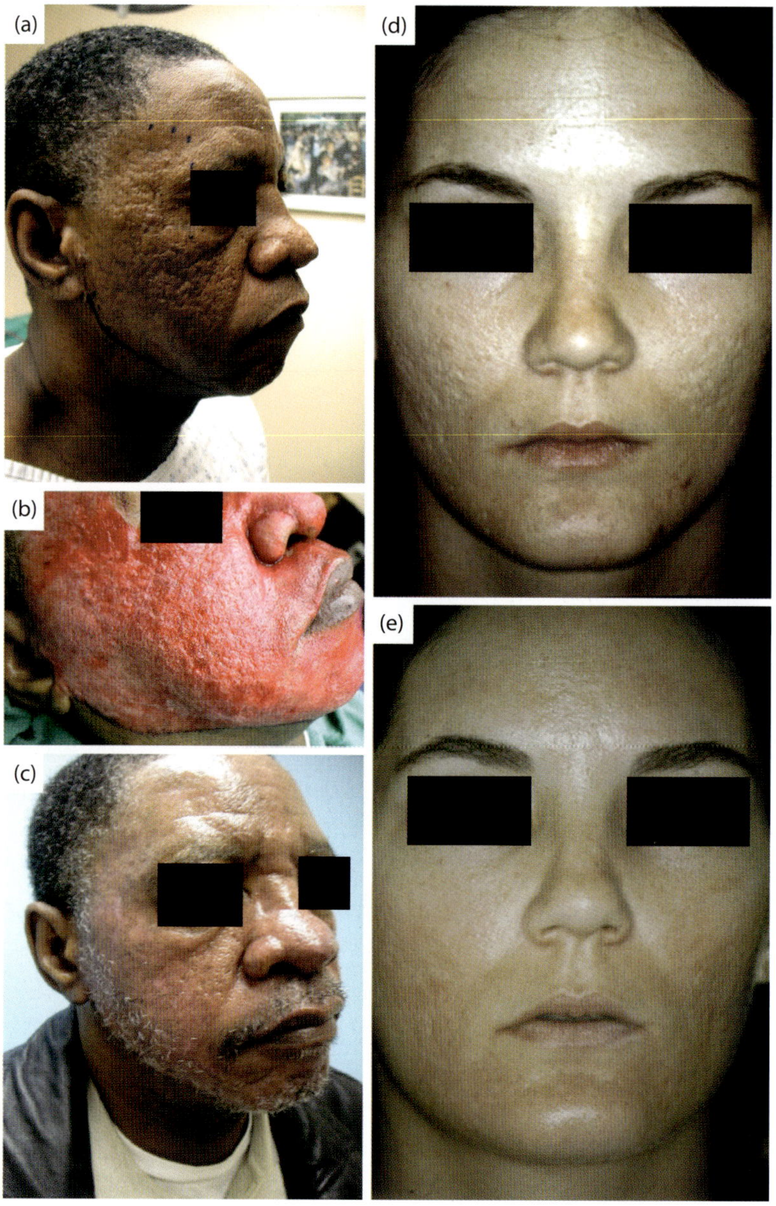

그림 6-3. 기계적 박피술(a-e). 기계적 박피술 시행 전(아프리카계 미국인)의 심한 여드름 흉터(a), 박피술 직후(b), 박피술 4주 후(c). 박피술 시행 전(백인 여성)의 중등도 여드름 흉터(d) 및 박피술 12주 후(e).

를 마모시켰을 때 치료 효과가 우수하다고 보고하였다. 그러므로 흉터 치료를 위해 기계적 박피술을 시행하는 시기는 흉터의 원인에 따라 차이가 있다. 수술 흉터는 수술 후 6~8주 후에, 화상 흉터는 이보다 더 빠를수록 효과가 좋다.

환자 선택/전처치에 대한 고려

피부 박피술 시행 이전에, 치료 결과를 극대화하고 환자와 시술자의 안전성을 높이기 위해 몇 가지 주의 사항이 있다. 처음 상담 시에 의사는 치료 과정에 대한 자세한 부분 뿐만 아니라, 시술 후 철저한 상처 관리의 중요성에 관하여 설명해야 한다. 환자의 협조가 부족하고, 약속을 지키지 않으며, 자외선 차단을 충분히 지키지 않을 경우에 시술을 피해야 한다

피부 박피술은 다음과 같은 과거력이 있는 환자에게 시행하면 안된다. 색소 침착 장애, 켈로이드, 출혈성 장애, 활동성의 쾨브너 질환이 있는 경우, 심한 주사 또는 여드름 환자, 최근 6~12개월에 이소트레티노인을 복용한 경우, 상처 감염이나 상처 회복을 방해할 수 있는 면역 저하 또는 만성 질환을 앓고 있는 환자는 기계적 박피술을 주의해서 시행해야 한다. 시술 여부는 환자의 특성에 따라 결정해야 한다. 활동성 감염이 있거나, 시술하고자 하는 부위에 개방성 상처가 존재하면 기계적 박피술을 연기해야 한다. 이전에 기계적 박피술을 시행했던 부위를 재시술할 경우에 시술 12개월 이내에 시행하면 안된다.

의사는 각질형성세포의 순환을 빠르게 하기 위해 치료 전 2~3주 간 레티노이드 도포를 고려할 수 있다. 환자가 단순 포진 구순염의 과거력이 있으면, 기계적 박피술 전 2~3일간 항바이러스제를 투여해야 한다. 시술에 대해 불안함을 느끼는 환자는 시술 당일에 진정제를 경구 투약 또는 근육 주사를 시행하면 도움이 된다.

기구/기술

피부 박피술은 수동 또는 전동으로 시행한다. 수동 피부 박피술은 기계적 박피술(dermasanding)로 알려져 있으며, 다양한 거칠기의 탄화 규소 사포를 이용해 피부를 박피한다. 사포는 철물점에서 구입하여 병원에서 소독을 하거나, 이미 소독되어 포장된 제품을 구입한다. 저렴한 대체 방법은 스크래치 패드를 소작기 팁에 끼워서 사용하는 방법이 있으며, 수술실에서 소독하여 사용한다. 스크래치 패드 표면의 마모력은 100 grit와 60 grit 강도의 사포를 사용한다. 스크래치 패드와 사포의 효과 및 이상적인 조직학적 깊이의 도달 유무는 차이가 없다.

사포와 패드를 의사가 손에 직접 잡고 사용하거나, 사용하기 편하도록 주사기 통이나 거즈에 싸서 사용한다. 사포와 패드는 피부에 적용하기 전에 식염수로 적셔야 한다. 사포는 거칠기가 다양하다[고운 사포(#400), 중간 사포(#220-320), 거친 사포(#180)]. 거친 사포는 더 큰 알갱이로 구성되어 있다. 고운 사포는 더 작은 알갱이로 구성되어 있으며, 공격적인 시술 후에 표면을 부드럽게 하는데 적합하다.

수동 박피술은 장점이 있다. 눈이나 입 주위와 같이 피부결을 곱게 하는데 적합하다. 또한 피가 튀거나 입자가 분무될 염려가 없다. 기계적인 도구를 사용할 때 종종 발생할 수 있는 민감한 부위(눈꺼풀, 홍순)가 기기에 말려드는 경우가 없다. 도구가 저렴하고 다루기 편하며, 사용하고 버리기 때문에 보관 절차가 필요하지 않다.

수동 피부 박피술의 유행에도 불구하고, 전동 피부 박피술 개발은 기술을 더욱 발전시켰으며 빠르고 손쉽게 넓은 피부 박피가 가능하였다. 도구를 전동화하고, 탈부착이 가능한 마모제 팁을 필요로 한다. 동력 구동식 기기는 Bell Handengine(Bell International), AEV-12 hand engine(Ellis Internationl), Osada Surgical Handpiece (Osada, Inc.)가 있다. 흔히 사용하는 마모제 팁은 다이아몬드 프레이즈, 와이어 브러쉬이다. 프레이즈는 다양한 길이와 굵기의 상업용 다이아몬드 파편이 덮힌 금속 원통이다. 와이어 브러쉬는 한 방향으로 기울어져 있는 가느다란 금속 와이어가 원통을 둘러싸며 튀어나와 있는 기구이다. 브러쉬는 좀더 공격적인 도구이며, 프레이즈보다 더 깊게 박피할 수 있다. 그러므로 와이어 브러쉬는 적절하고 동일한 상처를 내기 위해 세심한 주의가 필요하다.

치료 당일에 환자는 화장을 하거나 치료 부위에 장신구를 하지 않아야 한다. 환자는 바로 눕고, 치료 부위를 세척하며, 오일 · 화장품의 잔여물 · 선크림을 제거하기 위해 알코올을 이용하여 닦아낸다. 환자와 시술자는 눈 보호 장비를 착용해야 한다. 신경 차단, 국소 마취제 주사, 투메센트(tumescent) 마취, 냉각 마취를 시행한다. 피부는 클로르헥시딘을 이용하여 소독하며, 눈과 귀에 닿지 않도록 주의한다. 마지막으로, 시술 부위를 소독포로 덮는다. 전동 기기로 시술할 경우에 냉매 스프레이를 피부에 미리 뿌리는 전처치는 시술 부위를 단단하고 견고하게 한다.

치료할 때에 시술자의 비우세손(non-dominant hand)의 손가락 두 개 사이로 피부를 당긴다. 박피 기구를 시술자의 우세손(dominant hand)에 쥐고 피부에 접촉시킨다. 앞뒤로 일자로 움직이거나, 치료 부위에서 작은 원을 그리며 움직인다. 전동 다이아몬드 프레이즈를 사용하면 치료 부위에서 팁의 회전 방향과 수직으로 움직여야 한다. 와이어 브러쉬는 와이어가 비스듬히 돌출되어 있으며, 동일한 방향을 향하고 있다. 팁의 회전 방향이 와이어와 동일한 방향을 향할 경우에 덜 공격적으로 박피되며, 팁의 회전 방향이 반대 방향일 경우에 심하게 박피된다. 다이아몬드 프레이즈는 피부 위에서 브러쉬 회전 방향의 수직으로 움직인다. 모든 박피 도구는 점상 출혈이 관찰될 때 까지 시행해야 하며, 유두 진피까지 박피되었음을 의미한다. 점상 출혈이 발생한 부위는 부속기가 제거되고 흉터가 생기는 것을 방지하기 위해 더 이상 박피를 진행하면 안된다. 섬유 잔해가 관찰되면 그물 진피까지 손상되었음을 의미한다. 시술 과정 중에 혈액과 잔해물을 젖은 면조직 수건을 이용해 지속적으로 닦아 시술 부위를 깨끗하게 하고 시야가 확보되도록 해야 한다. 사포를 사용할 경우 피부에 남아있는 탄화 규소에 의한 색소성 문신을 만들지 않도록 반드시 닦아야 한다. 얼굴의 중앙부는 가장 마지막에 시행하여야 한다.

시술 후 처치

피부 박피가 끝나면 시술 부위 전체를 면 수건으로 부드럽게 닦아낸다. 이후에, lidocaine/epinephrine 으로 적신 거즈를 피부에 올려두면 시술 후 발생할 수 있는 따가움을 완화시킨다. 피가 많이 나는 부위는 최소 10분간 눌러준다. 치료 부위에 페트롤라툼 연고를 발라주거나, 반투과성 드레싱 제제나 마스크를 올려둔다. 처음 2~3일간, 환자는 드레싱 제제 교체를 위해 매일 내원하여야 한다. 드레싱제제 교체 과정은 다소 통증을 유발하거나, 국소 마취제가 필요할 수 있다. 처음 병원에 내원할 때에 감염 여부를 확인하고, 드레싱 제제를 교체하며, 상처 관리 방법을 교육하고, 시술 결과를 평가한다. 시술 3~4일 후에 환자는 집에서 상처를 개방시킨다. 치료 부위는 하루에 4회~6회 0.25% 아세틱 애시드로 부드럽게 닦아내며, 필요하면 젖은 면 솜을 이용한다. 아세틱 애시드는 항균 효과와 괴사 조직 제거를 위해 사용한다. 매번 닦아낸 후, 연고를 다시 발라주고 거즈로 드레싱한다. 환자에게 처음 몇 시간과 수일 동안 홍조와 부종이 심할 수 있다고 주지시킨다. 비스테로이드 항염증제(NSAIDs), 아이스 팩은 부종과 불편함을 완화시킨다. 회복이 시작되면서, 소양증이 생길 수 있으며 긁지 않도록 항히스타민제로 치료해야 한다. 시술 7일 후에 재상피화가 거의 완성되며, 연고 대신에 SPF 30+ 또는 물리적 자외선 차단제와 보습제를 사용한다.

환자에게 시술 부위에 생기는 홍반은 조직 재생이 일어나는 동안 약 2~4개월간 지속될 수 있다고 주지시킨다. 얼룩덜룩한 홍반이나 단단한 섬유성 결절은 비후성 반흔이 생길 수 있음을 의미한다. 시술 후 약 3~6개월은 철저한 자외선 차단이 중요하다.

부작용

기계적 박피술의 부작용은 감염, 흉터 형성, 착색, 여드름 악화, 비립종 발생이다. 여드름 악화와 비립종 형성은 가장 경미하고, 치료가 용이하다. 비립종은 피부 박피술에서 생기는 흔한 부작용이며, 시술 3~4주 후에 발생한다. 압출은 가장 쉽고 효과적인 치료 방법이다. 여드름은 적절한 약물로 치료할 수 있지만, 자극적이거나 각질을 벗겨내는 외용제는 완전한 재상피화가 이루어질 때까지 사용하면 안된다.

감염과 흉터 형성은 주의가 필요한 부작용이다. 시술 후의 추적 관찰은 부작용을 조기에 발견하고 치료할 수 있도록 한다. 감염 징후는 화농, 악취, 괴사와 농양이 포함된다. 감염이 의심되면, 세균 배양 결과에 따라 경험적 항생제를 적절히 단계적으로 줄여가며 투약해야 한다. 시술 첫 2~3주에 피부 경화, 얼룩덜룩한 홍반과 같은 흉터의 초기 징후가 관찰되면 높은 등급의 스테로이드 외용제로 치료해야 한다. 2~4개월간 홍반이 지속되고 단단한 결절이 만져질 경우에 비후성 반흔 또는 켈로이드가 생길 수 있다. 즉시 트리암시놀론 병변내 주사를 시행해야 한다. 과색소 침착이 관찰될 경우에 치료 3~4주 후부터 약 4~8주간 하이드로퀴논과 레티노이드를 함께 도포한다. 어두운 Fitzpatrick 광피부에서 저색소반이 발생할 수 있으며, 305 nm 엑시머 레이저(Harmon)으로 치료한다. 이때, 주변의 치료받지 않은 부위나 광노화 피부보다 시술 받은 부위가 더 밝아보이는 pseudohypopigmentation과 구별해야 한다. 자외선 차단은 박피 후에 피부 착색을 최소화하기 위해 가장 중요한 요소이다. 시술 후 영구적인 피부 색소 이상이 있는 환자는 위장 화장이 도움이 된다.

결과

경험이 풍부한 피부과 의사가 적절한 환자에게 피부 박피술을 시행하면 결과는 우수하다. 기계적 박피술은 얼굴 여드름 흉터 치료의 근본적인 치료 방법이다. 피부 박피술의 임상적, 조직적 효과는 잘 알려져 있다. 기계적 박피술 전 · 후 생검 결과에 의하면 기계적 박피술 후에 진피층의 콜라겐 밀도가 증가하고, 콜라겐 가닥이 피부 표면에 평행하게 배열되었다. 추가적인 연구를 통해 피부 박피술이 피부 진피층에서 1형 과 3형 콜라겐을 증가시키고, 탄력 섬유의 균질화를 유도한다는 사실이 증명되었다. 기계적 박피술은 조직병리 수준에서 trichloroacetic acid(TCA) 필링보다 효과가 있다. 박피성 프락셔널 레이저가 피부 박피술보다 안전하고 홍반이 미약하다는 주장이 있지만, 두 가지 시술 방법은 수술후 흉터 치료에 동일한 효과가 있다. 수동 피부 박피술과 전동 피부 박피술은 동일하게 수술 흉터를 줄이는데 효과적이라고 하지만, 수동 피부 박피술은 눈 주변이나 입 주변과 같은 좀더 예민한 부위에 더 적합하다. 전동 피부 박피술은 얼굴 전체 또는 사지처럼 넓은 부위 치료에 더 적합하다.

기계적 박피술을 너무 얇게 시술하면 효과가 낮으며, 너무 과도하게 시술할 경우에 흉터가 생길 수 있으므로 기술적으로 어려운 치료 방법이다. 피부과 및 성형외과 의사가 기계적 박피술을 시행하고 있다. 결과는 시술자 경험과 기술력에 따라 차이가 있으므로 시술을 독립적으로 시행하기 전에 능숙한 선배 의사에게 충분히 교육을 받을 필요가 있다.

미세 기계적 박피술

개요

미세 기계적 박피술(microdermabrasion)은 흔히 시행되는 피부 외과술이다. 2002년, 100만명이 넘는 환자가 미국에서 미세 기계적 박피술을 받았다. 미세 기계적 박피술은 레이저 치료의 꾸준한 증가에도 불구하고 매년 500,000명의 환자에게 실시한 미용 술기이다. 일반적인 박피술, 박피 레이저 치료 및 화학 박피술과 비교하면 미세 박피술은 신속 저렴하며, 비침습적이고, 위험도가 낮으므로 환자와 시술자에게 지속적인 인기를 얻고 있다.

1985년, 이탈리아 Molimed Engineering이 최초로 음압을 이용한 미세 기계적 박피술 장치를 제작하였다. 1988년, Monteleone은 얼굴 흉터 치료에 적용하였다. 1990년대 초반, 미국 식약청(FDA)이 미세 박피술 기기 사용을 허가하였으므로 장비 제조 및 사용이 급증하였다. 미세 기계적 박피술 장치는 피부과 의사 진료실 뿐 아니라 미용 피부 관리실에서도 일반적으로 사용되고 있으며, 미세 기계적 박피술은 미국에서 인기 있는 미용 시술에 해당한다.

병태생리학

미세 기계적 박피술은 표피의 표층을 제거한다. 치료는 연마 도구를 이용하여 표피를 벗겨 내고, 진공 장치를 이용하여 파편을 흡인한다. 경미한 피부 손상은 마모와 흡입에 의해 유발된다. 적절하게 장치를 설정하면 각질층, 과립층 및 유극층의 일부까지 박리할 수 있다. 피부 표면에 연마 장치가 통과할 때마다 약 10~15 μm의 표피가 제거된다. 두 번 통과하면 각질층이 제거되고, 4번 통과하면 과립층까지 부분적으로 제거된다. 미세 박피술은 일반적인 박피술의 경우처럼 표피 전체 제거를 위해 설계되거나 의도된 시술이 아니다. 미세 박피술과 일반적인 박피술은 일관되고 부드러우며 얼룩덜룩하지 않은 일정한 피부색의 피부 표면을 유도한다. 미세 박피술이 표피 일부만을 제거하는 것을 감안하면, 치료에 의해 생성된 상처는 얇고 거의 피가 나지 않는다. 따라서 상처 회복 과정은 일반적인 박피술에 비해 미미하게 나타난다.

미세 기계적 박피술의 생화학 및 조직학적 영향에 관하여 논란의 여지가 있다. 여러 연구에서 미세 박피술에 의한 생화학적 변화와 표피 구조의 일시적인 변화를 일관되게 보고하였지만, 이러한 변화의 지속성과 깊이는 제한적이다. 치료 직후에 장벽 기능이 개선된 각질층이 존재하므로 치료 이후에 피부가 부드럽거나, 탄력이 향상된 현상을 인지하게 된다. 그러나 이러한 변화는 치료 후 1~2주 정도만 지속된다. Karimipour 등은 치료 전과 치료 후 acetyl-coenzyme A(CoA) carboxylase와 β-Hydroxy β-methylglutaryl-CoA reductase가 안정된 수준이므로 피부 장벽 기능에 변화가 없다고 주장하였다. Tsai 및 Shim 등은 시술 직후의 피부 조직 검사를 통해 진피 상부의 부종 및 증가된 엘라스틴을 보고하였다. 일부 연구자는 연마제에 의한 현상이 아니며, 음압에 의한 효과라고 생각하지만 논란이 있다.

미세 기계적 박피술 이후에 콜라겐 종류, 밀도 및 형태 변화가 보고되었다. Hernandez-Perez와 Ibiett는 소수의 환자군에서 미세 기계적 박피술 후에 피부 섬유소 콜라겐, 엘라스틴 및 표피능(rete) 형성이 증가했다고 보고하였다. 그러나 다른 연구자는 콜라겐 생성 및 리모델링 관련 매개체 증가를 규명했지만, 피부의 구조적인 변화는 없다고 주장하였다. Karimipour 등은 미세 기계적 박피술에 의해 유도된 생화학적 변화를 조사하였다. 단일 미세 기계적 박피술 치료 후 AP-1과 NF-kB를 포함한 상처 치유 인자의 증가를 보고하였다. 또한 MMP, 콜라겐 및 세포외 기질 리모델링의 매개체 증가를 보고하였지만, 콜라겐 I형 및 III형의 증가는 없었다.

환자 선택 및 수술 전 고려 사항

미세 기계적 박피술은 건조하거나 거친 피부, 잔주름, 주름, 광손상, 색소 침착 및 여드름 흉터 치료에 사용된다. 매우 얕은 여드름 흉터를 얕게 박피시키면 롤링 또는 비대 흉터와 달리 개선될 가능성이 높다. 미세 기계적 박피술에 의한 여드름 흉터 치료 결과가 다양하므로 규칙적이고 반복적인 치료가 필요하다. 여드름 흉터는 미세 기계적 박피술, 화학 박피술 및 레이저 치료 또는 외용제를 이용한 미세 기계적 박피술의 병합 등을 시행하면 효과적이다(그림 6-4 및 6-5).

미세 기계적 박피술은 치료 후 과색소 침착의 위험이 낮기 때문에 Fitzpatrick 유형의 모든 환자에게 시술 할 수 있다. 그러나 Fitzpatrick IV~VI 유형은 색소 침착 가능성이 높기 때문에 주의가 필요하다. 현성 피부 감염, 켈로이드 병력, 최근 6~12 개월에 이소트레티노인 복용, 출혈 장애의 병력, 쾨브너 현상이 나타나는 피부 질환, 중증도 주사 또는 농포성 여드름, 자외선 차단제를 잘 사용하지 않는 환자는 미세 기계적 박피술을 피해야 한다.

헤르페스 구순염 병력이 있는 환자는 미세 기계적 박피술 전에 2~3일 동안 예방적 항바이러스 약물 치료가 필요하다. 환자는 치료 과정 중에 자외선 차단제를 반드시 사용해야 하며, 미세 기계적 박피술 2주전부터 화학 박피술, 제모 요법 등을 받지 않아야 하며, 치료 부위에 일광 노출을 피해야 한다.

장비

미세 기계적 박피술 장치의 두 가지 필수 기능은 음압과 박리이다. 음압은 피부와 연마 요소 사이에 단단한 접촉을 제공하고, 또한 피부 표면 입자 및 피부 잔재물을 흡입한다. 내용물은 기기의 폐기물 컨테이너로 배

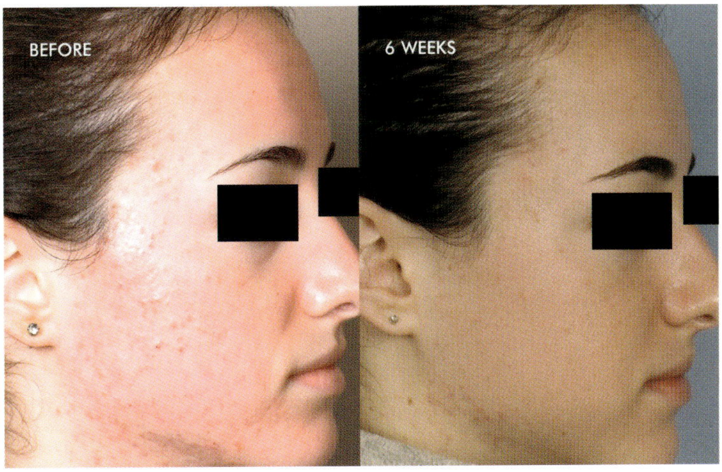

그림 6-4. 미세 기계적 박피술과 약물 주입 병합시술. SilkPeel 장치를 사용하여 미세 기계적 박피술 및 진피내 약물 주입을 여러 번 치료한 후에 여드름 및 여드름 흉터가 개선되었다 (6주).

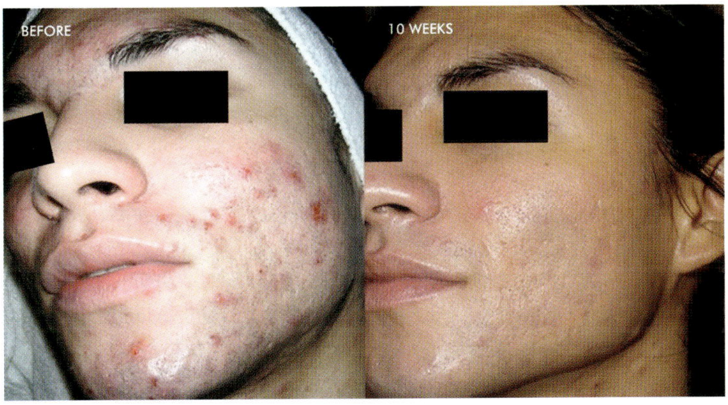

그림 6-5. 미세 기계적 박피술과 약물 주입 병합 시술. SilkPeel 장치를 사용하여 미세 기계적 박피술 및 진피내 약물 주입을 여러 번 치료한 후에 여드름 및 여드름 흉터가 개선되었다 (10주).

출된다. 사용되는 연마 요소는 두 가지로 분류된다. 크리스탈 결정체 또는 다이아몬드 팁 패드이다. 가장 일반적으로 사용되는 크리스탈 결정체는 100 μm 크기의 산화 알루미늄이다. 매우 단단하고 불용성의 산화 알루미늄 입자는 날카로운 다각의 모서리가 존재하므로 효과적인 연마제이다. 크리스탈 결정체는 피부를 가로 질러 날아가고, 음압을 통해 세포 파편과 함께 장치로 다시 흡입된다. UltraPeel Crystal 및 UltraPeel II(Mattioli Engineering), MegaPel Gold(DermaMed International) 및 ParisianPeel(Aesthetic Technologies)이 대표적인 장비이다. 결정체의 흐름과 음압은 상황에 따라 적절하게 조절 가능하며, 흐름을 느리게 하거나 음압을 약하게 하면 마모 정도가 낮아진다.

잔여 먼지 파편, 안구 자극과 같은 문제를 피하기 위해 크리스탈 결정체가 없는 장비 사용은 보편화되고 있다. 표면의 거친 정도를 조절한 다양한 다이아몬드 팁 패드를 장치에 부착하여 얕은 마모 수준을 얻어낼 수 있다. 팁 패드 부분은 사용 후에 멸균 처리로 재사용이 가능하다. 결정체가 없는 장치는 마모된 피부에 약물을 주입할 수 있다. 사용하는 약물은 상황에 따라 다르며, 색소 침착(하이드로퀴논, 코직산, 데카펩티드-12), 주사/여드름(에리스로마이신, 살리실산), 건조/거친 피부(글리세린, 히알루론산) 또는 광손상(비타민 C) 등을 타겟으로 활용한다. 이러한 술기를 진피주입(dermal infusion)이라고 하며, SilkPeel Dermalinfusion(Envy Medical)가 있다. 또한 MegaPeel EX(DermaMed International)를 사용하면 크리스탈 결정체 또는 다이아몬드 패드 방식을 모두 사용할 수 있다. 특정 회사에서 초음파 또는 발광 다이오드를 장착하였다.

술기

치료 당일에 환자는 시술 부위에 보석이나 액세서리를 착용하면 안된다. 치료 부위를 깨끗이 닦은 이후에 알코올을 사용하여 피부의 기름, 잔여 화장 또는 자외선 차단제를 제거해야 한다. 환자와 시술자는 눈 보호 장치를 착용해야 하며, 특히 크리스탈 결정체 시스템의 경우에 반드시 착용해야 한다. 안면부를 치료할 때에 치료 영역의 시야를 향상시키기 위해 환자는 헤어 밴드 또는 외과용 캡을 착용해야 한다. 마취는 필요하지 않으며, 환자는 바로 눕도록 한다.

시술을 시작하기 전에 신중하게 장치를 설정해야 한다. 크리스탈 결정체 시스템은 크리스탈 결정체의 유속이 빠르거나, 진공 압력이 높거나, 피부를 누르는 하향 압력이 높아지면 마모 깊이가 증가한다. 다이아몬드 패드 장치의 거친 그립 패드와 높은 진공 압력은 마모 깊이를 증가시킨다. 모든 장치에서 특정 영역을 반복적으로 통과하면 마모 깊이가 증가한다. 약물 주입은 상황에 따라 적절한 약물을 선택해야 한다.

치료 시에 시술자가 주로 사용하는 손의 반대 손을 이용하여 두 손가락으로 시술 부위의 피부를 당겨서 펴야 한다. 시술자가 주로 사용하는 손에 쥐고 있는 장치는 피부와 부드럽게 접촉해야 하며, 균일한 압력을 유지하고, 피부 긴장선(skin tension line)과 평행하게 천천히 통과해야 한다. 다이아몬드 패드 장치는 장치가 움직이지 않으면 박리 현상이 나타나지 않는다. 시술 부위는 두 번 통과하는 것이 적절하며, 두 번째 통과는 첫 번째 방향과 수직으로 이동해야 한다. 내측에서 시작하여 외측으로 이동하며 종료한다. 눈꺼풀과 점막 입술은 시술하면 안된다. 경미한 홍반은 충분한 치료를 의미하며, 통증(경미한 불편함 제외), 출혈, 점상 또는 자반이 발생하지 않아야 한다.

치료 후에 환자는 최소 2주 동안 적절한 자외선 차단이 필요하다. 치료 후에 며칠 동안 건조함, 발적 및 따끔거림이 지속될 수 있다. 일반적으로 6회 치료를 위해 2~4 주마다 1회 박피술을 시행하며, 유지 관리는 보다 긴 간격을 두고 시행한다. 특정 피부 상황(여드름 흉터)은 피부 개선을 위해 15회 이상의 치료가 필요하다.

결과

환자는 일반적으로 미세 기계적 박피술 결과에 매우 만족하며, 1회 치료 후에 피부 질감과 착색의 개선을 실감한다. 그러나 현저한 임상적 개선을 위해서 여러 번의 시술이 필요하다. 연구에 따르면 환자는 1주 간격으로 약 8회 치료 후에 잔주름 및 주름 감소를 인식하는 것으로 보고하였다. 태양에 의해 손상된 피부(흑자, 기미 잡티, 칙칙한 피부, 미세 주름 등)과 여드름 흉터 개선은 적어도 6회 치료 이후에 나타난다. 여드름 흉터는 미세 기계적 박피술과 외용제를 병합해야 한다. 미백 용액의 진피 주입을 병행하는 미세 기계적 박피술은 4번 치료만으로 염증성 색소 침착을 개선을 기대할 수 있다(그림 6-6).

여드름 흉터 개선을 위해서 일반적으로 여섯 번 이상의 시술이 필요하다. Tsai 등은 산화 알루미늄 결정 장치를 사용할 경우에 안면부에 발생한 모든 종류의 흉터 개선을 위해서 평균 약 9회의 치료가 필요하다고 보고하였다. 그러나 우수한 결과를 얻기 위해 여드름 흉터 환자는 평균 15 회 치료가 필요하며, 일부 환자는 40 회 치료가 필요하였다. El-Domyati 등은 8차례 치료 후에 기미, 여드름 흉터 및 튼살에서 미세 박피술의 임상 및 조직학적 영향을 조사하였다. 기미 환자군에서 색소는 경도~중등도의 개선이 관찰되었다. 조직학적으로 멜라닌화 과정이 감소되었고, 멜라노솜이 보다 규칙적으로 분포하였다. 표재성 홍반성 여드름 흉터 환자는 롤링, 아이스 픽 또는 박스카 흉터 환자에 비해 현저한 개선을 보였다. 조직학적으로 규칙적인 콜라겐

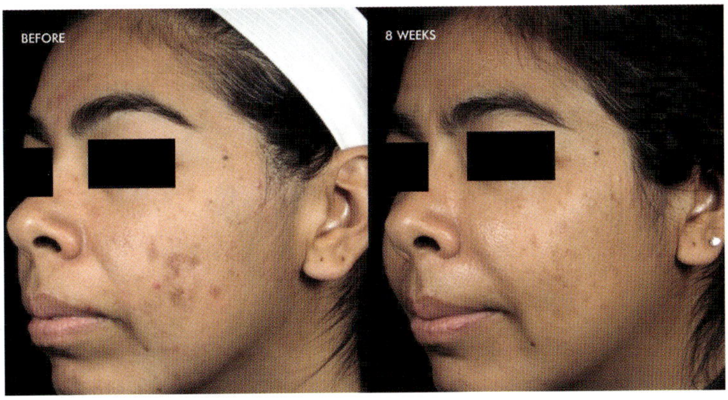

그림 6-6. 미세 기계적 박피술과 약물 주입을 병합한 결과. SilkPeel 장치를 사용하여 미세 기계적 박피술 및 진피내 약물 주입을 여러 번 치료한 후에 여드름 흉터 및 염증후 과색소 침착이 개선되었다(8주).

다발 배열과 콜라겐 밀도의 증가를 보였으나, 엘라스틴 섬유 밀도 및 배열은 변화가 없었다. 튼살 환자 군에서 홍반성 병소가 저색소 병변보다 호전되었다. 표피 두께는 통계적으로 유의한 차이가 없었으나, 규칙적인 콜라겐 섬유 다발의 배열과 콜라겐 밀도의 증가를 보였다.

미세 기계적 박피술과 화학 박피술 또는 레이저 요법과 병행하면 우수한 치료 결과를 제공한다. Lee 등은 595 nm 펄스 색소 레이저, 755 nm 알렉산드라이트 레이저와 미세 기계적 박피술의 병합이 모공 확장과 관련된 피부의 거칠기와 색소 병변을 개선한다고 보고하였다. 또 다른 연구자는 미세 기계적 박피술 치료와 살리실산 치료는 피부 콜라겐을 증가시키지만, 살리실산이 약간 우수하다고 주장하였다. 미세 기계적 박피술과 5% 레티노이드 병합 시술은 광손상 피부에서 미세 기계적 박피술 단독보다 더 현저한 호전을 나타냈으며, 미세 기계적 박피술 단독 및 미세 기계적 박피술과 박피술의 병합은 안전하였다.

참고 문헌

1. Lawrence N, Mandy S, Yarborough J. History of dermabrasion. *Dermatol Surg.* 2000;26(2):95–101.
2. Small R, Quema R. Microdermabrasion. In: *Dermatologic and Cosmetic Procedures in Office Practice.* Usatine RP, ed. Saunders, Philadelphia, PA. 2012, 274–85.
3. Harmon C, Thiele J. Dermabrasion for acne scars. In: *Acne Scars: Classification and Treatment.* Tosti A, De Padova MP, Beer K, eds. Boca Raton, FL: CRC Press, 2010, 42–8.
4. Kromayer E. Rotation instruments: A new technical procedure in dermatological small surgery. *Dermatol Z.* 1905;12:26.
5. Kromayer E. *Cosmetic Treatment of Skin Complaints.* New York: Oxford University Press, 1930. (English translation of the second German edition, 1929).
6. Iverson P. Surgical removal of traumatic tattoos of the face. *Plast Reconstr Surg.* 1947;2427–32.
7. McEvitt, WG. Treatment of acne pits by abrasion with sandpaper. *JAMA.* 1950;142:647–8.
8. Kurtin A. Corrective surgical planing of the skin. *Arch Dermatol Syphil.* 1953;68:389.
9. Burks J. *Wirebrush Surgery.* Springfield, IL: Charles C Thomas, 1955.
10. Burks J. Abrasive removal of scars. *South Med J.* 1955;48:452–9.
11. Yarborough J, Beeson WD, Beeson W, McCullough E. *Aesthetic Surgery of the Aging Face.* St Louis, Mo.: CV Mosby Co., 1986, 142–81.
12. Yarborough J. Ablation of facial scars by programmed dermabrasion. *J Dermatol Surg Oncol.* 1988; 33:14292–4.
13. Eming S. Biology of wound healing. In: *Dermatology.* 3rd ed. Bolognia JL, Jorizzo JL, Schaffer JV, eds. Elzevier, Philadelphia, PA. 2012, 2313–25.

14. Harmon C, Zelickson B, Roenigk R et al. Dermabrasive scar revision: Immunohistochemical and ultrastructural evaluation. *Dermatol Surg.* 1995;21503–8.
15. El–Domyati M, Attia S, Saleh F. Trichloracetic acid peeling versus dermabrasion: A histometric, immunohistochemical, and ultrastructural comparison. *Dermatol Surg.* 2004;30(2):179–88.
16. Monheit G, Chastain M. Chemical and mechanical skin resurfacing. In: *Dermatology.* 3rd ed. Bolognia JL, Jorizzo JL, Schaffer JV, eds. Elzevier, Philadelphia, PA. 2012, 2493–508.
17. Fulton J. Dermabrasion, chemabrasion, and laserabrasion: Historical perspectives, modern dermabrasion techniques, and future trends. *Dermatol Surg.* 1996;22(7):619–28.
18. Zisser M, Kaplan B, Moy R. Surgical pearl: Manual dermabrasion. *JAAD.* 1995;33(1):105–6.
19. Katz B, Oca A. A controlled study of the effectiveness of spot dermabrasion ("carabrasion") on the appearance of surgical scars. *J Am Acad Dermatol.* 1991;24:462–6.
20. Emsen I. Effect of dermasanding (manual dermabrasion) with sandpaper on appearance of both postsurgical and burn scars. *Aes Plast Surg.* 2007;31(5):608–11.
21. Emsen I. A different and cheap method: Sandpaper (manual dermasanding) in treatment of periorbital wrinkles. *J Craniofac Surg.* 2008;19(3):812–6.
22. Zaimi I, Romanzi A, Gherardini G. Tricks and tips for manual dermabrasion. *Dermatol Surg.* 2016;42(12):1393–4.
23. Landau M. Commentary on tricks and tips for manual dermabrasion. *Dermatol Surg.* 2016;42(12):1395.
24. Kidwell W, Apprey C, Messingham M. A comparison of histologic effectiveness and ultrastructural properties of the electrocautery scratch pad to sandpaper for manual dermabrasion. *Dermatol Surg.* 2008;34(9):1194–9.
25. Pavlidis L, Spyropolou G–A. A simple technique to perform manual dermabrasion with sandpaper. *Dermatol Surg.* 2012;38(12):2016–7.
26. Wilson J, Ayres S, Luikart R. Mixtures of fluorinated hydrocarbons as refridgerated aesthetic. *Arch Dermatol.* 1956;74:310–11.
27. Christophel J, Elm C, Edrizzi B. A randomized controlled trial of fractional laser therapy and dermabrasion for scar resurfacing. *Dermatol Surg.* 2012;38(4):595–602.
28. Poulos E, Taylor C, Solish N. Effectiveness of dermasanding on appearance of surgical scars: A prospective randomized blinded study. *Derm Surg.* 2002;48(6):897–900.
29. Gillard M, Wang T, Boyd C. Conventional diamond fraise versus manual spot dermabrasion with drywall sanding screen for scars from skin cancer surgery. *Arch Dermatol.* 2002;138(8):1035–9.
30. Nahm W, Rotunda A, Han K, Schmidt A, Moy R. Microdermabrasion for treatment of photoaging. In: *Photoaging.* Rigel D, Weiss R, Lim H, Dover J, eds. New York: Marcel Dekker, 2004, 95–110.
31. El–Domyati M, Hosam W, Abdel–Azim E, Abdel–Wahab H, Mohamed E. Microdermabrasion: A clinical, histometric, and histopathologic study. *J Cosmet Dermatol.* 2016;15(4):503–13.
32. Karimipour D, Kang S, Johnson T et al. Microdermabrasion: A molecular analysis following a single treatment. *J Am Acad Dermatol.* 2005;52:215–23.
33. Karimipour D, Karimipour G, Orringer J. Microdermabrasion: An evidence–based review. *Plast Reconstr Surg.* 2010;125(1):372–7.
34. Kirkland E, Hantash B. Microdermabrasion: Molecular mechanisms unraveled, part 1. *J Drugs Dermatol.* 2012;11(9):e2–9.
35. Kirkland E, Hantash B. Microdermabrasion: Molecular mechanisms unraveled, part 2. *J Drugs Dermatol.* 2012;11(9):e10–17.
36. Tsai R, Wang C, Chan H. Aluminum oxide crystal microdermabrasion: A new technique for treating facial scarring. *Dermatol Surg.* 1995;21:539–42.
37. Shim E, Barnette D, Hughes K, Greenway H. Microdermabrasion: A clinical and histopathologic study. *Dermatol Surg.* 2001;27:524–30.
38. Hernandez–Perez E, Ibiett E. Gross and microscopic findings in patients undergoing microdermabrasion for facial rejuvenation. *Dermatol Surg.* 2001;27(7):637–40.
39. Tan M, Spencer J, Pires LM, Amjeri J, Skover G. The evaluation of aluminum oxide cystal microdermabrasion for photodamage. *Dermatol Surg.* 2001;28:745–50.
40. Faghihi G, Fatemi–Tabaei S, Abtahi–Naeini B et al. The effectiveness of a 5% retinoic acid peel combined with microdermabrasion for facial photoaging: A randomized, double–blind, placebo–controlled clinical trial. *Dermatol Res Pract.* 2017;2017:8516527.

41. Abdel-Motaleb A, Abu-Dief E, Hussein M. Dermal morphological changes following salicylic acid peeling and microdermabrasion. *J Cosmet Dermatol.* 2017, 16(4):e9-e14.
42. Bhatia A, Hsu J, Hantash B. Combined topical delivery and dermalinfusion of decapeptide-12 accelerates resolution of post-inflammatory hyperpigmentation in skin of color. *J Drugs Dermatol.* 2014;13(1):84-5.
43. Lee S, Choi M, Zheng Z, Chung W, Kim Y, Cho S. Combination of 595-nm pulsed dye laser, long-pulsed 755-nm alexandrite laser, and microdermabrasion treatment for keratosis pilaris: Retrospective analysisof 26 Korean patients. *J Cosmet Laser Ther.* 2013;15(3):150-4.
44. Harmon CB, Thiele JJ. Dermabrasion for acne scars. In: *Acne Scars.* Tosti A, De Padova MP, Beer K, eds. London: Informa, 2009.

〈장자〉에 기록된 세계 최초의 dermabrasion을 소개한다.

중국의 영(郢)이라는 지역에 살고 있는 사람의 코끝에 파리 날개와 유사한 과색소침착이 있었다. 고민하던 끝에 그는 지역의 목수를 찾아가서 검댕을 없애달라고 부탁했다. 목수는 자귀(나무를 깍고 다듬는 연장)를 이용하여 깍아버렸다. 검댕은 없어지고 코는 조금도 상하지 않았다. 이후에 숙련된 기술이 있는 사람을 영 지방의 장인이라는 뜻으로 영장(郢匠)이라고 호칭하였다.

7

필러

핵심 내용

- 필러(filler)는 위축성 여드름 흉터 치료의 새로운 장을 열었다.
- 필러 특성(입자 크기, 가교 결합 정도)을 고려하여 다양한 흉터 종류에 적용한다.
- 히알루론산(hyaluronic acid)은 여드름 흉터 치료에 가장 흔히 사용하는 일시적인 필러이며, 흉터 직하부에 주입하여 치료한다.
- 칼슘 하이드록시아파타이트(calcium hydroxylapatite), 폴리-L-젖산(poly-L-lactic acid)은 반영구적 필러이며, 콜라겐 합성을 증가시킨다. 광범위한 피부 위축에 유용하게 사용한다.
- 벨라필(Bellafill)로 알려져 있는 폴리메칠메타크릴레이트[polymethylmethacrylate (PMMA)]는 여드름 흉터 치료에 승인된 유일한 제품이다. 소의 콜라겐(Bovine collagen)을 사용하므로, 피부 검사가 필요하다.
- 자가 지방 이식은 안면부의 볼륨 부족을 동반한 여드름 흉터에 유용하다.

여드름과 흉터의 영향

여드름은 사춘기 남녀의 80%가 경험하는 가장 흔한 염증성 피부 질환이다. 흉터를 대부분 남기게 되고, 성인까지 지속되기 때문에 심리적 스트레스를 유발한다. 화학 박피술(chemical peeling), 미세 니들링(microneedling) 등의 다양한 치료 방법이 사용되어 왔지만, 필러는 위축성 흉터, 둥근형 흉터(rolling scar), 박스카형 흉터(boxcar scar)에서 볼륨을 채워주는 흉터 치료의 새로운 분야를 개척하였다. 위축성 흉터 치료에 필러 효과가 규명되었고, 일부 연구에서 장기간 효과가 평가되었다.

본 장에서 위축성 흉터 치료에 사용되는 피부 필러, 지방 이식술 방법에 대해 기술하였다. 필러의 생화학적 특성과 임상 효과는 몇 가지 변수가 있다. 입자 크기, 고분자량 히알루론산과 저분자량 히알루론산 비율, 히알루론산 농도, 교차 결합 히알루론산과 비교차 결합 히알루론산 정도, 히알루론산 배열 · 점성, 젤의 응집력 · 경도 · 압축력 등 다양하다. 주사기 내부의 필러 주입시 점 · 탄성력이 증가하는 유동학적 특성도 영향을 미친다. 표 7.1 에 FDA에서 승인되어 미국에서 흔히 사용되고 있는 히알루론산(HA), 칼슘 하이드록시아파타이트(CaHA), 폴리-L-젖산(PLLA), 폴리메칠메타크릴레이트(PMMA) 필러를 소개하였다.

필러는 일시적 필러(HA), 2년이상 지속되는 반영구적 필러(CaHA, PLLA), 영구적 필러(PMMA)로 나뉘며, 자가 지방 이식은 또 하나의 방법이다. 환자의 피부 결손 위치, 피부 두께, 필러의 생화학적 특성을 고려하여 얼굴 부위와 흉터 형태에 따라 적절한 피부 필러를 사용해야 한다.

표 7-1. 미국 FDA 승인 제품

Filler Type	Compound	Approved Indications and Other Commonly Used Indications	Author Injection Depth	Syringe and Needle Size
Belotero (Merz Pharma, Greensboro, NC, USA) 22.5 mg/mL: particles are not "sized" and they are not broken apart into smaller particles	Cross-linked HA stabilized by butanediol-diglycidyl ether (BDDE); not completely hydrated in the syringe—will bind water and slightly expand within 24 hours	Temporarily smooth out and fill in moderate-to-severe facial wrinkles and nasolabial folds	Mid-to-deep dermis	1 mL and 30 Gauge 1/2 inch needle
Prevelle Silk (Genzyme Biosurgery, Cambridge, MA, USA) 5.5 mg/mL: particle size of 500 μm (Mentor Worldwide LLC, Santa Barbara, CA, USA, and Genzyme Corportation, Cambridge, MA, USA)	98% cross-linked HA with DVS—completely hydrated in syringe, will not expand after njection	Correction of moderate-to-severe facial wrinkles and folds (such as nasolabial folds). Lasting 4-6 months	Mid-to-deep dermis	1 mL and 30 G 1/2 inch needle
Restylane Silk (Galderma Laboratories, Forth Worth, TX, USA) 20 mg/mL: particle size of 50-220 μm 250,000 gel particles/mL HA	HA gel (20 mg/mL), cross-linked with BDDE, stabilized and suspended in phosphate-buffered saline at pH 7, with 0.3% lidocaine	Correction of moderate-to-severe facial wrinkles and folds (such as nasolabial folds, and for lip augmentation, perioral rhytids). Lasts up to 6 months	Mid-to-deep dermis for facial folds, submucosal for lips	1 mL and 30 G 1/2 inch needle
Restylane and Restylane L (Galderma Laboratories, Fort Worth, TX, USA) 20 mg/mL: particle size of ~ 259-300 μ m 100,000 gel particles/mL	1% cross-linked HA stabilized by BDDE—not completely hydrated in the syringe	Correction of moderate-to-severe facial wrinkles and folds (such as nasolabial folds and submucosal lip augmentation in patients over the age of 21 years). Infraorbital hallows "tear troughs," marionettes, and acne scars. Lasts up to 6-12 months	Subdermal	1 mL and 0.5 mL, and 29 G 1/2 inch needle
Restylane Lyft-L (Galderma Laboratories, L.P., Fort Worth, TX) 20 mg/mL: particle size of ~ 259-300 μm 100,000 gel particles/mL	1% cross-linked HA stabilized by BDDE—not completely hydrated in the syringe	Cheek augmentation and the correction of age-related midface contour deficiencies in patients over the age of 21 years. Also for the treatment of moderate-to-severe facial wrinkles and folds (such as nasolabial folds and smile lines). Last 6-12 months	Deep subdermal	1 and 2 mL, 27 G 1/2 inch needle
Restylane Refyne (Galderma Laboratories, Forth Worth, TX, USA) 20 mg/mL (manufactured using XpresHAn Technology)	HA with moderate lifting capacity. Sodium hyaluronate concentration of 20 mg/mL in phosphate-buffered saline at pH 7 and contains 3 mg/mL lidocaine hydrochloride	Correction of moderate-to-severe facial wrinkles and folds in patients over the age of 21 years. Lasts up to 12 months	Mid-to-deep dermis	30 G 1/2 inch needle

Filler Type	Compound	Approved Indications and Other Commonly Used Indications	Author Injection Depth	Syringe and Needle Size
Restylane Defyne (Galderma Laboratories, Fort Worth, TX, USA) 20 mg/mL (manufactured using XpresHAn Technology)	HA concentration of 20 mg/mL in phosphate-buffered saline at pH 7 and contain 3 mg/mL lidocaine hydrochloride (differs from Refyne based on more cross-linking and larger calibration size of grid used to extrude gel)	Correction of moderate-to-severe, deep facial wrinkles and folds in patients over the age of 21 years. Lasts up to 12 months	Mid-to-deep dermis	1 mL, 27 G 1/2 inch needle
Juvederm Ultra XC (Allergan, Irvine, CA, USA) 24 mg/mL: particles are not "sized" as they undergo Hylacross technology	9% cross-linked HA stabilized by BDDE (more homogeneous gel than Restylane and Perlane)—not completely hydrated in the syringe	Correction of moderate-to-severe facial wrinkles and folds (such as nasolabial folds). Lasts up to 12 months	Subdermal	1 mL, 0.4 mL, 30 G 1/2 inch needle
Juvederm Volbella XC (Allergan, Irvine, CA, USA) 15 mg/mL: particles are not "sized" as they undergo Vycross tecnhology	15 mg/mL mixture of low- and high-molecular-weight HA, which allows for efficiency cross-linking, resulting in highly cohesive gel and greater hardness w/w 0.3% lidocaine in a physiologic buffer	Improve lip volume and smooth lines around the mouth in adults over age 21 years. Can last for 1 year	Dermis Typical volume used for lips and perioral area is 2.6 mL	30 G 1/2 inch needle
Juvederm Vollure XC (Allergan, Irvine, CA, USA) 17.5 mg/mL: particles are not "sized" as they undergo Vycross tecnhology	17.5 mg/mL mixture of low- and high-molecular-weight HA, which allows for efficiency cross-linking, resulting in highly cohesive gel and greater hardness w/w 0.3% lidocaine in a physiologic buffer	Correction of moderate-to-severe facial wrinkles and folds (such as nasolabial folds). Lasts up to 18 months in people over 21 years of age	Mid-to-deep dermis	27 G 1 inch for lips, or fine wrinkles 30 G 1/2 inch needle
Juvederm Voluma XC (Allergan, Irvine, CA, USA) 20 mg/mL: particles are not "sized" as they undergo Vycross tecnhology	20-mg/mL mixture of low- and high-molecular-weight HA, which allows for efficiency cross-linking, resulting in highly cohesive gel and greater hardness w/w 0.3% lidocaine in a physiologic buffer	Deep (subcutaneous and/or supraperiosteal) injection for cheek augmentation to correct age-related volume deficit in the midface in adults over the age of 21 years. Lasts up to 2 years	Deep subcutaneous supraperiosteal,	1 mL, 25 G 1/2 inch needle, and 27 G 1/2 inch needle
Radiesse-Microsphere (Merz Aesthetics, Inc., Raleigh, NC), microspheres of calcium hydroxylapatite 20–45 μm, microporous with pores of 25–45 μm in size, combined with carboxymethylcellulose carrier gel, water, and glycerin	70% carrier gel, 30% is CaHA microspheres	Treatment of moderate-to-severe wrinkles and folds, and midfacial volumization, chin, prejowl sulcus, and jawline. Subdermal implantation for hand augmentation to correct volume in the dorsum of the hands. Lasts 12–18 months	Subdermal injection or supraperiosteal	1.5, 0.8, 0.3 mL, 27 G

(Continued)

Filler Type	Compound	Approved Indications and Other Commonly Used Indications	Author Injection Depth	Syringe and Needle Size
Sculptra Aesthetic (Galderma, Dallas, TX, USA) microspheres of PLLA 40–63 μm,: particle size 140,000, in a suspension of sodium carboxymethylcellulose and nonpyrogenic mannitol	Irregular product shape of PLLA as well as heavy molecular weight contributes to slow absorption. Sculptra comes as powder, and once reconstituted with 5–9 mL of sterile water, consists of 367.5 mg of poly–L–lactic acid per 5–9 mL	Use in shallow–to–deep nasolabial foldl contour deficiencies and other facial wrinkles such as HIV–related facial lipoatrophy. Lasts up to 25 months	Subcutaneous plane, supraperiosteal	25– or 26–gauge
Bellafill (SUNEVA, San Diego, CA, USA) PMMA microspheres 30–50 μm, in diameter	Injectable bovine collagen (sourced from calves) with non–resorbable PMMA microspheres, suspended in a water–based carrier gel composed of 3.5% bovine collagen, 92.6% buffered, isotonic water, 0.3% lidocaine hydrochloride, 2.7% phosphate buffer, 0.9% sodium chloride	Correction of nasolabial folds and moderate to–severe, atrophic, distensible facial acne scars on the check in patients over 21 years old. Lasts up to 5 years	Dermis. A prior skin test is required to check for hypersensitivity to bovine collagen	0.8 mL syringe, 26 G 1/2 inch needle
Silikon 1000 (Alcon, Fort Worth, TX, USA)	10 mL vial containing 8.5 mL purified silicone oil without preservatives	Indicated for use as a prolonged retinal tamponade in cases of complicated retinal detachment	Dermis	28 G, 1/2 inch needle

일시적 필러(temporary fillers)

1) 콜라겐(collagen)

초기 시술용으로 사용되었던 필러는 인간 혹은 소에서 추출한 콜라겐 섬유이다. Zyderm은 소에서 추출한 콜라겐 필러이다. Zyderm은 30~32게이지 바늘로 유두 진피에 주입하며, 표면에 드러난 주름에 효과가 좋다. Zyderm은 3~5개월 정도로 짧게 지속되므로 선호하지 않으며, 시술 전에 피부 검사가 필요하다. Cosmoderm, Cosmoplast는 인간 섬유세포(fibrocyte)로부터 추출한 콜라겐으로 만들어졌다. FDA 인증을 받은 필러 중에 인간 콜라겐을 함유한 유일한 제품이다. 항원 결정기(antigenic epitopes)를 포함하지 않기 때문에 피부 검사는 필요없다. 그러나 인체 기원 콜라겐 섬유로 치료받은 4% 환자에게 독감 등의 부작용이 보고되었으며, 리도카인에 알레르기 반응이 있으면 사용 금지! Cosmoderm은 유두 진피 표층에 주사하는 반면, Cosmoplast는 망상 진피층 중간~심부 부위에 주사한다. 또한 Cosmoderm은 사용시 식염수 희석과 과교정(overcorrection)이 필요하다.

Cosmoplast는 얼굴 선·입술 경계 부위에 좋은 효과를 보이며, Cosmoderm은 남아있는 미세한 얼굴 선 치료에 사용한다. 대부분의 시술자는 이러한 종류의 필러를 더 이상 사용하지 않는다. 여드름 흉터 치료에 상기 필러 사용을 권장하는 연구는 없다.

2) 히알루론산(hyaluronic acid)

히알루론산(HA) 필러는 글리코사미노글라이칸(glycosaminoglycan) 다당류로 구성된 일시적인 필러이다. HA 필러는 노화 얼굴에 볼륨감을 주는데 가장 흔히 사용된다. 비-동물성 합성 히알루론산은 주사용 HA 중에서 가장 흔히 사용되고 있으며, 세균(연쇄상 구균) 발효에 의해 생성된다. 한번 정제되면 중합체 사슬이 가교를 이루어 안정성을 갖는다. 교차 연결이 일어나는 과정에서 교차 연결 비율과 기술이 변수로 작용하여 단상(monophasic) 혹은 이상(biphasic) 속성이 결정되고, 주입 가능한 상태가 된다. HA와 교차 결합 중합체는 한번의 단계에서 섞이며 합성된다. 이들은 단상의 단일 강화된 필러이며, Juvederm Ultra XC, Juvederm Ultra Plus XC, Juvederm Volbella XC, Juvederm Vollure XC, Juvederm Voluma XC으로 명명한다. 초기 단계 이후에 다른 밀도의 HA가 추가되면, 고밀도 필러로 간주하는데, Belotero가 그 예이다. 교차 결합 HA가 특수 크기의 막으로 밀어 넣어지고 깨지면서 이상(biphasic) 속성을 가진 젤이 일정한 입자의 크기를 형성한다. 작은 크기의 입자는 Prevelle Silk와 Restylane Silk, 중간 크기의 입자는 Restylane, 큰 크기의 입자는 Restylane Lyft를 형성한다. 입자는 윤활제 역할을 하는 비교차 결합 HA에 붙어 있다. HA 농도가 같지만 교차 결합 정도가 다른 HA 젤을 추가하더라도 작은 입자 젤이 Restylane Silk, 큰 크기 젤이 Restylane Defyne을 형성한다. 따라서 주사용 필러의 가장 중요한 차이는 입자 크기이다!

대부분의 HA 젤은 코입술 주름과 같은 안면 주름 및 접힘 부위가 중등도~중증 상태에 있을 때 사용하도록 승인되었다. 일부 HA 젤은 중등도~중증의 얼굴 중앙 부분 볼륨 감소 교정이나 입술 확대술(lip augmentation)에 사용한다. HA 젤은 여드름 흉터 뿐만 아니라 관자놀이, 안와 하공, 턱선, 턱 볼륨 감소, 코 윤곽 등의 다양한 안면 시술에 활용된다(그림 7-1, 7-2).

일시적인 효과의 필러로 규정되어 있지만, HA 필러를 진피층 깊이 주사하면 섬유모세포를 자극하여 콜라겐 생성을 촉진시킨다는 사실이 밝혀졌으며, 부작용 없이 영구적인 장점이 있다. HA의 개별 분자가 분해될 때에 남은 분자는 기존보다 물과 더욱 많이 결합하여 마지막 분자가 분해될 때까지 필러 본래의 양과 용적이 지속된다

2016년, Goodman 및 Van Den Broek는 둥근형 흉터, 박스카형 흉터, 송곳형 흉터, 광범위한 위축성 흉터 등의 총 58개 흉터로 내원한 39세 여성에게 1.05 mL 용량의 HA 필러와 20 mg/mL 용량의 Juvederm

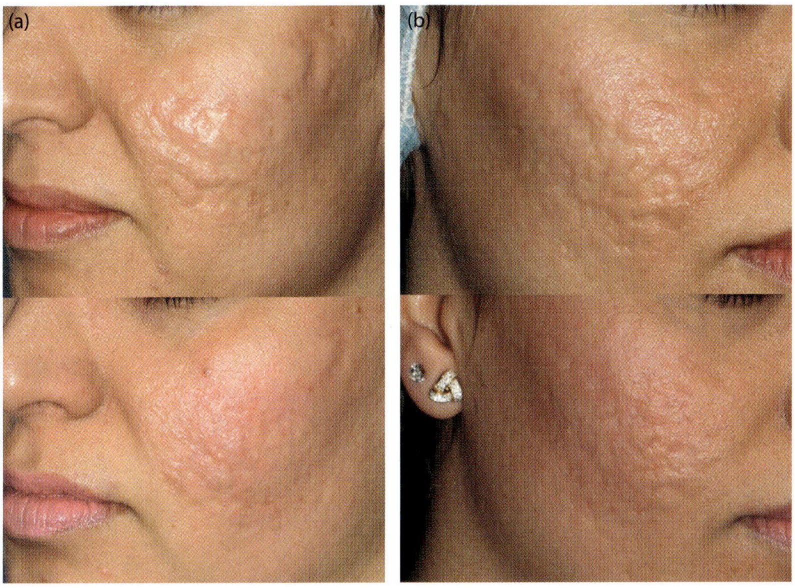

그림 7-1. 박스카형 흉터에서 시행한 프락셔널 CO2 laser 와 Belotero 치료. 전(상단)/ 후(하단), (a) 좌측, (b) 우측

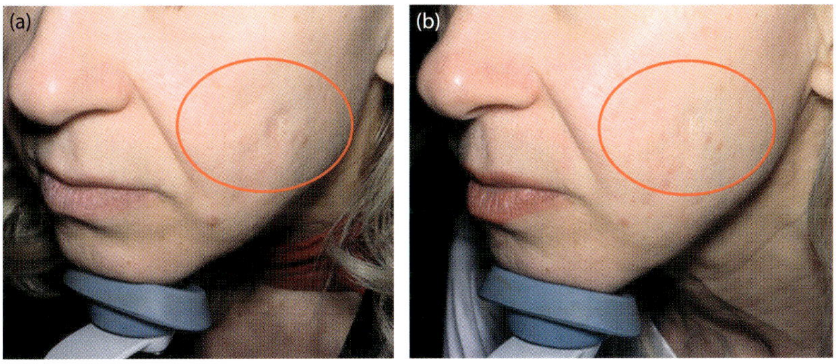

그림 7-2. 히알루론산 치료 전(a), 후(b)

Voluma를 주사하였다. 인슐린 주사기와 31게이지 바늘을 이용하여 90도 각도로 흉터의 심부 진피에 주사하였다. 주사한 바늘을 빼 올리면서 점점 용량을 줄여 약 0.02~0.04 mL를 주입하는 "타워 기법(Tower technique)" 을 적용하였다. 이 방법은 피부 표면 아래에 피라미드 기둥 형태를 만들어 피부 표면에 더 많은 용량을 주입할 수 있다. 이 과정을 2주 후에 반복하였다. 치료 한달 후에 위축성 흉터는 약 10개로 줄어들었고, 전체 위축성 흉터의 83% 정도가 감소하였다. 2016년, Goodman 및 Van Den Broek는 평균 48.8개의 위축성 흉터가 있는 5명의 환자에게 상기 치료를 시도하였다. 한달동안 2회 치료 시행 후에 흉터 갯수가 15.4개로 약 68% 감소하였다. 첫 내원시 흉터 교정을 위해 주입한 필러의 평균 용량은 1.144mL이고, 두번째 내원시 용량은 0.525mL이었다. Juvederm Voluma가 여드름에 의한 위축성 흉터의 일시적인 교정에 안정적이고 효과적인 치료제였다.

Fife의 종설에 따르면, PLLA나 CaHA와 같은 빈 공간에 볼륨을 채워주는 필러에 비하여 HA필러는 여드름 흉터 직하부에 주사하는 방법이 선호되며, 깊은 조직의 위축을 치료하는데 효과적이다. HA필러에 가장 잘 반응하는 여드름 흉터 종류는 잘 늘어나고 부드러운 광범위형, 둥근형 흉터이다. 여드름 흉터 아래에 섬유화가 진행된 경우에 필러가 불균일하게 주사되면 결절이 형성되거나 주변 조직으로 새어갈 가능성이 있기 때문에 주의해야 한다.

반영구적 필러(semi-permanent fillers)

1) 칼슘 수산화 인회석(calcium hydroxylapatite, CaHA)

칼슘 수산화 인회석(CaHA)은 우윳빛의 흰 색을 띠는 안면 삽입 물질(implant)이며, 두가지 요소로 이루어져있다: (1) 물, 글리세린, 카르복시메틸셀룰로오스 나트륨(sodium carboxymethylcellulose)을 함유하고 있는 수용성 젤 운반체(carrier), (2) 기질. 운반체가 소멸되면 CaHA 미소구체로 구성된 기질이 부족한 볼륨을 보강한다. 구멍이 없는 세라믹 CaHA와 미세 구멍이 있는 CaHA(구멍 크기가 10~500 μm로 변화되는 구조)가 골 유착을 유도한다. CaHA는 알레르기를 일으키지 않는 생체용 세라믹 물질로서, 뼈 · 치아에서 발견되는 주요 미네랄 구성 성분과 동일하다. 따라서 비-세라믹 CaHA 시멘트는 골 결손을 보강하는 재건술에 널리 사용된다. CaHA 안면 삽입 물질은 미세 구멍을 가지고 있다. 입자 크기는 20~45 μm, 구멍 크기는 2~5 μm로서 매우 작기 때문에 섬유혈관내 성장이나 뼈 형성을 촉진하지 않는다. CaHA를 피하 조직이나 골막에 주사한 후에 뼈 형성 등의 부작용이 보고된 사례는 없다. CaHA는 심부 진피와 진피하 부위에 주입하면 16~78주에 조직학적으로 콜라겐 신생을 촉진하였다.

CaHA는 중등도~중증 코입술 주름과 같은 안면 주름 교정용으로 허가되었다. 그러나 관자놀이와 안면 중간 부위 볼륨 감소, 턱선, 턱 확대술 등의 다양한 안면부 시술에 통상적으로 사용되고 있다. 입술 확대술(lip augmentation)에서 CaHA 필러는 금기이다. 입 둘레근(orbicularis oris muscle) 주위로 약물이 쉽게 이동하거나, 점막 육아종을 형성할 수 있기 때문이다.

Goldberg 등은 하나 이상의 접시형 여드름 흉터(saucerized acne scar)가 존재한 10명(18~60세)에게 CaHA로 치료하였다. 27 게이지 바늘을 이용하여 여드름 흉터의 중간~깊은 진피층에 필러를 주입하였다. 치료 시기마다 주입된 필러의 총 용량은 0.1~0.3 mL였으며, 치료 결과는 12개월 후에 시술을 하지 않은 의사가 평가하였다. 0.8 cc 주사기에 리도카인 0.1~0.2 cc를 첨가하여 약물을 희석하였다. 6명의 환자에서 50~75%, 3명은 75% 이상, 1명은 25~50%가 개선되었다. CaHA는 전반적인 생체 자극 특성, 제품의 장기간 지속력을 가지고 있기 때문에 일부 여드름 흉터의 효과적인 치료법으로 간주된다.

2) 폴리-L-젖산(poly-L-lactic acid, PLLA)

폴리-L-젖산(PLLA)은 생체에 적합하며, 생분해가 가능한 젖산의 합성 중합체이다. 2004년, 인간 면역 결핍 바이러스(HIV) 지방 위축증 환자에게 사용할 수 있도록 FDA가 승인하였다. 2009년, 코입술 주름 윤곽 결핍, 안면 주름과 같은 미용 분야에서 Sculptra Aesthetic이 승인되었다. PLLA는 덱스트로스(dextrose) 발효를 통해 만들어지고, 4~63 μm 입자 크기의 미세한 지방 친화성 물질이다. 1병에 PLLA 367.5 mg이 들어 있으며, 카르복시메틸셀룰로즈 나트륨(sodium carboxymethylcellulose)과 비발열성 만니톨(nonpyrogenic mannitol)이 포함되어 있다. 이를 7~8 cc의 정균 식염수와 1cc의 1% 리도카인으로 구성된 액체와 함께 조합한다. 이 과정은 주입 최소 2시간 전에 준비해야 하며, 하룻밤 전에 시행하면 이상적이다. 재조합 과정에서 멸균수 사용을 권장한다. 대부분의 의사는 함유된 방부제 성분이 주사 과정에서 통증을 덜 느끼게 해주기 때문에 정균 식염수를 사용한다. 2009년, Nest 및 Humble에 의하면 PLLA 주사 이후 피부 내에서 최대 2~3년까지 콜라겐과 진피의 두께를 증가시키는 것으로 나타났고, PLLA가 생체를 자극하여 볼륨을 채워주는 기능이 있었다. 다른 필러에 비하여 PLLA는 주입 후 즉각적인 효과는 없고, 주입 4~6주 후 자체적으로 형성되는 콜라겐에 의해 효과를 나타낸다. PLLA를 주입하기 좋은 부위는 코입술 주름, 뺨 내외측, 관자놀이이다. 코입술 주름과 뺨 내외측의 피하 평면으로 주입하며, 측두와(temporal fossa), 이상와(piriform fossa), 광대뼈(zygoma)의 골막 위로 주입한다.

다양한 길이의 25~26 게이지 바늘이 사용될 수 있다. 여드름 흉터의 외관에 현저한 영향을 주는 것은 깊은 조직의 위축이므로 HIV 관련 지방 위축증 교정에 사용되는 술기와 유사하게 Sculptra나 Radiesse를 위축된 부위에 넓게 주입한다. 입술, 목, 눈 주위, 손등 같은 부위는 PLLA 주입시 부작용(5 mm 이하 피하 구진) 발생률이 높기 때문에 사용하면 안된다. 과교정을 막기 위해 치료 간격을 최소 4주 이상으로 해야 한다. 치료 기간이 끝난 후 환자가 "5-5-5" 규칙을 지키는 것이 좋다. 치료 부위 마사지는 "5" 분간, 하루 "5" 회, "5" 일 동안 시행하는 것을 의미한다.

PLLA는 위축된 부위의 콜라겐 생성을 촉진하기 때문에 여드름 흉터 치료에 효과적이고, 주입 과정에서 스레딩/터널링(threading/tunneling) 방법을 적용하면 흉터를 감소시킨다(그림 7-3~7-5). 2007년, Beer는 약 10개~16개의 둥근형 흉터 또는 송곳형 흉터가 있는 16명의 환자(평균 연령 42.7±10.7세)를 대상으로 PLLA 치료를 1달 간격으로 총 7회 주사하였다. 초기 치료 동안 주입한 평균 양은 0.725 mL였으며, 그 후 6개월 추적 치료에서 0.45 mL를 주입하였다. 시술 2~48시간 전 PLLA를 4 ml 멸균수와 1 ml 리도카인에 1:10만 에피네프린 희석액을 섞어 재구성하였다. 시술시에 바늘을 함몰된 흉터 부위 아래의 깊은 진피로 삽입하고, 함몰된 흉터가 주변 피부 높이로 올라올 때까지 주입하였다. 시술 직후에 강한 마사지를 시행하여 피하 구진 발생을 예방하였고, 환자에게 "5-5-5" 규칙을 지키도록 하였다. 주입 한달 후에 피부 병변 숫자는 20.5% 감소하였고, 7회 치료시에 최대 46.4%까지 감소하였다. 여드름 흉터 크기 감소가 6회 치료 후에 정체기(plateau)에 도달하였다. 치료 시점마다 환자 만족도는 증가하였다(p=0.0899). 본 연구는 첫 치료 이후 단기간(6개월) 추적하였으나, PLLA가 수개월 이상 지속적으로 콜라겐 생성을 자극할 것이라고 추측하였다. 장기간 추적 관찰 결과가 없으므로 한계가 있다. 흉터의 최대 깊이는 3 mm였고, 넓

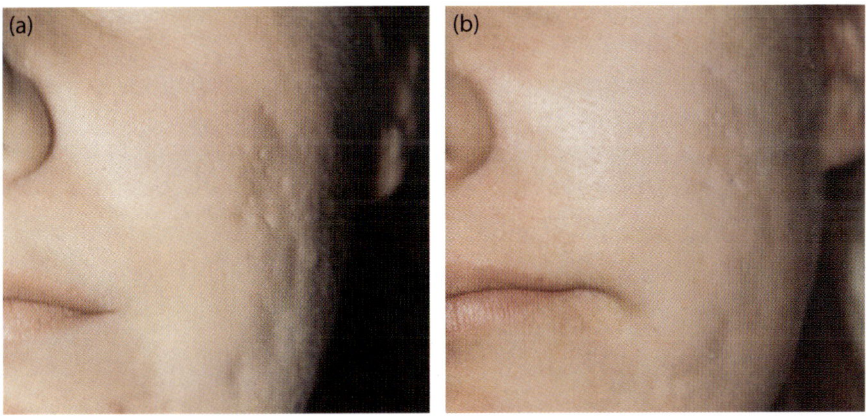

그림 7-3. 여드름 흉터 Sculptra 치료 전(a), 후(b)

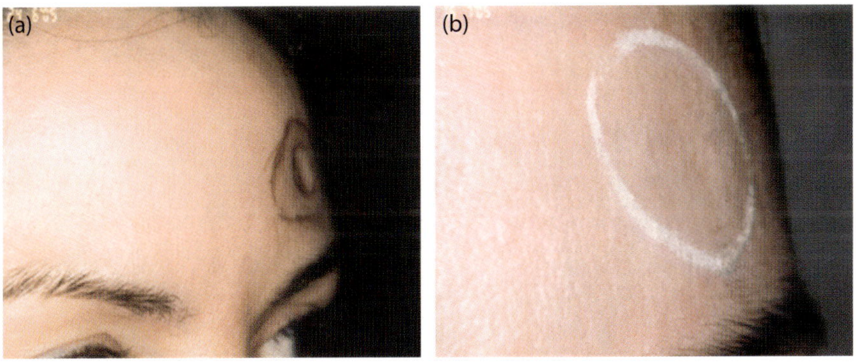

그림 7-4. 위축성 흉터 Sculptra 치료 전(a), 후(b)

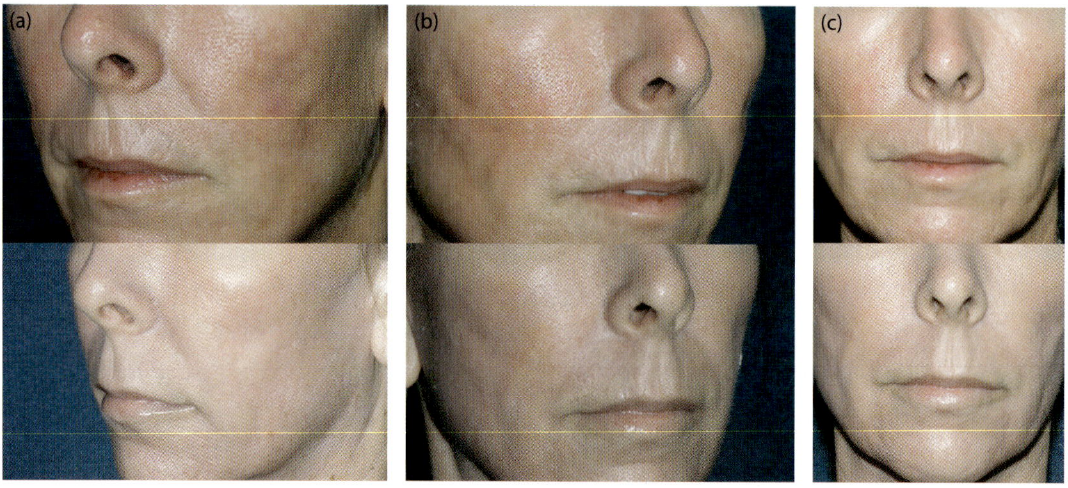

그림 7-5. 1회 프락셔널 CO_2 레이저/vBeam과 PLLA 2 바이알(vial) 치료 전(상단)/후(하단), (a) 좌측, (b) 우측, (c) 중앙

이는 깊이보다 컸다. 작은(1~2 mm) 송곳형 흉터는 95% 트리클로로아세트산(trichloracetic acid) 치료가 더 효과적이기 때문에 PLLA 사용을 권장하지 않는다.

2009년, Sadick 및 Palmisano는 1~3 mm 크기의 함몰이 동반된 중등도~중증의 깊은 여드름 흉터와 코입술 주름의 지방 위축이 존재하는 60세 백인 여성에게 PLLA 치료를 시행하였다. 이전에 CO_2 레이저, 피부 박피술(dermabrasion), 트리클로로아세트산 박피 등의 다양한 치료를 시도하였으나 효과가 거의 없었다. PLLA 주입은 4주에 1회로 총 7회 시행하였다. 시술 24시간 전 PLLA를 4~7 cc의 정균 식염수와 1% 리도카인을 혼합하여 재조합하였다. 눈주위의 얇은 피부에 시행할 때에 결절 발생 위험을 낮추기 위해 더 많은 양의 정균 식염수(6~8 cc)를 이용하여 PLLA를 희석하였다. 깊은 진피의 여드름 흉터는 덜 희석된 PLLA(총 5 cc)를 더 작은 바늘(26게이지)로 피부 직하부에 주입하였다. 흉터 바로 아래 주입하지만, 여러 개의 흉터가 있는 경우에 더 깊게 주사하였다. 각 흉터마다 어느 정도의 양을 주입했는지 명시하지 않았지만, 환자의 사진 이미지를 평가하여 주입 양을 결정하였다. 환자는 치료 6개월 이내에 여드름 흉터가 호전되었고, 14개월 후에 추가적인 치료를 시행하였다. 치료 부위의 경미한 부작용으로 주사 후 24~72시간 동안 부종과 멍이 있었으며, 7일 이내에 회복되었다(그림 7-6).

2009년, Sadove는 PLLA가 박스카형 위축성 흉터 진피층에 볼륨을 제공해주는데 효과가 있다고 보고하였다. Sadove의 증례 연구에서 중증 여드름에 의해 육안으로 관찰되는 진피 위축, 이영양성(dystrophic), 박스카형 흉터를 가진 두명의 여성(21세, 45세)에게 매 6주마다 총 3회 PLLA 주입을 시행하였다. 매 치료마다 시술 24시간 전에 5 mL의 멸균수를 이용해 재구성하였다. 시술 부위는 알코올로 닦아낸 후 1%의 리도카인-에피네프린 액을 30게이지 바늘로 주입하였다. PLLA를 깊은 진피층에 정교하게 주입하기 위하여 23게이지, 2인치 바늘을 사용하였다. 각 뺨에 PLLA 2 mL씩 치료당 총 4 mL를 주입하였다. 1 mL는 각 뺨의 흉터 아래층에 주입하여 함몰된 부위가 주변의 정상 피부 높이까지 상승할 때까지 주사했다. 나머지 1 mL는 피부 하부에 PLLA가 뭉쳐있는 현상을 막기 위해 레이어링 기법(layering technique)을 이용하여 진피/피하조직 경계 부위에서 움직이면서 주사했다. 레이어링 기법으로 주사 약물이 균일하게 퍼져나갔기 때문에, 연구자는 주사 후 마사지를 시행하지 않았고, 환자가 집에서 해당 부위를 문지르는 행동 및 마사지를 하지 않도록 했다. 21세 환자는 3년간, 45세 여성은 6년간 추적 관찰하였으며, 결절 · 구진과 같은 주사 약물에 의한 부작용은 없었다. 치료 효과를 평가하기 위해 사진 촬영과 신체 진찰을 시행했다. 치료 전후의 안면 윤곽과 피부색을 비교하였다. 21세 여성은 1년 후, 45세 여성은 4년 후에 우수한

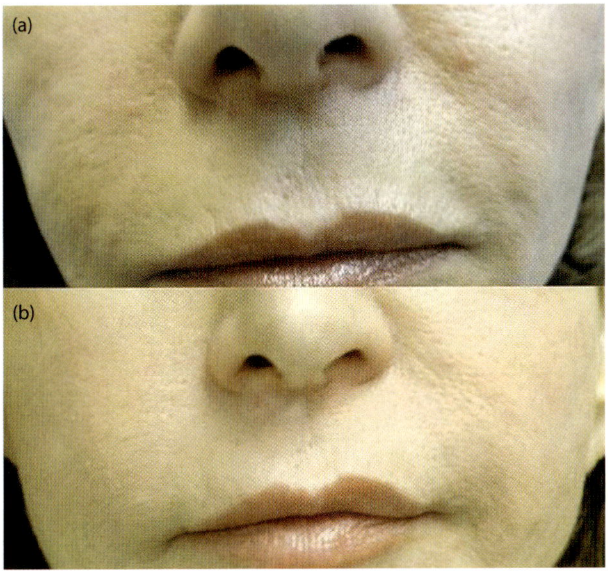

그림 7-6. 뺨, 코입술 주름의 여드름 흉터. PLLA 7회 주입 시행 전(a), 후(b)

결과가 나타났다.

영구적 필러(permanent Fillers)

1) 폴리메틸 메타크릴레이트[polymethylmethacrylate(PMMA)]

폴리메틸 메타크릴레이트(PMMA) 필러의 초기 개발 단계에서 작은 크기의 미소구체(microsphere)가 거대 세포 형성과 함께 이물질에 대한 염증 반응을 일으킨다는 사실을 발견했다. 30~50 μm의 큰 미소구체는 육아종 형성을 0.01% 이하로 의미있게 감소시켰으며, 이것을 이용하여 Artefill을 개발하였다. 2014년 Bellafill로 제품명이 바뀌었다. Artefill은 소 콜라겐 변성액 80%와 20% 비흡수성 PMMA 미소구체로 이루어져 있으며, 미소라인 교정용으로서 FDA 승인을 받았다. 2014년, Bellafill로 제품명이 바뀐 후에 중등도 이상의 위축성 여드름 흉터가 뺨에 발생하였을 때 사용할 수 있으며(21세 이상), FDA 승인을 받았다. Bellafill은 여드름 흉터 치료제로 승인된 유일한 피부 필러이다. 예전 연구에서 소 콜라겐에 대한 과민 반응 발생율이 3%로 보고되었기 때문에 주입 전에 피부 검사가 필요하다. 소 콜라겐을 함몰된 여드름 흉터 아래에 주입하면 볼륨이 증가하는 효과를 나타내며, PMMA 미소구체는 주변에 콜라겐 형성을 촉진시키는 기질 생성에 의해 장기간 결체 조직을 지지한다. 미소구체 크기가 크기 때문에 대식세포가 포식할수 없음으로 영구적으로 작용한다. Bellafill은 비가역적인 필러로 간주된다. 크기가 큰 미소구체는 피부가 얇은 부위(입술, 눈 주위)에는 적합하지 않다.

Joseph 등의 다기관 임상 연구에서 뺨에 중등도~중증의 위축성 팽창성 여드름 흉터를 가진 18세 이상의 성인(평균 연령 44.6세)을 대상으로 연구를 진행하였다. 함몰된 팽창성 둥근형 흉터를 가진 대상자 147명(남자 57명, 여자 90명)에게 치료를 시행했다. 송곳형, 박스카형 여드름 흉터는 치료 가능한 흉터에 포함되지 않았지만, 치료 부위에 함께 존재하는 경우가 있었다. 연구 등록 이전에 대상자는 임상 연구 참여 적합성을 확인하기 위해 소 콜라겐을 이용하여 피부 검사를 시행하였다. Bellafill을 이용하여 치료한 흉터의 평균 개수는 8.9개였으며, 흉터당 최초 주입된 약물 용량은 0.11 mL였고, 환자당 주입된 약물 용량은 0.93 mL였다. 82.5%의 환자에게 첫 주입 4주 후에 흉터당 평균 0.10 mL, 환자당 0.69 mL을 주입하였다. 일차 종결 시점은 맹검된 조사자가 첫 주사 6개월 후에 효과를 평가하는 시점이었다. 4점의 여드름 흉터 중등도 점수를 이용하여 치료 효과를 평가하였다. 치료를 시행한 흉터 중 최소 50% 이상의 병변에서 여드름 흉터 중등도 개선(2점)을 보일 때 치료 효과가 있다고 정의하였다. 일차 종결 시점에서 대상자 중 64.4%에서 치료 효과가 있었다(p=0.0005). 대상자는 첫 주입 후 12개월간 추적 관찰하고, Subject Global Aesthetic Improvement Scale 점수를 평가했을 때, 77% 이상에서 외모에 관하여 만족하였다(2015년).

Bellafill은 멸균된 0.8 mL 일회용 주사기와 함께 포장되어 있으며, 26게이지 바늘을 사용하여 심부 진피 또는 진피 하부의 경계 부위에 주입해야 한다. 첫 주입 2주 후에 재주입한다. 각 부위에 3.5 mL 이상의 용량은 아직까지 안전성 검증이 되지 않았다.

2) 실리콘(silicone)

불순물이 섞이지 않은 정제된 실리콘은 Silikon 1000으로 알려져 있다. Silikon 1000은 망막 박리증 치료용으로 FDA 승인을 받았으나, 인체면역 결핍 바이러스(HIV) 연관 지방 위축증에 오프라벨(off-label)로 사용된다. 과다 사용, 미네랄 오일에 의한 오염, 실리콘 주입에 의한 예상치 못한 합병증이 보고되었다. 방부제가 포함되지 않은 정제된 실리콘 8.5 mL가 포함된 10mL 제품이 사용되면서 적절한 양을 주입하면 육아종 형성 등의 부작용이 발생하지 않는다. 실리콘의 타 부위 확산을 예방하기 위하여 흉터 하부에 0.01 cc의 미세 방울 형태로 적은 양을 주사하며, 4~6주 간격을 두고 2~3회 반복 치료한다. 진피에 실리콘을 미세 방울 형태로 주입하였을 때, 섬유화가 일어나면서 연부 조직이 보강된다. 얕은 여드름 흉터를 가리기 위해서 멸균 및 정제된 의료용 액체 실리콘이 사용된다. 원하는 부위에 적은 양의 실리콘을 주입하기 위해서 Becton Dickinson 3/10 cc U-100 인슐린 주사기에 28게이지 바늘을 장착한 후에 주사한다. 0.5인치(12.7 mm) 길이의 미세 정맥 주사용 바늘을 사용하는 것이 좋다. 미세 방울은 2~5 mm 간격으로 배치되는 것이 좋다. 코입술 주름과 같은 작은 부위는 0.5 mL 이하로 주입해야 한다. 치료 후에는 실리콘 미세 방울 주변으로 섬유 조직 반응이 나타나기 때문에 1개월 이내에 추가 치료를 시행할 필요는 없다. 실리콘 주입 후에 나타나는 홍반과 부종은 흔한 부작용이지만, 대부분 수일 이내에 소실된다. 그 외에 실리콘에 의한 염증 반응(염증후 과색소 침착, 모세혈관 확장증)이 부작용으로 나타날 수 있다.

자가 지방 이식(autologous fat transfer)

1) 지방 조직(adipose tissue)

자가 지방 이식은 1900년대 초반부터 시작되었으며, 얼굴 주름 개선에 도움이 된다고 보고되어 왔으나, 장기적인 효과에 대한 결과는 다양하게 나타났다. 1950년, Peer는 자가 지방 이식 1년 후에 이식된 지방의 45%가 감소한다고 보고하였으며, 지방 조직을 이식할 부위의 혈액 공급이 중요성을 증명하였다. 1970년대 지방 흡입술(liposuction)이 도입되면서 얼굴의 미모 개선을 위하여 지방 이식 시술을 받는 환자가 증가하였다. 지방 흡입술을 시행하는 과정에서 끝이 뭉툭한 미세캐뉼라(blunt-tipped microcannula)를 이용하여 지방을 인체내 여러 부위에서 추출할 수 있다. 안면부는 이식 과정에서 재흡수가 될 수 있기 때문에 30~50% 정도 과교정을 권장한다. 또한 일부 저자들은 이식된 지방의 혈액 공급을 원활하게 하기 위해 목표 부위의 근육에 지방 주입을 권장하기도 한다. 생검 조직에 의하면 염증 반응이 섬유조직 형성을 일으키기 때문에 염증 반응이 볼륨 회복 과정에 도움이 될 수 있음을 뒷받침한다. 중증 여드름에 의한 여드름 흉터는 피부를 잡아당겨 안면 중간부의 볼륨 감소를 일으킨다. 따라서 여드름 흉터에서 지방 이식은 더 많은 볼륨 증가를 위해 사용한다.

결론

다양한 종류의 필러를 이용하여 여드름 흉터 치료를 시행한다(표7-1). HA 필러는 여드름 흉터 직하부에 즉시 주사할 수 있으며, PLLA나 CaHA와 같은 볼륨을 채워주는 필러는 광범위한 진피 위축을 치료하기 위해 넓게 퍼지는 방법으로 주사한다. 여드름에 의한 흉터는 여러가지 흉터가 존재하므로, 다양한 필러들이 개발되고 있다. FDA 승인을 받은 얼굴 여드름 흉터(중등도) 치료용 필러는 Bellafill 이다. 여드름 흉터 치료에 다양한 필러가 보편적으로 사용되고 있기 때문에 향후 연구 결과에 따라 여드름 흉터 치료를 위한 비영구적인 필러가 승인될 예정이다.

참고 문헌

1. Dréno B. Recent data on epidemiology of acne. *Ann Dermatol Venereol.* 2010;137(Suppl. 02):S49–51.
2. Narins RS, Bowman PH. Injectable skin fillers. *Clin Plast Surg.* 2005;32(2):151–62.
3. Gold MH. Use of hyaluronic acid fillers for the treatment of the aging face. *Clin Interv Aging.* 2007;2:369–76.
4. Wang F, Garza LA, Kang S et al. In vivo stimulation of de novo collagen production caused by cross-linked hyaluronic acid dermal filler injections in photodamaged human skin. *Arch Dermatol.* 2007;143:155–63.
5. Goodman GJ, Van Den Broek A. The modified tower vertical filler technique for the treatment of postacne scarring. *Australas J Dermatol.* 2016;57(1):19–23.
6. Fife D. Practical evaluation and management of atrophic acne scars: Tips for the general dermatologist. *J Clin Aesthet Dermatol.* 2011;4(8):50–7.
7. Marmur ES, Phelps R, Goldberg DJ. Clinical, histologic and electron microscopic findings after injection of a calcium hydroxylapatite filler. *J Cosmet Laser Ther.* 2004;6(4):223–6.
8. Tzikas TL. Evaluation of the Radiance FN soft tissue filler for facial soft tissue augmentation. *Arch Facial Plast Surg.* 2004;4(6):234–9.
9. Solish N. Calcium Hydroxylapatite With Integral Lidocaine Provides Improved Pain Control for the Correction of Nasolabial Folds. *J Drugs Dermatol.* 2016;15:8.
10. Goldberg DJ, Amin S, Hussain M. Acne scar correction using calcium hydroxylapatite in a carrier-based gel. *J Cosmet Laser Ther.* 2006;8:134–6.
11. Jacovella PF. Use of calcium hydroxylapatite (Radiesse) for facial augmentation. *Clin Interv Aging.* 2008;3(1):161–74.
12. Lorenc ZP, Greene T, Gottschalk RW. Injectable poly-L-lactic acid: Understanding its use in the current era. *J Drugs Dermatol.* 2016;15(6):759–62.
13. Attenello NH, Maas CS. Injectable fillers: Review of material and properties. *Facial Plast Surg.* 2015;31(1):29–34.
14. Mest DR, Humble GM. Duration of correction for human immunodeficiency virus-associated lipoatrophy after retreatment with injectable poly-L-lactic acid. *Aesthetic Plast Surg.* 2009;33:654–6.
15. Greco TM, Antunes MB, Yellin SA. Injectable fillers for volume replacement in the aging face. *Facial Plast Surg.* 2012;28(1):8–20.
16. Sadick NS, Palmisano L. Case study involving use of injectable poly-L-lactic acid (PLLA) for acne scars. *J Dermatolog Treat.* 2009;20(5):302–7.
17. Lowe NJ. Dispelling the myth: Appropriate use of poly-L-lactic acid and clinical considerations. *J Eur Acad Dermatol Venereol.* 2006;20(Suppl 1):2–6.
18. Beer K. A Single-center, open-label study on the use of injectable poly-L-lactic acid for the treatment of moderate to severe scarring from acne or varicella. *Dermatol Surg.* 2007;33:S159–67.
19. Sadove R. Injectable poly-L-lactic acid: A novel sculpting agent for the treatment of dermal fat atrophy after severe acne. *Aesthetic Plast Surg.* 2009;33(1):113–6.
20. Haneke E. Polymethyl methacrylate microspheres in collagen. *Semin Cutan Med Surg.* 2004;23(4):227–32.
21. Joseph JH, Eaton LL, Cohen SR. Current concepts in the use of Bellafill. *Plast reconstr Surg.* 2015;136(5 Suppl):171S–9S.

22. Bellafill for acne scars. *Med Lett Drugs Ther.* 2015;57(1471):93–4.
23. Benedetto AV, Lewis AT. Injecting 1000 centistoke liquid silicone with ease and precision. *Dermatol Surg.* 2003;29(3):211–4.
24. Jatana KR, Smith SP Jr. The scientific basis for lipotransfer: Is it the ideal filler? *Facial Plast Surg Clin North Am.* 2008;16(4):443–8, vi–vii.
25. Coleman SR. Structural fat grafting: More than a permanent filler. *Plast Reconstr Surg.* 2006;118(3, Suppl.):108S–20S.
26. Peer LA. Loss of weight and volume in human fat grafts: With postulation of a "cell survival theory." *Plast Reconstr Surg.* 1950;5:217–30.
27. Ali MJ, Ende K, Maas CS. Perioral rejuvenation and lip augmentation. *Facial Plast Surg Clin North Am.* 2007;15(4):491–500, vii.
28. Goodman GJ. Post acne scarring: A review. *Journal of Cosmetic and Laser Therapy.* 2003;5(2):77–95.

8

피부 니들링(침)

핵심 내용

- 피부 니들링(skin needling)은 피부의 콜라겐 생성을 유도하여 함몰된 여드름 흉터 개선에 효과적인 치료 방법이다.
- 피부 니들링에 의한 피부 손상은 상부 진피에서 새로운 콜라겐(collagen)과 엘라스틴(elastin)의 생성을 촉진하는 성장 인자(growth factor) 분비를 유도한다
- 조직의 콜라겐 생성 반응, 얻고자 하는 치료 결과에 따라 치료 횟수에 차이가 있으나, 2~6회의 치료가 필요하다.

개요

피부 니들링은 콜라겐 생성 유도에 의해 함몰된 여드름 흉터, 주름 개선, 튼살에 효과가 있다. 치료 방법은 피부 롤러(roller)를 이용하며, 여러 개의 작은 바늘 구멍을 유발하여 진피에 상처를 일으키는 시술이다. 이러한 피부 손상은 상부 진피에서 새로운 콜라겐과 엘라스틴 생성을 촉진하는 성장 인자 분비를 유도한다. 피부 니들링은 정상 표피의 제거없이 진피에만 손상을 일으킨다.

역사

1994년, Simonin은 Baran' s Cosmetic Dermatology에 연구 결과를 발표하였으나, ERP (electroridopuncture)의 획기적인 치료법은 의료계에 널리 알려지지 못하였다. 1995년, Orentreich는 수축된 흉터와 주름 아래의 결체 조직 생성을 촉진하기 위한 방법으로 'submission' 이라는 방법을 발표하였다. Fernandes는 윗 입술의 주름을 치료하기 위해 15게이지 바늘을 이용하여 주름 아래에 피부 표면과 평행한 여러 방향의 터널링(tunneling) 방법을 사용하였다. 1997년, Camirand 및 Doucet은 얼굴의 저색소성 흉터가 발생한 환자에게 피부색의 문신을 이용한 치료 경험을 기술하였다. 1~2년 후에 색소가 오랫동안 지속되었지만, 해당 부위는 멜라닌으로 대체되어 흉터의 촉감 · 모양 · 색조가 호전되었다. 문신 기계를 이용하여 흉터를 뚫는 방법은 흉터 호전 및 색소 재침착에 도움이 된다고 생각하였다. PCI(percutaneous collagen induction)는 피부 손상에 대한 자연적인 반응이며, 상처가 매우 작거나 피하 지방층에 가해져도 일어나게 된다. 흉터에 문신 기계를 이용하여 색소없이 구멍을 유도하면 흉터의 콜라겐 조직을 파괴하여 콜라겐 재배열과 멜라닌 생성을 촉진한다고 주장하였다.

Fernandes 등은 심부 진피에서 표면까지 엘라스틴 섬유 생성을 촉진하기 위해서 바늘이 상대적으로 깊게 삽입되고, 일정한 간격으로 미세 바늘이 존재하는 롤링 원통형의 특수한 도구를 이용하여 실험했다.

병태생리

PCI는 피부 상처에 의한 자연적인 반응을 유도하며, 상처가 매우 작거나 피하 지방층에 가해져도 나타난다. 바늘 삽입은 상처 치유 과정을 촉진하며, 3단계 반응으로 구분한다.

1단계: 상처 직후에 염증 반응이 시작된다. 혈소판이 활성화되어 화학주성 인자(chemotactic factor)를 분비하고, 혈소판 · 백혈구 · 섬유모세포 침윤을 유발한다. 트롬빈과 콜라겐에 노출되면 혈소판이 활성화된 후에 다양한 사이토카인이 분비된다. 이 과정은 상처 부위에 섬유모세포를 모이게 하는 중요한 인자(섬유모세포 성장 인자[fibroblast growth factor(FGF)], 혈소판 유래 성장 인자[platelet-derived growth factor(PDGF)], 형질 전환 성장 인자 알파[transforming growth factor-α(TGF-α)], 형질 전환 성장 인자 베타(TGF-β), 결체 조직 활성 펩타이드 3(connective tissue-α ctivating peptide III), 호중구 활성 펩타이드(neutrophil-α ctivating peptide)]에 의해 복합적으로 일어난다.

2단계: 피부 니들링 시행 5일 이후에 호중구가 단핵구로 대체된다. 단핵구는 세포 조각을 없애고, PDGF, FGF, TGF-α , TGF-β를 포함한 소수의 성장 인자를 분비한다. 섬유모세포 이동과 증식, 세포외 기질의 조절을 촉진한다. 이 과정에서 주요한 역할을 하는 각질형성세포는 모양이 변하고 기저막의 틈을 덮을 수 있도록 이동 가능한 상태가 되며, 라미닌(laminin), 콜라겐 4형, 콜라겐 7형과 같은 기저막을 재구성하기 위해 필요한 구성 요소를 생성하다. PCI 후 하루~이틀이 경과하면, 각질형성세포는 상처를 채우기 보다 표피를 두껍게 하기 위해 증식한다. PCI 직후에 혈관 파괴에 의해 어느 정도의 저산소증이 생긴다. 저산소로 유발된 긴장은 섬유모세포가 더 많은 TGF-β, PDGF, 내피 성장 인자[endothelial growth factor(EGF)]를 분비하도록 자극한다. 전아교질 mRNA(procollagen messenger ribonucleic acid)는 상향 조절되지만, 콜라겐 생성은 산소가 필요한 과정이기 때문에 혈관 재생(revascularization)이 일어난 후에 나타날 수 있다. Prevascularization은 니들링 후에 일어난다. TGF-β는 상처 유발 48시간 후에 섬유모세포를 상처 내부로 이동시키는 역할을 담당한다. 콜라겐 1형, 콜라겐 3형, 엘라스틴, 글라이코사미노글리칸(glycosaminoglycan), 프로테오글리칸(proteoglycan) 생성을 촉진하는 강력한 화학 주성 인자이다. 콜라겐 3형은 초기 상처 치유 단계에서 가장 주된 형태이며, 상처 발생 후 5~7일 째에 가장 증가한다. 콜라겐은 표피 기저층 바로 아래의 상부 진피에 위치하게 된다. 피부 니들링에 의한 상처는 피부 부속기보다 더 깊게 유발되지만, 표피의 상처는 단순한 틈이기 때문에 근섬유모세포(mycofibroblast)의 상처 수축은 회복 과정에서 중요한 역할을 하지 않을 것으로 생각된다. 단백질, 효소가 섬유조직형성(fibroplasia)과 혈관생성(angiogenesis)에 중요한 역할을 한다. 무산소 환경, TGF-β, FGF, 그 외 다른 성장 인자는 혈관 생성에 중요한 역할을 한다. 섬유모세포는 인슐린 유사 성장 인자(insulin-like growth factor)를 분비하며, 이는 섬유모세포 자체와 내피 세포(endothelial cell), 혈관 신생(neovascularization)에 중요한 역할을 담당한다. 인테그린(integrin)은 섬유모세포, 내피 세포, 각질형성세포의 상호 작용을 촉진한다.

3단계: 섬유모세포에 의해 조절되는 조직 재형성 과정은 상처 이후에 수개월간 지속된다. 콜라겐 3형이 표피 기저층 직하부의 상부 진피에 위치하며, 점진적으로 콜라겐 1형이 이를 대체한다. 기질 금속단백 분해효소[matrix metalloproteinases(MMPs 1,2,3)]가 이 과정에서 필수적이다.

시술 방법

준비 단계

환자는 알파 및 오메가 히드록시산(hydroxy acid)을 함유한 도포제를 사용하며, 오메가 히드록시산은 피부 니들링 시술 3주 전부터 사용한다. 각질층(stratum corneum)이 거친 경우에 소량의 2.5~5% 트리클로로아세트산[trichloroacetic acid(TCA)]을 이용한 필링은 도움이 되며, 콜라겐 신생(neocollagenesis)을 촉진시킨다.

치료 단계

얼굴 피부를 소독하고, 국소 마취제 도포 후에 60분간 대기한다. 이후에 니들링 도구를 치료 부위에 4회 및 4가지의 서로 다른 방향[수평, 수직, 대각선(좌, 우)]으로 시술한다.

환자에게 사용하는 도구는 1.5~2 mm 길이의 바늘이 장착된 기구이며, 치료 부위에 빠르고 균일한 출혈을 일으킨다. 가정용 및 전문가용으로 사용하는 다양한 바늘 길이, 직경, 바늘 개수의 피부 롤러(roller) 제품이 시중에 판매되므로 사용자에게 혼란을 일으킬 수 있다. 반복적인 시술을 통해 적은 바늘 수로도 진피에 많은 상처를 낼 수 있으므로 롤러의 바늘 개수는 치료에 영향을 적게 미친다. 바늘의 직경은 새로운 흉터를 만들지 않으면서 진피 손상을 최대로 유발하는 것이 목표이기 때문에 가장 중요한 요인이다. 0.25 mm의 바늘 직경은 피부에 새로운 흉터를 일으키기 않으면서 사용할 수 있는 최대 직경이다. 더 작은 직경의 바늘도 사용하지만, 진피 손상을 최대화하지 못하므로 치료 결과를 확인하는데 더 많은 시간이 필요하다. 바늘의 길이 또한 중요한 요인이다. 니들링을 할 때 상부 진피의 중간 망상 진피층(intermediate reticular dermis)라고 불리는 층이 목표가 된다. 이 곳에 새로운 콜라겐을 생성할 수 있는 가장 많은 수의 줄기 세포가 존재한다. 표피는 0.05 mm 두께(눈꺼풀) 및 1.5 mm 두께(발꿈치)에 이르기까지 다양한 두께를 갖는다. 얼굴의 표피층(눈꺼풀 제외)은 0.3~1 mm의 두께를 가지므로, 0.75~2 mm 길이의 바늘은 중간 망상 진피층에 도달한다. 따라서 사용되는 바늘은 1.5 mm 길이 및 0.25 mm 직경을 가져야 한다. 도구를 지나치게 세게 누를 필요는 없으며(눈꺼풀 · 입술 사용 금지), 바늘은 흉터 조직에 0.1~1.3 mm 정도 뚫고 들어가게 된다.

롤링 과정은 적당한 압력으로 4회, 4개의 다른 방향[수평, 수직, 대각선(좌, 우)]으로 움직여 진행한다. 이 과정을 통해 1 cm^2당 250~300개의 작은 구멍을 만든다. 미세 바늘은 표피를 뚫고 들어가지만, 표피를 제거하지 않기 때문에 빠른 속도로 회복된다[(그림 8-1)].

자동 니들링은 전체 표면에 균일한 압력을 전달하므로 콜라겐과 엘라스틴 재형성에 효과적이다. 바늘이 롤러에 장착되어 있으므로, 바늘은 피부를 뚫고 들어간 이후에 롤러의 회전에 따라 더 깊은 곳(1.3 mm 정도의 깊이)까지 들어간다.

표피층(특히 각질층)은 직경이 4셀 정도의 작은 구멍 외에는 손상받지 않은 상태로 남아있다. 치료 1회당 시간은 치료 부위의 크기에 따라 10분~60분 정도이다. 단기간에 출혈이 나타나지만 곧 멈춘다. 진피에 여러 개의 미세한 멍이 발생할 수 있으나, 성장 인자의 복잡한 연쇄 반응이 시작되면서 콜라겐이 생성된다. 필요한 치료 횟수는 조직 상태, 콜라겐 반응, 얻고자 하는 치료 결과에 따라 다양하다. 대부분의 환자는 약 4주 간격으로 3회 정도의 치료가 필요하다.

치료 후 관리

치료 후 피부에 경미한 출혈과 함께 멍이 발생할 수 있으며, 냉 찜질을 시행하면 효과적이다. 치료 후 첫 24시간은 면포를 만들지 않는 제품 또는 미세 니들링과 함께 사용할 수 있도록 고안된 제품 외에는 사용하면 안된다(화장품, 자외선 차단제, 태닝 로션, 각질제거제, 자극성이 있거나 독성 물질이 함유된 제품 등). 알코올이 포함된 된 제품을 치료 후에 사용하면 피부를 매우 건조하게 만들 수 있기 때문에 피해야 한다.

일반적인 피부 관리 제품은 치료 부위가 완전히 회복된 후에 사용해야 한다. 정상적인 콜라겐과 엘라스틴 형성을 위하여 크림 형태의 국소 비타민 A, C 제품을 최소한 6개월 이상 사용해야 한다. 또한 피부가 열에 예민해지기 때문에 시술 직후부터 미지근한 물을 이용하여 세안하도록 교육한다. 치료받은 피부의 체액, 혈액, 기름기가 모두 제거될 때까지 흐르는 물로 부드럽게 마사지해야 한다. 시술 수시간 후에 꼼꼼하고 부드러운 세안은 매우 중요하다.

시술 후 최소 15일간은 햇빛 노출을 피해야 한다. 피부는 이전의 상태로 돌아가려는 성질이 있기 때문에 피부 니들링 치료를 1~2년간 반복하여 시행해야 한다.

1, 2일차 : 조직에 압통 · 발적 · 멍이 동반될 수 있고, 치료 부위에서 약간의 림프액이 분비되기도 한다. 가려움증을 동반할 수 있고, 시술 후의 조직은 고양이에게 할퀴어진 상처와 유사하게 나타난다.

3일차 : 치료 부위에 딱지가 앉을 수 있다.

4-5일차 : 발적과 딱지가 사라진다.

5-7일차 : 피부에 손상이 남아있다.

임상 결과

치료 효과는 대략 6주 후부터 나타나지만, 완전한 호전은 최소 3개월 이상 소요된다. 새로운 콜라겐으로 천천히 대체되므로 피부결(skin texture)은 12개월에 걸쳐 호전된다. 임상 결과는 환자에 따라 다양하다. 일부 환자에서 흉터의 90%가 호전되며, 일부는 50% 미만이 호전된다(그림 8.2, 8.3).

그리나 모든 환자에시 이느정도의 호전은 나타닌다. 필요한 치료 횟수는 개인의 조직 상태에 따른 콜라겐 반응 정도와 얻고자 하는 치료 결과에 따라 차이가 있다. 일반적으로 2~6회 치료를 시행한다. 대부분의 환자는 약 4주 간격으로 3회 정도의 치료가 필요하다. 경험에 따르면 2회 치료 이후에 둥근형 흉터(rolling

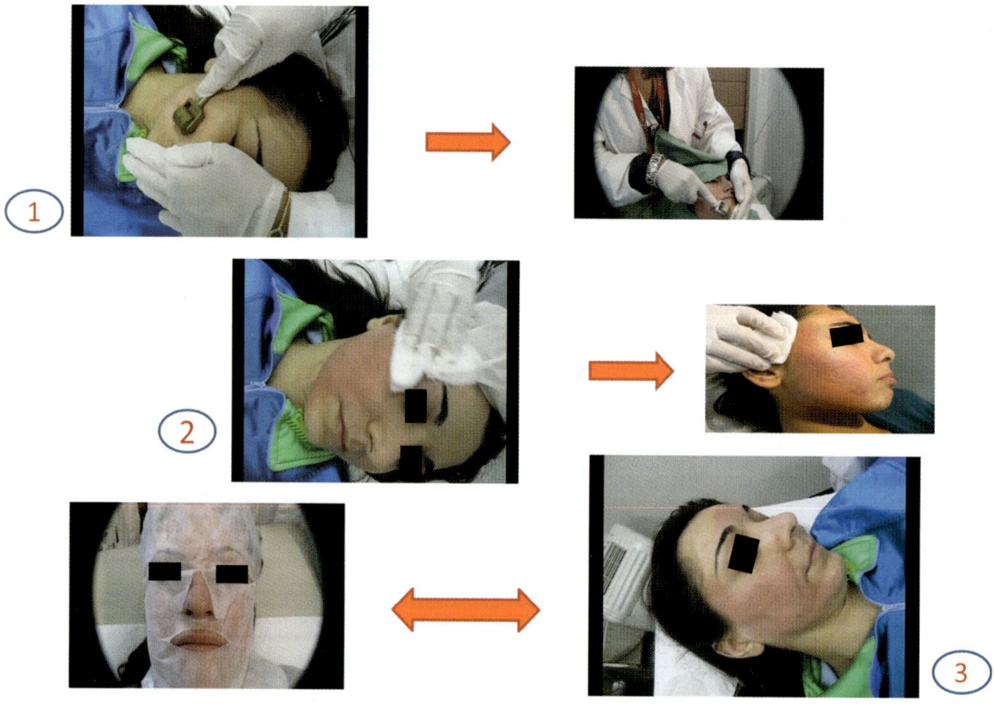

그림 8-1. 피부 니들링 시술(피부에 일정한 압력을 가하면서 다양한 방향으로 구멍을 낸다.)

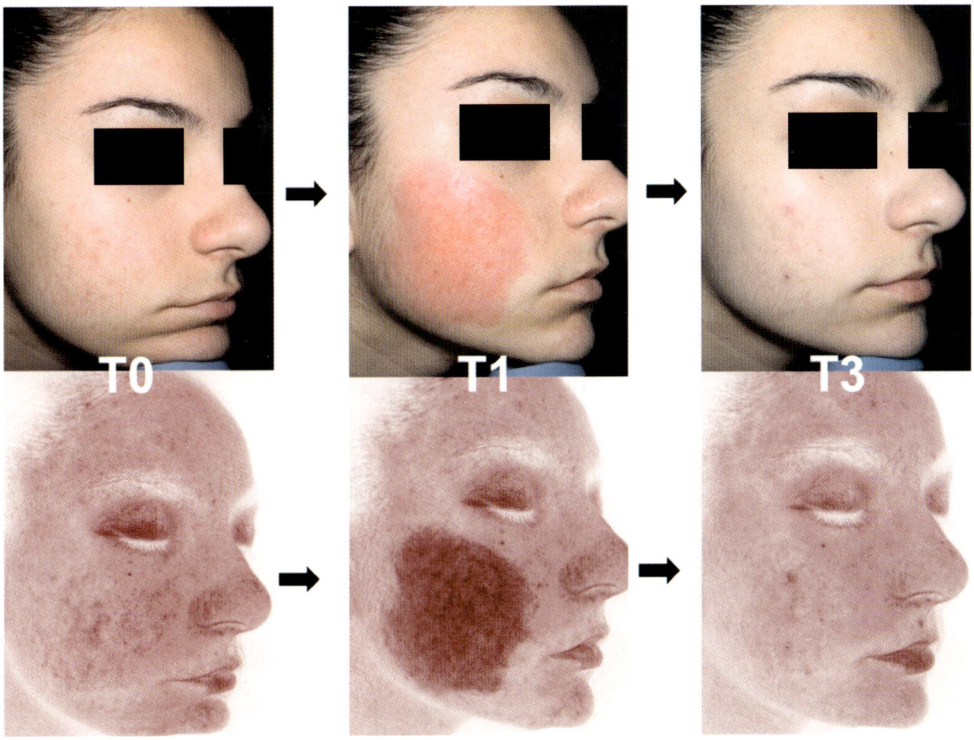

그림 8-2. 치료 전(T0), 치료 직후(T1), 치료 2 개월 후(T3)

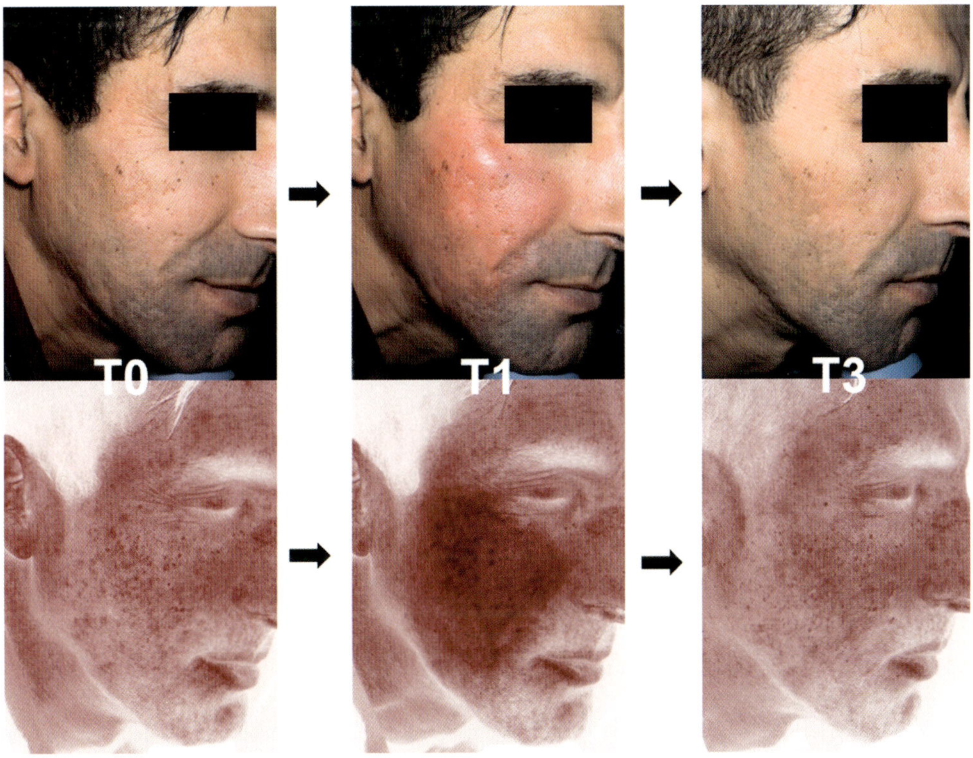

그림 8-3. 치료 전(T0), 치료 직후(T1), 치료 2 개월 후(T3)

scar)의 중등도가 모든 환자에서 감소하였다. PCI CIT 전후의 디지털 사진을 비교하면, 피부가 두꺼울수록 상대적으로 둥근형 흉터의 깊이가 유의하게 감소하였다. 피부 캐스트(cutaneous casts)의 표면 미세 부조(surface microrelief) 분석 결과에 의하면 피부결의 불규칙한 정도가 PCI CIT 전후로 25% 감소했다. 시술 흔적이나 과색소 침착은 나타나지 않았다.

소수의 보고에 의하면 콜라겐 유도 요법[collagen induction therapy(CIT)] 6개월 후에 실시한 조직검사에서 새로운 콜라겐과 엘라스틴 섬유가 매우 증가하였다. 정확하게 평가하기 어렵지만, 시술 후 콜라겐과 엘라스틴은 각각 최소 400%, 1000%씩 증가하였다. Aust 등은 시술 6개월 후에 콜라겐과 엘라스틴 축적량이 상당히 증가한다고 보고하였다. 시술 1년 후에 표피의 가시층(stratum spinosum)과 상피 돌기(rete ridge)가 40% 두꺼워졌다.

공초점 현미경 상에서 시술에 의해 섬유 다발 증가, 콜라겐과 멜라닌세포 분포와 구성 및 모낭 밀도와 크기 증가가 관찰되었다. 모든 결과를 종합하면 피부 콜라겐 유도 요법이 여드름 흉터 치료에 적합한 치료 방법이며, 공초점 현미경을 통해 흉터 개선과 치료 후 변화를 확인하였다.

금기증/부작용

하기의 사항은 피부 니들링 치료의 절대 금기증이다.

- 최근 3개월 이내에 이소트레티노인(isotretinoin) 치료를 받은 경우
- 피부에 개방성 상처, 열상, 찰과상이 있는 경우
- 최근 1년 이내에 방사선 치료를 받은 경우
- 치료 부위에 현성 헤르페스 바이러스 감염, 기타 감염증 및 만성적인 피부 병변이 있는 경우
- 피부 감각이 없거나 감소한 부위
- 임신, 수유 중인 경우
- 켈로이드(keloid), 비후형 흉터(hypertrophic scar)의 과거력 또는 상처 회복이 지연된 환자

시술 전후 주의 사항과 금기증을 면밀히 조사하면 부작용의 위험을 줄인다. 피부 니들링의 부작용은 경미한 각질 및 건조가 흔히 나타나고, 그 외 딱지, 비립종(milia), 과색소 침착이 드물게 나타난다. 부종 및 홍반은 가장 흔한 후유증이다. 회복은 24시간~수일이 걸린다. 대부분의 환자는 다음날이면 일상 생활로 돌아갈 수 있다. 회복 기간은 치료 수준과 바늘 길이에 따라 다르다.

부작용, 합병증 발생/관리

- 시술 후의 피부는 햇빛에 민감하다. 치료 후 1주간은 과색소 침착을 예방하기 위해 햇빛 노출을 피해야 한다. 환자는 자외선 차단 지수 30 이상의 제품을 사용해야 한다.
- 시술 후에 피부가 약해져 있기 때문에 완전히 회복될 때까지 얼굴 스크럽 제제를 사용해야 한다.
- 시술 후 피부가 건조해지기 때문에 글리콜산, 살리실산, 트리클로로아세트산과 같은 자극 성분을 포함한 스킨 토너, 도포제 또는 히드로퀴논(hydroquinone) 등의 독성 성분을 포함한 도포제를 사용하지 않아야 한다.
- 시술에 의해 피부 수분이 소실되므로 피부가 회복될 때까지 레이저, 화학 박피술, 미세박피술(micro-abrasion)과 같은 침습적 시술을 피해야 한다.

- 시술 후에 소수의 부작용이 나타난다. 홍반, 자극감, 피부 건조, 연약한 피부가 흔히 발생할 수 있지만, 수일 이내에 대부분 호전된다.
- 합병증으로 염증 후 과색소 침착, 홍반, 여드름 악화, 헤르페스 재활성화에 의한 전신 과민반응, 알레르기 육아종성 반응, 멸균되지 않은 기구 사용에 의한 국소 감염 등이 나타날 수 있다. 사용한 바늘에 의한 알레르기 접촉성 피부염이 보고되었다.
- 합병증 치료는 개인에 따라 다르다. 과색소 침착은 50% 글리콜산 용액, 자외선 차단제 및 하이드로퀴논 크림 병용, 레이저 치료를 시행한다. 감염증은 2% 뮤피로신(mupirocin) 연고를 1일 3회 총 10일간 도포 또는 푸시딘산(fusidic acid)을 이용한다. 중증 병변은 전신 항생제[아목시실린(amoxicillin), 클라불란산(clavulanic acid)]를 1일 2회 6일간 투여해야 한다. 여드름이 악화된 경우에 병변의 정도에 따라 국소 또는 전신 항생제 요법을 고려해야 한다.

참고 문헌

1. Schnitzler L, Adrien A. Cutaneous electric stimulation in aging. *Electroacupuncture of wrinkles following the procedure of Ph. Simonin Rev Fr Gynecol Obstet.* June 1991;86(6):461–6.
2. Orentreich DS, Orentreich N. Subcutaneous incisionless (subcision) surgery for the correction of depressed scars and wrinkles. *Dermatol Surg.* 1995;21:543–9.
3. Jacob CI, Dover JS, Kaminer MS. Acne scarring. A classification system and review of treatment options. *J Am Acad Dermatol.* 2001;45:109–17.
4. Fernandes D. Minimally invasive percutaneous collagen induction. *Oral Maxillofac Surg Clin North Am.* 2005;17:51–63.
5. Fernandes D, Signorini M. Combating photoaging with percutaneous collagen induction. *Clin Dermatol.* 2008;26:192–9.
6. Aust MC, Fernandes D, Kolokythas P et al. Percutaneous collagen induction therapy: An alternative treatment for scars, wrinkles, and skin laxity. *Plast Reconstr Surg.* 2008;121(4):1421–9.
7. Camirand A, Doucet J. Needle dermabrasion. *Aesthetic Plast Surg.* 1997;21:48–51.
8. Cohen KI, Diegelmann RF, Lindbland WJ. *Wound Healing. Biochemical and Clinical Aspects.* Philadelphia: WB Saunders Co, 1992.
9. Fabbrocini G, Fardella N, Monfrecola A. Needling. In: *Acne Scars: Classification and Treatment.* Antonella Tosti, Maria Pia De Padova, Kenneth Beer, eds. Informa Health. 2010.
10. Fabbrocini G, De Padova M. Combination of chemical peels and needling for acne scars. In: *Color Atlas of Chemical Peels.* Antonella Tosti, Pearl E. Grimes, Maria Pia De Padova, eds. Springer. 2012.
11. Fabbrocini G, De Vita V, Fardella N et al. Skin needling to enhance depigmenting serum penetration in the treatment of melasma. *Plast Surg Int.* 2011;2011:158241.
12. Fabbrocini G, Fardella N, Monfrecola A et al. Acne scarring treatment using skin needling. *Clin Exp Dermat.* 2009;34(8):874–9.
13. Fabbrocini G, De Vita V, Monfrecola A, De Padova MP, Brazzini B, Teixeira F, Chu A. Percutaneous collagen induction: An effective and safe treatment for post–acne scarring in different skin phototypes. *J Dermatol Treat.* April 2014;25(2):147–52.

9

히알루론산, 혈소판 풍부 혈장, 흡수성 실

핵심 내용

- 히알루론산은 송곳형(ice pick), 박스카형(boscar), 둥근형(rolling) 흉터 등의 위축성 여드름 흉터가 얼굴 면적의 30% 정도 존재하면 적용한다
- 혈소판 풍부 혈장(PRP)은 위축성 여드름 흉터가 얼굴 면적의 30% 이상 존재하면 적용한다. 미세 니들링 혹은 레이저 등의 치료와 병합한다 .
- 흡수성 실은 위축성 여드름 흉터가 얼굴 면적의 30% 이하 존재하면 적용한다.

1. 히알루론산(hyaluronic acid)

개요

히알루론산은 D-glucuronic acid와 N-acetyl-D-glucosamine monosaccharide 잔기(residue)의 교차로 구성된 glycosaminoglycan이다. 히알루론산 분자는 재교차 결합하여 길고 가지가 없는 음이온 생체 고분자 사슬을 형성한다. 연쇄 결합 특성에 의해 내인성 히알루론산은 진피의 탄력성과 긴장성을 유지시킨다.

얼굴 피부에 주입되면 즉시 확대 효과가 나타나고, 장기적으로 섬유모세포에서 콜라겐 생합성을 촉진시킨다. 적용 부위, 역할에 따라서 여러 형태의 점도와 제형이 출시되있다. 중합체 분자 사슬 길이, 교차 결합 정도, 농도, 입자 크기에 따라서 하알루론산의 점탄성 특성에 차이가 난다.

중간 정도의 주름선(미간 혹은 코입술 주름) 교정에 중간 점성도의 히알루론산을 중층 진피에서 심부 진피로 주입하면 효과적이다. 더 고운 제형의 히알루론산은 얇은 진피층에 주입하면 눈가 및 입술 주변 주름과 같은 얇은 주름 치료에 적합하다. 입술에 적용하는 제형, 노화에 의해 함몰된 볼의 부피 증강을 위한 특화된 제형도 있다.

기능

피부에 존재하는 히알루론산은 강한 친수성을 띄고 간질 조직 공간을 채우고 유지하는 역할을 담당한다. 그물 진피층 콜라겐 섬유의 구조를 유지시키고, 중간엽 세포 및 면역 세포의 이동성과 생존을 증진시킨다. 히알루론산 분자의 교차 결합을 통해 분자 구조를 안정화시키고 물에 녹지 않는 겔 형태로 만들 수 있다.

히알루론산은 두 개[CD44, RHAMM(the receptor for HA-mediated motility)]의 핵심 히알루론산 수용체를 통해 각질형성세포의 순환을 조절한다. 또한 자외선에 의해 발생되는 자유 라디칼과 활성 산소(reactive oxygen species)를 불활성화 시킨다. 사슬 교차를 통해 인공적으로 생성된 히알루론산은 중합 정도에 따라

서 4~6개월의 반감기로 분해되도록 제조한다. 진피와 피하에 주입하면 피부를 부드럽고 탄력있게 만든다. 주입된 히알루론산 자체의 부피 증강과 함께 조직의 추가적인 수분 축적에 의해 부피 증강 효과가 상승된다. 또한 천연 히알루론산은 세포 증식, 세포외 기질 합성 및 콜라겐 섬유의 굵기를 조절한다.

적응증

- 위축성 여드름 흉터(boxcar, ice pick, rolling)
- 얼굴 면적 30% 정도의 흉터가 존재할 경우

주입 방법

저점도 겔(12~20 mg/ml 농도)은 부위 당 10 μL를 주입하는 정량 투여 주사기로 주입한다. 경험상 30G의 미세한 바늘을 이용하여 중층 및 심부 진피층에 짧은 직선 후방 주입 기법으로 몇 차례 주사한다.

- Boxcar, ice pick 흉터는 20 mg/mL HA 이용
- rolling 흉터는 12 mg/mL HA 이용

미세 주입술을 흉터 부위에 시행한다. 시술 시간은 15~20분 정도 소요된다. 시술 동안 어느 정도의 통증을 호소한다. 20일 간격으로 반복 시술한다(그림 9-1).

치료 후 경과

저점도 히알루론산 치료 후 점진적인 개선 효과를 보이게 되는데, 경우에 따라서 1회 시술로도 눈에 띄는 개선도를 보이지만, 3~4주 간격으로 3회 정도 치료하였을 때 가장 좋은 효과가 나타난다(그림 9-2). 치료 후 피부 부종과 경미한 멍이 나타날 수 있지만, 며칠 내에 자연 소실된다.

장점

히알루론산은 피부 연부 조직의 천연 구성 성분이기 때문에 심각한 알레르기 반응이 없다고 알려져 있다. 안

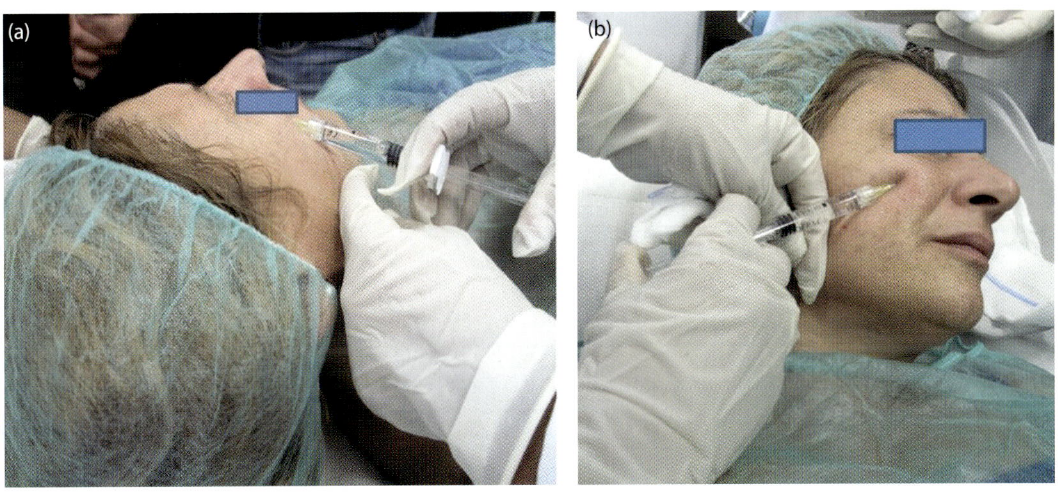

그림 9-1. (a, b) 저점도 히알루론산 필러 시술

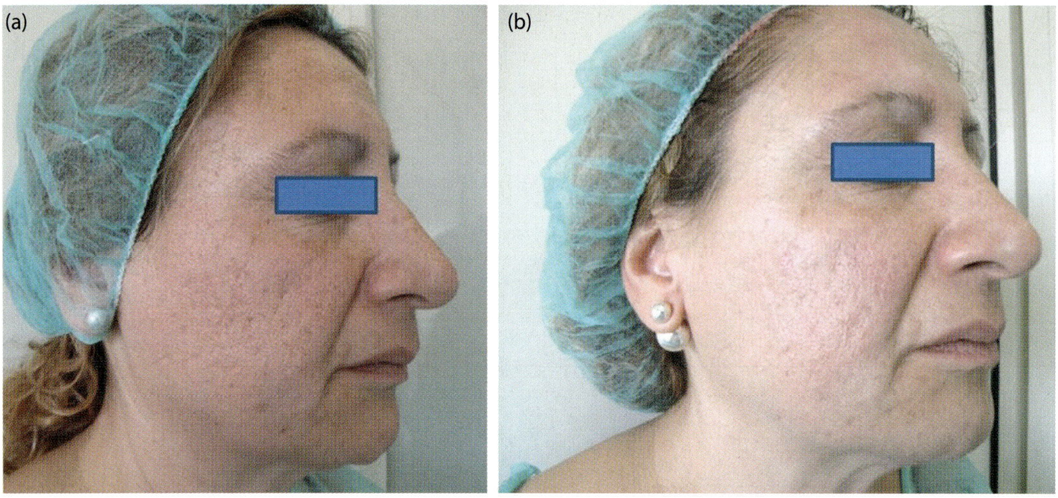

그림 9-2. (a) 치료 전, (b) 필러 치료 직후

구 및 관절에 적용한 경험에 의하면 생체 적합성이 뛰어난 효과적인 진피 보강제이다. 그러므로 광피부 유형이나 계절과 관계없이 치료할 수 있다.

단점

저점도 히알루론산 주입은 ice pick 흉터와 같은 날카롭고 깊은 함몰성 흉터에 효과가 낮다.

임상 결과

저자의 경험에 의하면 피부결의 의미있는 개선이 나타났고, 임상 사진을 통해서 흉터 개수와 넓이의 현격한 개선을 확인하였다. Goodman과 Baron scale 및 Global Aesthetic Improvement Scale의 중증도 정량 평가에 의하면 유의한 개선이 나타났다(그림 9-3, 9-4)

또한 confocal microscopy를 이용한 효능 평가 연구에서 콜라겐 분포와 구성이 개선되었으며, 모낭 밀도와 크기가 증가되었다.

금기

- 아나필라시스와 같은 심한 알레르기 과거력
- 그람 양성 세균(예, *Streptococcus*)에 의한 심한 알레르기 병력
- 출혈 경향성 질환
- Amide계 국소 마취제에 의한 과민 반응

부작용

대부분의 이상 반응은 통증, 일시적 부종, 홍반, 주입 부위 멍이며, 경증이고 일시적이었다. 또한 미숙한 술기에 의한 안면 윤곽의 불규칙, 너무 얕게 주입되어 발생한 덩어리 촉진, 혈관 폐색으로 인한 피부 괴사 등이 나타난다. 히알루론산 주입에 의한 이물 육아종이 보고되었다.

Fitzpatrick 1 혹은 2형 광피부 환자에서 진피 표면에 얕게 주입되면 Tyndall 효과에 의해 푸른색의 색소

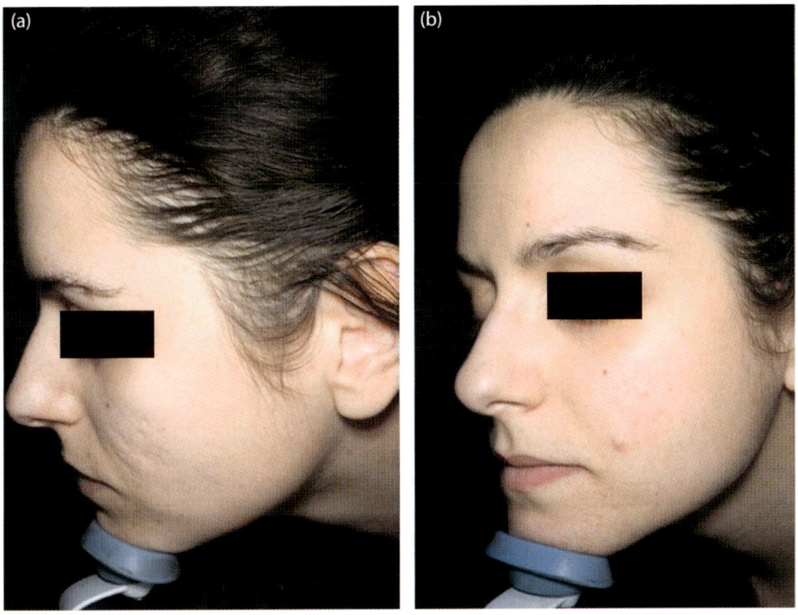

그림 9-3. (a) 치료 전, (b) 필러 치료 직후

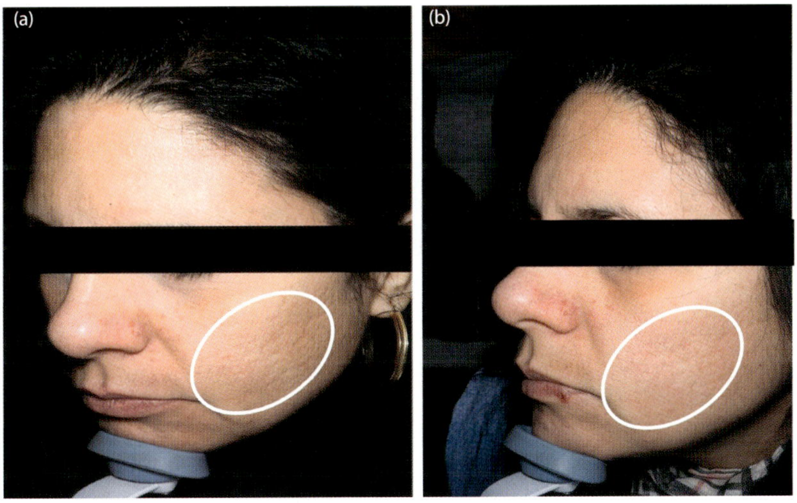

그림 9-4. (a) 치료 전, (b) 필러 치료 직후

가 나타날 수 있다. 그러나 부작용은 비교적 드물게 발생한다.

2. 혈소판 풍부 혈장(platelet rich plasma)

서론

혈소판 풍부 혈장(PRP)은 성장 인자, 케모카인, 사이토카인이 농축된 자가 혈장과 혈소판 혼합물이다. 피부과, 정형외과, 치과 영역에서 오래전부터 사용하였다. 비교적 부작용이 적어 사용이 수월하지만, 근거 수준이 낮은 연구가 많아서 더 좋은 연구 결과가 필요한 상황이다.

역사

1970년대에 개발되었다. M. Ferrai는 1987년 개심술 후에 과도한 동종 수혈을 피하기 위해 자가수혈 구성 혈액을 처음 사용하였다. 1990년, 트롬빈과 염화 칼슘을 피브리노겐과 중합시킨 자가 피브린 아교(fibrin glue)가 외용 지혈제로 출시되었고, 소량의 혈액에서 최초로 자가 PRP를 제조한 시기는 1999년이었다.
초기에 PRP는 치과에서 구강 및 턱얼굴 수술에 사용되었으나, 이후에 스포츠 의학, 미용, 정형외과술, 안과 등의 다양한 분야에 적용되고 있다.
최근 수 십년 사이에 PRP 효과에 관한 문헌이 발표되었다. 상처 치유, 지방 이식, 탈모, 흉터 재건, 진피 보충제 등의 피부과 영역에서 흔히 사용하고 있다.

병태생리학

PRP는 적은 양의 혈장 속에 자가 혈소판이 농축되어 있다. 혈소판은 줄기 세포와 중간엽 세포, 섬유모세포, 뼈 모세포, 혈관 내피세포 증식과 복제를 활성화시키는 다양한 성장 인자를 분비한다. 혈소판 유래 성장 인자(platelet-derived growth factor, PDGF), 전환 성장 인자-α (transforming growth factor, TGF-α), 혈관 내피 성장 인자(vascular endothelial growth factor, VEGF), 인슐린 유사 성장 인자 1(insulin-like growth factor 1, IGF-1), 표피 성장 인자(epidermal growth factor, EGF), 기저 섬유모세포 성장 인자(basic

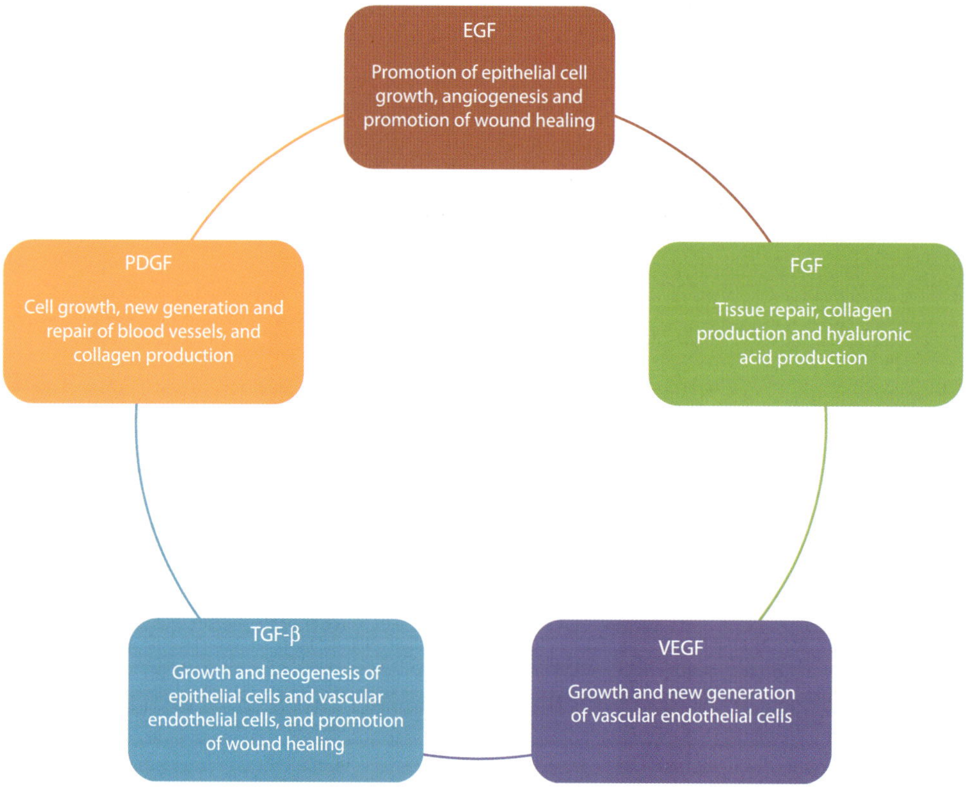

그림 9-5. (a) PRP에 포함된 핵심 성장 인자(인용: Lovreglio R et al. In: Nonsurgical Lip and Eye Rejuvenation Techniques. Fabbrocini G, De Padova MP, Tosti A, eds. Springer, 2016)

fibroblast growth factor, bFGF), TGF-β1, 혈소판 활성 인자(platelet activating factor, PAF) 등이 있다(그림. 9-5). 성장 인자 분비는 응고 시작 10분 이내에 시작되어 이미 합성되어 있던 성장 인자의 95% 이상이 1시간 내에 분비된다. 트롬빈과 염화 칼슘을 첨가하면 혈소판을 활성화시켜 α-과립에서 분비된다. 성인 중간엽 세포, 섬유모세포, 뼈 모세포, 혈관 내피 세포, 표피 세포에 성장 인자 막 수용체가 발현되어 있다. 리간드가 결합하면 세포 증식, 기질 생성, 유골 형성, 콜라겐 합성이 이루어 진다.

PRP 속 성장 인자는 세포 내 혹은 핵으로 들어가지 않아서 돌연변이 및 종양을 유발하지 않는다. 성장인자가 고농축되어 있기 때문에 문제가 있는 상처 혹은 턱얼굴 뼈 교정, 미용 시술, 소화기 수술 등의 광범위한 외과 및 임상 치료 분야에 적용한다.

적응증

- 위축성 여드름 흉터(boxcar, ice pick, rolling)
- 얼굴 면적 30% 이상에서 위축성 여드름 흉터가 존재할 경우
- 피부 미세 니들링(microneedling) 혹은 레이저 등의 타 치료와 병합

장점

- 혈관 형성
- 항균 특성
- 결체 조직과 상피 조직 형성 촉진
- 뼈 형성 촉진
- 안전성 및 조직 손상 최소화
- 자가 조직

금기

절대 금기

- 혈소판 기능 이상 증후군
- 심각한 혈소판 감소증
- 혈역학적 불안정
- 패혈증
- 시술 부위의 국소 감염증
- 유발 가능한 위험성에 대해 동의하지 않는 환자

상대적 금기

- 시술 48시간 이내에 소염진통제(NSAIDs) 복용
- 한 달 이내에 시술 부위에 부신 피질 호르몬제 주사
- 2주 이내의 전신적 부신 피질 호르몬제 투약
- 흡연
- 최근 발열 혹은 질병
- 암(혈액 혹은 골종양)
- 헤모글로빈 수치 〈 10 g/dL
- 혈소판 수 〈 $10^5/\mu$L

자가 혈소판 겔 제조

제조

혈소판 겔 치료를 위한 과정: 채혈, 세포 농축 · 활성화, 질 평가

채혈

PRP는 환자 혈액을 채취하여 제조한다. 대상자의 기저 혈소판 수치, 제조 기기의 정밀도, 제조자의 숙련도 등에 따라 다르지만, 40cc 정맥혈에서 5~7 cc의 PRP를 얻을 수 있다. 주입 시술 전에 응고 현상을 막기 위해 acid citrate dextrose(ACD) 항응고제가 들어간 용기에 채혈한다. 세포별 특이 중력 차이를 이용하여 특정 세포를 아래쪽에 침전시키는 분획 원심법(differential centrifugation)을 사용하여 혈소판을 분리한다.

다양한 PRP 제조법 중에서 PRP법은 첫 원심 분리 회전에서 적혈구를 분리하고, 소량의 혈장에 혈소판을 농축시킬 수 있는 두 번째 원심 분리 회전을 시행하는 방법이다. 첫 번째 원심 분리에 의해 상층에 혈소판과 백혈구가 위치하고, buffy coat라고 불리는 중간층에서 주로 백혈구, 하층에는 적혈구가 존재하는 3층으로 분리된다. 순수한 PRP를 제조할 때는 맨 상층과 일부 중간층을 채취하고, 백혈구가 풍부한 PRP를 제조할 때는 중간층까지 채취한다. 두 번째 원심분리에서 soft pellet (erythrocyte platelet)을 바닥층에 농축시키기 위한 'g' 가속도 값으로 시행한다. 상층은 혈소판이 거의 없는 혈장이므로 버리고, 아래 pellet을 5 ml 혈장에 균일하게 풀어 넣으면 PRP를 만들 수 있다.

PRP 방법 요약

1. ACD 함유 용기에 정맥 전혈 채혈
2. 혈소판 분리 전 또는 과정 중에 혈액을 냉장시키지 않는다.
3. 가벼운 회전수로 혈액을 원심 분리시킨다(1차 원심 분리).
4. 항응고제가 없는 새로운 용기에 상층부의 혈소판이 포함된 혈장을 옮겨 담는다.
5. 농축 혈소판 pellet을 얻기 위해 고속 원심 분리를 추가 시행한다(2차 원심 분리).
6. 하층 1/3에 혈소판 풍부 혈장이 있고, 상층 2/3에 혈소판이 없는 혈장으로 분리되며, 가장 아래쪽에 혈소판 pellet이 형성된다.
7. 상층의 혈소판이 없는 혈장을 제거하고, 부드럽게 용기를 흔들어서 소량의 혈장(5~7 ml)에 농축된 혈소판이 균일하게 풀어지도록 한다

Buffy-coat 방법 요약

1. 원심 분리전에 전혈을 20~24° C에 보관한다.
2. 고속으로 전혈을 원심 분리한다.
3. 밀도차에 의해 세 가지 층이 나타난다. 바닥층에 적혈구, 중간층에 혈소판 · 백혈구, 가장 상층에 혈소판 부족 혈장층으로 구분된다.
4. 상층의 혈장을 제거한다.
5. buffy coat 층을 새로운 멸균 용기에 담는다.
6. 저속도로 원심 분리하거나 백혈구 거르는 필터를 사용해서 백혈구를 분리한다.

판매되는 PRP Kit

제조를 쉽게 할 수 있는 다양한 kit가 출시되어 있다. 20~60 ml의 소량 혈액을 채취하여 원심 분리하는 방식식이다. 혈소판 응집률, 제조 시간 등에 차이가 있으므로 PRP 품질은 차이가 있다. 현재 어떤 kit가 좋고 나쁜지 평가한 결과가 없으므로 주의가 필요하다. PRP 제조 기기는 저농축(기저 농도보다 2.5~3배 농축) 시키는 것과 고농축(5-9배 농축) 시키는 시스템으로 구분한다.

세포 충실도

적절한 양의 혈장에 균질한 혈소판 밀도를 갖고 있으면서, 취급이 수월한 젤 형태로 준비하기 위해서 혈소판 농도가 750,000~1,000,000/μL 정도가 되어야 한다. 이 농도의 혈소판을 이용하여 약 5~7분 정도면 겔을 만들 수 있다. PRP를 제작한 전체 혈구 계산 검사를 하여 혈소판 수를 측정하고, 멸균 상태에서 PRP를 희석하거나 농축하여 사용한다.

활성화

활성 유도제(자가 트롬빈)은 하기 순서로 제조한다. ACD 혹은 sodium citrate가 함유된 용기에 채혈을 하고 3000 rpm으로 10분간 원심 분리한다. 새로운 시험관에 혈장 상층액을 담고 0.2 mL의 calcium gluconate(혈장 1 mL 당)를 첨가하고, 37℃에서 15~30분간 방치한다. 이후에 트롬빈 전구체가 포함된 상층부 액을 얼리고, 사용 시에 실온(30℃ 정도)에 보관한다.

겔을 만들기 위해서 혈소판 농축액을 무균 용기에서 활성 유도제를 첨가한다. PRP 10 mL 당 자가 트롬빈과 calcium gluconate를 각각 1 mL씩 추가하고 실온에서 배양한다. 응고 반응이 늦게 나타나면 37℃에 5분정도 방치하면 촉진된다.

농축 혈소판은 멸균 상태를 유지해야 하며, GMP 원칙하에 제조 및 관리한다. 혈소판 수, 백혈구 오염 정도, 피브리노겐 수치 등의 품질 검사를 실시한다.

임상 적용

원심 분리 후 가장 상층의 혈소판과 피브린 성분의 혈액을 추출하고 치료 부위에 주입한다. 피부과 및 미용 시술 영역에서 PRP 치료는 아래와 같은 경우에 시행한다.

- 정맥 및 동맥 부전과 연관된 하지 궤양
- 당뇨병성 족부 궤양
- 욕창
- 피부 이식 공여부
- 1도 및 2도 화상
- 얕은 손상, 절단, 찰과상, 수술 상처
- 탈모 질환(PRP는 새로운 모발 성장 촉진)
- 안면 회춘술(주름, 광노화, 이상 색소 현상을 타 치료와 병합 시술)

PRP 준비 요약

혈액은 항응고제와 함께 섞어서 채혈한다. 혼합된 혈액을 원심 분리하여 혈소판 결핍 혈장(platelet-poor plasma, PPP), 혈소판 풍부 혈장(platelet-rich plasma, PRP), 적혈구(RBC)의 3층으로 나눈다. PRP를 만들기 위해 RBC를 제거하고, 다시 원심 분리한다. PPP의 대부분을 제거한 후 남는 최종물은 소량의 PPP가 포함된 PRP이다. 트롬빈 혹은 염화 칼슘을 첨가하여 혈소판을 활성시킨다.

미세 니들링(microneedling)과 PRP 시술법

미세 니들링은 표피를 미세 바늘로 뚫어 진피 콜라겐 생성 촉진을 유도하기 위해 사용하며, 흉터와 주름 치료에 효과적인 방법이다. 미세 바늘이 표피를 뚫기 때문에 치유가 매우 빠르며, 상처 치유 과정의 성숙 단계에 관여하는 성장 인자를 활성화시킨다. 피부 속으로 미세 바늘이 뚫고 들어가면 상처가 생겨 미세한 손상 수준의 반응이 나타나므로 치유 과정이 짧아진다. 미세 니들링은 각질층의 방어를 쉽게 뚫어 PRP와 같은 도포제의 흡수를 돕는 통로로 작용한다.

시술법

시술 부위를 소독한 후에 마취 연고를 약 60분 도포한다. 10 mm 넓이의 구르는 원통 틀에 96개의 미세 바늘이 4줄로 박혀있는 특수 롤러 기구를 이용한다. 바늘 길이는 1.5 mm, 두께는 0.25 mm 정도이다. 누르는 압력에 따라서 바늘이 박히는 깊이를 0.1~1.3 mm까지 조절할 수 있다. 원통을 위, 아래, 양 옆 등의 여러 방향으로 반복적으로 굴리면서 시술한다. 왼쪽에는 미세바늘 시술만 하고, 오른쪽에는 PRP를 먼저 도포 후 미세 니들링 시술을 비교하였다(그림 9-6).

추적 조사

피부 항노화 치료 과정에서 한 달 간격으로 3번 시술한다. 3번째 치료 후 1개월, 3개월에서 6개월 사이에 추적 조사하였다. 치료 48시간 후에 환자는 보습 크림만 도포하고, 낮에 자외선 차단제(SPF 30+)를 사용하였다.

임상 결과

PRP와 미세 니들링 시술을 병합하면 미세 니들링 단독 시술보다 효과적이었다. 피부결이 매끈해졌고, 흉터

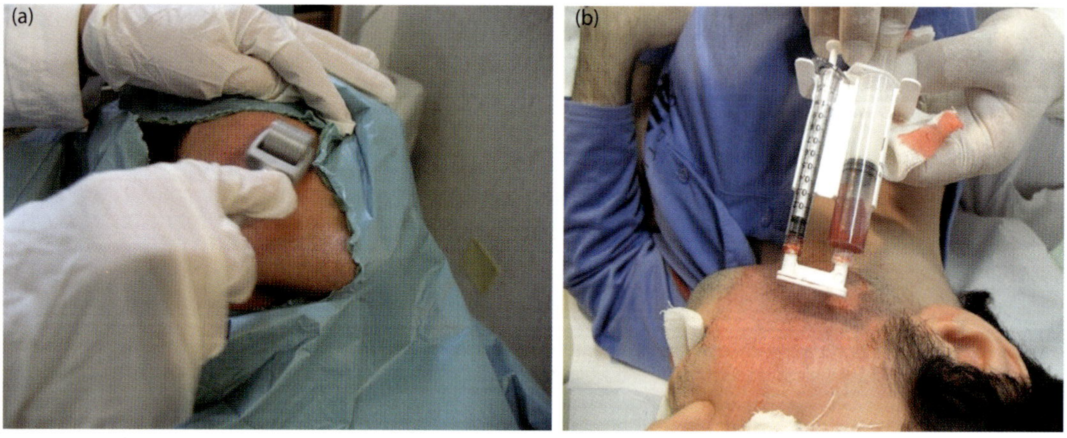

그림 9-6. (a) 미세 니들링(인용 : Springer Science + Business Media: Nonsurgical Lip and Eye Rejuvenation Techniques, The nonsurgical thread lift for facial rejuvenation, 2016, 85–96, Lovreglio R, Fabbrocini G, Delfino M.) (b) PRP 시술

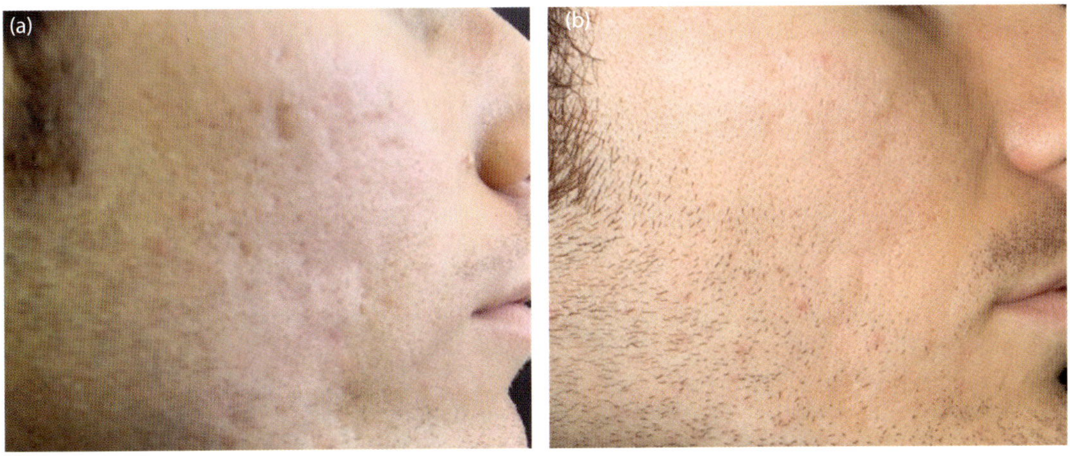

그림 9-7. 여드름 흉터에 PRP 후 미세 니들링 병합 치료 ; (a) 치료 전, (b) 치료 후(6 개월)

깊이나 넓이도 개선되는 양상이었다. 미용적인 차이가 나타나는 수준까지 치료하려면 개인의 콜라겐 합성 능력에 따라서 차이가 있으므로 여러 차례(2~6회) 시술한다(그림 9-7).

3. 흡수성 실(resorbable threads)

개요

돌기가 있는 흡수성 실 리프팅은 얼굴 회춘술을 위한 최소 침습적 시술이며, 처진 피부를 탄력적으로 리프팅하는 획기적인 치료이다. 침습적인 방법을 대체할 수 있으며, 추가적으로 섬유모세포를 활성화시켜 콜라겐 조직 재생을 유발하므로 여드름 흉터 치료에 적용되고 있다.

가격과 재료 특성에 따라서 다양한 제품이 있으나, 두 가지로 구분한다.

1. Polydioxanone (PDO)
2. L-lactide-ε-caprolactone

1990년대 후반, Marlen Sulamanidze 교수는 양쪽으로 돌기가 있는 비흡수성 봉합사(polypropylene)를 얼굴 피하층에 삽입하였다. 그러나 비흡수성이므로 얼굴 연부 조직이 매우 줄어들 경우에도 영구적으로 남기 때문에 피부에 비쳐 보이거나 부자연스러운 현상이 나타났다. 이후에 일정 기간 지난 후에 흡수되는 제품이 새롭게 고안되었다. 2008년, 그는 Nano, Excellence, Light Lift라는 세 개의 상품군을 출시하였다. 최초로 영구적인 리프팅이 가능한 polypropylene 계열의 리프팅 실을 개발하였다.

시술법

부분 마취 시행 혹은 미시행하여도 시술이 가능한 외래용 최소 수술 치료이다. 얇은 삽입용 바늘 혹은 뭉툭한 끝을 가진 바늘을 이용해서 피부를 미세하게 뚫고 실을 피하에 삽입한다. 특수한 돌기가 존재하는 실은 피부 조직에 걸리면서 고정된다. 리프트 실 삽입은 얼굴의 해부학적 지지 부위에 삽입되고 고정되기 때문에 시술자의 손 기술 및 해부학적 지식에 의해 효과를 나타낸다.

적응증

- 위축성 여드름 흉터(boxcar, rolling)
- 얼굴 면적 30% 이하의 위축성 여드름 흉터

1) PDO 실

특성

PDO는 생흡수 소재이며, 항균 소재이다. 수술이나 피부에 적합한 것으로 알려진 polylactic p-dioxanone 복합체이다.

6~8개월에 가수 분해되는 생체적합 항균 흡수사이며, 의학적 수술 재료로 사용된다. PDO 흡수사(두께: 0.05~0.19 mm, 길이: 3~16 cm)가 바늘 내부(26-, 29-, 30 gauge)에 존재한다.

기능

진피에 삽입되면 섬유모세포를 활성화하여 콜라겐 생성을 증가시킨다. 실에 의해 피부 조직이 당겨지면서 여드름 흉터 부위의 상처 회복 기전을 유도한다. 세포막 수준에서 물리적인 힘에 의해 다양한 신호 전달 기전(integrin으로 가장 잘 알려져 있음)이 작동하여 세포가 활성화된다. 세포외 기질에 작용한 물리적 자극이 integrin을 통해서 내부 생물학적 변화를 유도하여 특정 유전자를 발현시킨다. 특히 섬유모세포가 반응하여 콜라겐과 기타 단백 생성을 촉진하는 유전자가 물리적 자극에 의해 발현된다.

유지 기간

약 6~8 개월 후에 삽입된 실은 자연스럽게 흡수 · 소실되며, 무해한 것으로 알려져 있다. 물리적 당김에 의한 리프팅 작용은 6~8개월 안정적으로 나타나고, 생체 생합성 유도 기전을 통해 자체적으로 나타난 재생력이 효과를 유지시킨다.

2) L-lactide-ε-caprolactone

특성

Polylactic acid로 만들어진 실은 생체에 적합하며, 완전 흡수된다. Caprolactone은 polylactic acid를 서서히 흡수되도록 하며, 실의 물리적 장력 및 탄력을 유지시킨다. 또한 진피 재생을 활성화하므로써 광도 및 색상을 어느정도 회복시킨다.

기능

실이 삽입된 부위의 미세 순환 모세혈관은 말초 및 혈관 내강이 확장될수록 증가된다. 삽입 후에 혈관은 지속적으로 충혈된 상태이므로 내강이 팽창되는데, 치료 부위의 콜라겐 · 피브린 · 엘라스틴 형성을 유도한다. 실 삽입 후에 생성된 섬유 조직의 섬유모세포는 기능적으로 활성화되며, 핵 · 세포질 · 염색질이 증가한다. 비만세포 숫자 및 미세혈관의 연결이 증가된다. 비만세포 과립에는 히알루론산, 다당류 복합체가 포함되어 있는데, 이들은 유두 진피의 구조 물질이다. 이식 40일 동안 실 주변으로 결체 섬유조직의 얇은 막이 둘러싸이게 된다. 삽입 후 약 180일 후에 흡수 과정이 시작되며, 1년 정도에 완전 흡수된다.

시술법

위축된 흉터 조직의 리프팅을 위해 약간 당겨질 정도로 흉터 밑을 따라 미세 구멍을 내고 실을 삽입한다. 실의 갯수는 사용된 재질이나 형태에 따라서 다양하다. 실을 넣기 위해서 시술자는 곧은 삽입 바늘을 피하조직면으로 넣는다. 어떤 부위에는 삽입 바늘을 얼굴 곡면에 맞추어 좀 구부려 변형하면 쉽게 삽입할 수 있다. 지그재그 양상으로 바늘을 밀어 넣으면, 이러한 꺾임으로 어느정도 고정되기 때문에 뒤로 밀리는 현상을 방지한다. 또한 직선 궤도 보다 더 길게 실을 삽입할 수 있다. 돌기 수를 최대화하면서 안정적으로 피부 조직을 당겨서 이동시킬 수 있다. 바늘이 피하조직면 보다 얕게 삽입되면 그 위를 지나는 피부 표면에 선상 함몰이 나타난다. 더 깊게 삽입되면 환자는 통증이나 압박감을 느끼게 된다. 어떤 지점이든지 간에 곧은 바늘을 부분적 혹은 완전하게 뒤로 빼고 다시 삽입을 시도할 수 있다. 비교적 통증이 심하지 않아 환자는 바늘 삽입을 잘 견디는 편이므로 마취가 필요하지 않으며, 얼음 팩으로 냉 찜질하면서 시술한다.

금기 사항

- 급성 여드름 혹은 피부 질환
- 전신 감염
- 알레르기 병력
- 면역 억제 치료
- 조절되지 않는 고혈압 혹은 항응고제 투약
- 재발성 헤르페스 감염(항바이러스 예방 치료 필요)
- 켈로이드 성향
- 임신 혹은 수유
- 응고 관련 질환
- 자가면역 질환

장점

덜 침습적이므로 여드름 흉터를 신속하고 안전하게 치료할 수 있다. 즉각적인 효과를 확인할 수 있으며, 비용은 상대적으로 저렴한 편이다. 통증은 적으면서 피부 결 향상을 기대할 수 있으므로 획기적인 미용 치료법이다.

단점

피부를 뚫고 실이 튀어 나올 수 있으며, 비대칭적인 미용 효과가 나타난다. 추가 실 삽입을 해서 교정할 경우도 있고, 효과 유지 기간에 제한이 있다.

치료 후 관리

3~4일 정도의 회복 기간이 필요하다. 부종, 멍, 당겨지는 느낌은 1~3주 정도 지속된다. 강한 압박에 의해 리프팅의 당겨짐이 느슨해 질 수 있으므로 시술 초기에 환자는 과격한 운동이나, 시술 부위의 움직임을 자제해야 한다. 제조 업체의 결과에 따르면 실험 쥐를 이용한 실험에서 섬유질 막이 기존 진피 및 피하 조직에 잘 스며들어 얽히게 되었다. 인체 피부를 이용한 연구에서도 유사한 조직 변화 과정을 통해 미용 효과가 유지된다고 보고하였다. 6개월 정도는 미용 효과가 유지되었다.

주의 사항

- 3일정도 소독약으로 삽입 바늘이 들어간 부위 치료

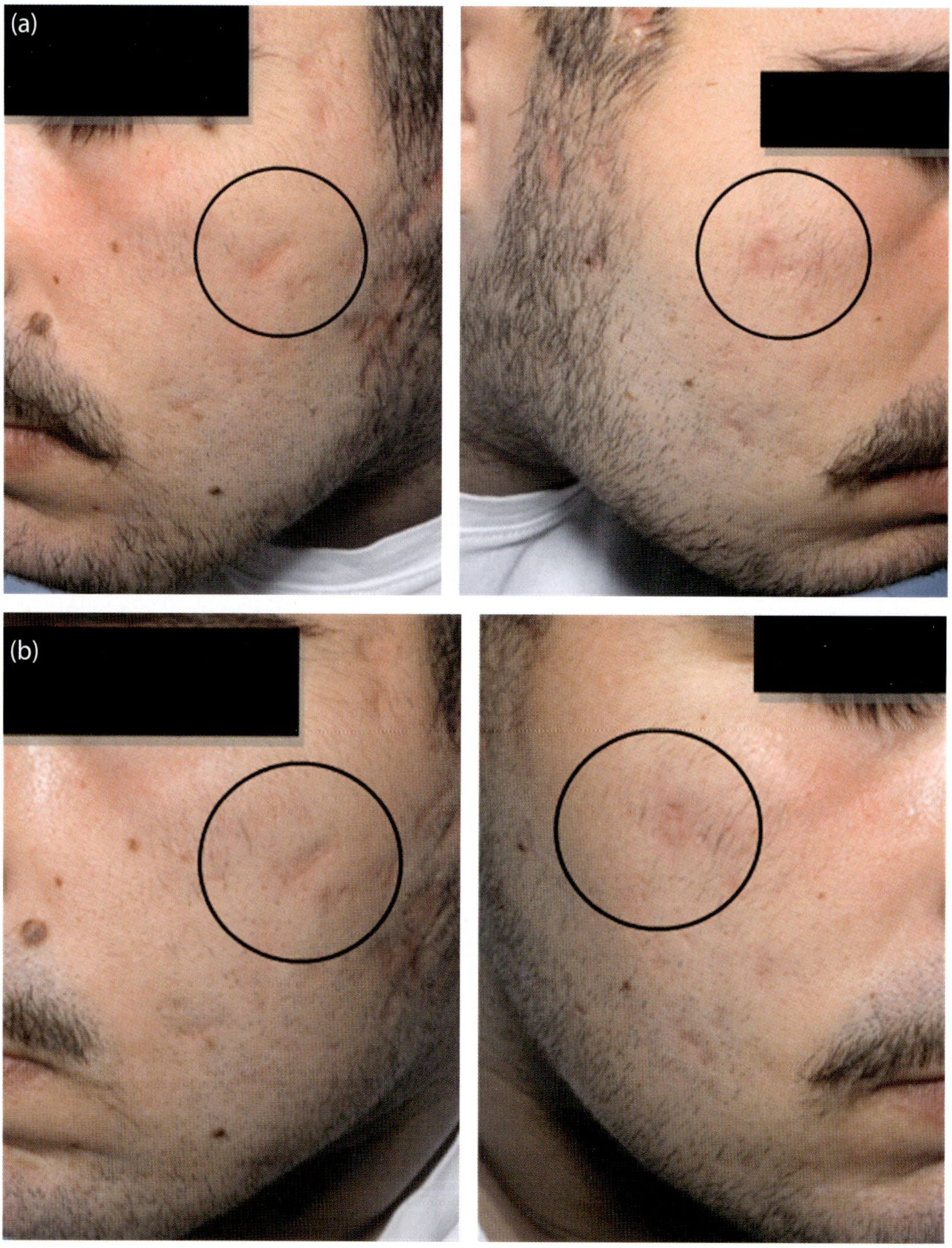

그림 9-8. 여드름 흉터에 PDO 실 리프팅 치료 ; (a) 치료 전, (b) 치료 후 (2 개월)

- 3일 정도 뜨거운 음료, 음식물 섭취 금지
- 2~3주 동안 금주
- 7일간 과도한 얼굴 찡그림 금지
- 3~5주간 일광 노출, 수영/사우나/근력 운동 제한
- 시술에 더 많은 리프팅실이 삽입되면 3~5일간 항생제 투약
- 얼굴, 목, 복부 시술 후에 쿠션을 양쪽 측면에 받치고 똑바로 누워서 수면

연구 결과

피부 매끈함이 향상되고, 흉터 깊이와 넓이가 감소하였다. 환자 상태에 따라서 치료 횟수는 차이가 있다(그림 9-8).

치료 후

치료 후에 리프팅 효과가 시각적으로 나타나고, 일상 생활이 가능하다.

치료 2개월 후

1~2개월 째 뚜렷한 개선을 나타냈고, 피부 톤 및 여드름 흉터가 개선된다.

이상 반응 및 부작용 치료

가장 흔한 이상 반응은 치료 후 1~2일 동안 나타나는 부종과 홍반이다. 삽입 부위의 혈종에 의해 단단함이 일시적으로 나타난다. 과민 반응은 치료 1~3일 이후에 대부분 소실된다. 심한 경우에 약 20일 정도 후에 일부 절개하고 클램프를 이용하여 실을 제거한다.

참고 문헌

1. Ribé A, Ribé N. Neck skin rejuvenation: Histological and clinical changes after combined therapy with a fractional non-ablative laser and stabilized hyaluronic acid-based gel of non-animal origin. *J Cosm Laser Therapy.* 2011 August;13(4):154-61.
2. Williams S, Tamburic S, Stensvik H, Weber M. Changes in skin physiology and clinical appearance after microdroplet placement of hyaluronic acid in aging hands. J Cosmet Dermatol. 2009;8(3):216-25.
3. Montes JR. Volumetric considerations for lower eyelid and midface rejuvenation. Curr Opin Ophthalmol. 2012; 23(5):443-9.
4. Berardesca E, Farinelli N, Rabbiosi G, Maibach HI. Skin bioengineering in the noninvasive assessment of cutaneous aging. *Dermatologica.* 1991;182(1):1-6.
5. Halachmi S, Ben AD, Lapidoth M. Treatment of acne scars with hyaluronic acid: An improved approach. *J Drugs Dermatol.* 2013;12(7):e121-3.
6. Toole BP, Yu Q, Underhill CB. Hyaluronan and hyaluronan-binding proteins. Probes for specific detection. *Methods Mol Biol.* 2001;171:479-85.
7. Distante F, Pagani V, Bonfigli A. Stabilized hyaluronic acid of non-animal origin for rejuvenating the skin of the upper arm. *Dermatol Surg.* 2009;35(Suppl. 1):389-93; discussion 394.
8. Micheels P, Besse S, Sarrazin D. Visual, ultrasonographic, and microscopic study on hyaluronic acidbased gel. *J Drugs Dermatol.* 2016;15(9):1092-8.
9. Ferrari M, Zia S, Valbonesi M. A new technique for hemodilution, preparation of autologous platelet-rich plasma and intraoperative blood salvage in cardiac surgery. Int J Artif Organs. 1987;10:47-50.
10. Zhu JT, Xuan M, Zhang YN et al. Fibrin glue: The perfect operative sealant? Transfusion. 1990;30(8):741-7.
11. Simion Labusca L, Cionca D. Clinical review about the role use of platelet rich plasma for the treatment of traumatic and degenerative musculoskeletal disorders. Ortho & Rheum Open Access J. 2016;2(3):555-589.
12. 12. Sampson S, Gerhardt M, Mandelbaum B. Platelet rich plasma injection grafts for musculoskeletal injuries: A review. *Curr Rev Musculoskelet Med.* 2008;1(3-4):165-74.
13. Everts P, Knape J, Weirich G et al. Platelet-rich plasma and platelet gel: A review. *JECT.* 2006;38:174-87.
14. Leo MS, Kumar AS, Kirit R, Konathan R, Sivamani RK. Systematic review of the use of platelet-rich plasma in aesthetic dermatology. *J Cosmet Dermatol.* 2015;14(4):315-23. Review.
15. Graziani F, Ivanovski S, Cei S et al. The in vitro effect of different PRP concentrations on osteoblasts and fibro-

blasts. *Clin Oral Implants Res.* 2006;17(2):212–9.

16. Sulamanidze MA, Fournier PF, Paikidze TG, Sulamanidze GM. Removal of facial soft tissue ptosis with special threads. *Dermatol Surg.* 2002;28(5):367–71.
17. Sulamanidze MA, Paikidze TG, Sulamanidze GM, Neigel JM. Facial lifting with "APTOS" threads: Featherlift. *Otolaryngol Clin North Am.* 2005;38(5):1109–17.
18. Sulamanidze MA, Sulamanidze G. Facial lifting with Aptos methods. *J Cutan Aesthet Surg.* 2008;1(1):7–11.
19. Sulamanidze MA, Sulamanidze G. APTOS suture lifting methods: 10 years of experience. *Clin Plast Surg.* 2009;36(2):281–306, viii.
20. Sulamanidze MA, Sulamanidze G, Vozdvizhensky I, Sulamanidze C. Avoiding complications with Aptos sutures. *Aesthet Surg J.* 2011;31(8):863–73.
21. Sun DH, Jang HW, Lee SJ, Ryu HJ. Outcomes of polydioxanone knotless thread lifting for facial rejuvenation. *Dermatol Surg.* 2015;41(6):720–5.
22. Silva-Siwady JG, Diaz-Garza C, Ocampo-Candiani J. A case of Aptos thread migration and partial expulsion. *Dermatol Surg.* 2005;31(3):356–8.
23. Giampapa VC, Di Bernardo BE. Neck recontouring with suture suspension and liposuction: An alternative for the early rhytidectomy candidate. *Aesthetic Plast Surg.* 1995;19(3):21–3.
24. Lycka B, Bazan C, Poletti E, Treen B. The emerging technique of antiptosis subdermal suspension thread. *Dermatol Surg.* 2004;30(1):41–4.
25. Sasaki GH, Cohen AT. Meloplication of the malar fat pads by percutaneous cable-suture technique for midface rejuvenation: Outcome study (392 cases, 6 years' experience). *Plast Reconstr Surg.* 2002;110(2):635–54.
26. Lovreglio R, Fabbrocini G, Delfino M. The nonsurgical thread lift for facial rejuvenation. In: *Nonsurgical Lip and Eye Rejuvenation Techniques.* Fabbrocini G, De Padova MP, Tosti A, eds. Springer, 2016, 85–96.
27. Villa MT, White LE, Alam M, Yoo SS, Walton RL. Barbed sutures: A review of the literature. *Plast Reconstr Surg.* 2008;121:102e–8e.

10

분할 광선 열용해

핵심 내용

여드름 흉터는 성인과 청소년 환자에게 심각한 질환이다. 분할 광선 열용해(fractional photothermolysis)는 격자 모양의 일정한 분획을 열 용해하는 시술이며, 다양한 프락셔널 레이저 장비와 파라미터가 소개되었다. 적합한 장비 선택을 위해서 흉터 종류 · 깊이, 피부 유형, 부작용 등을 고려해야 한다. 마취없이 시술 가능한 CO_2 프락셔널 레이저 등의 새로운 프락셔널 레이저 장비가 개발되고 있다.

개요

여드름 흉터 치료에 레이저가 도입된 지 수십 년이 경과되었다. 초기에 여드름 흉터와 동반된 홍반 개선을 위해 pulsed dye laser(PDL)이 도입되었고, 이후에 분할 광선 열용해에 의해 여드름 흉터 모양과 깊이를 개선할 수 있다는 사실이 알려지기 시작했다(그림 10-1). 분할 광선 열용해는 Manstein 등에 의해 처음 제시된 개념이며, 피부에 미세한 구역(fraction, 분할)에만 선별적으로 열 용해를 가하는 기기이다.

분할 광선 열용해에 사용되는 프락셔널 레이저는 박피성(ablative)과 비박피성(non-ablative)로 구분한다. 박피성 프락셔널 레이저는 피부 분획을 태워서 제거하며, 비박피성 프락셔널 레이저는 가열에 의해 응고(heat)한다는 점이 다르다. 두 경우 모두 피부 표면의 일부 분획에만 레이저가 조사되기 때문에 조사받지 않은 피부에 의해 죽은 조직이 제거되며, 빠른 회복이 일어나게 된다. 프락셔널 레이저를 조사했을 때 영향을 받는 피부 깊이는 표피층과 상부 진피층이며, 맨 위 각질층은 레이저의 파라미터에 따라 영향을 받지 않을 수 있다. 궁극적으로 사용된 에너지 레벨이 깊이와 직경을 결정한다.

프락셔널 레이저가 피부 재생(skin resurfacing)에 관여하므로 박피성 및 비박피성 프락셔널 레이저는 여드름 흉터 뿐만 아니라 수술 후 또는 외상성 흉터에 적용되었다. 또한 성장 인자, 줄기 세포 또는 기타 레이저가 보조 요법으로 가미되면서 여드름 흉터 치료의 새로운 막을 여는 계기가 되었다. 초기의 여드름 흉터 치료는 진피 절제술(subcision), trichloroacetic acid(TCA) 필링 및 수술 등이 주를 이루었지만, 프락셔널 레이저가 등장하면서 여드름 흉터를 안전하고 효과적으로 치료하게 되었다. 본 장에서 최신 자료와 향후 방향에 대하여 기술하였다. 박피성 및 비박피성 프락셔널 레이저의 역할 및 병합 요법을 소개한다.

기기 종류

1. 박피성 프락셔널 레이저(ablative fractional laser)를 이용한 피부 재생(skin resurfacing)

CO_2 레이저를 이용한 피부 재생은 20년 이상 시행된 술기이다. 초창기 레이저는 광노화 치료에 초점이 맞

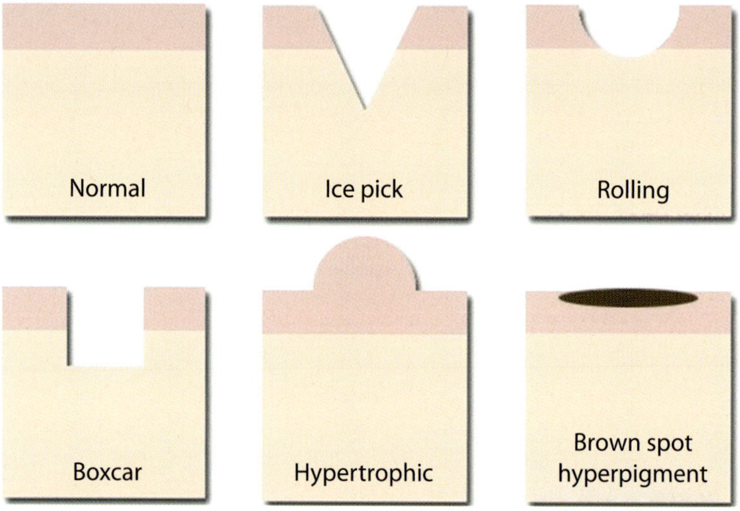

그림 10-1. 여드름 흉터 분류 (J Am Acad Dermatol. 2001;45(1):109-17.)

추어져 있었으나, 이후에 외상성 · 수술 · 화상 · 여드름 등에 의한 흉터 치료에 사용되기 시작했다. 박피성 재생술(ablative resurfacing)은 피부에 수직 방향의 작은 기둥 모양의 분획을 빛 에너지를 통해 태워 없앤다. 시술에 의해 수직으로 기화되어 사라진 기둥 모양의 분획 둘레를 열에 의해 응고된 조직이 둘러싼 형태가 된다. 최근에 출시된 CO_2 레이저는 레이저 빔을 분획화(fractionated)한 경우가 많다. 조사받지 않은 부위의 피부가 재생에 관여한다. 레이저 빔을 분획화한 프락셔널 레이저 조사 후에 생존한 조직이 더 많기 때문이다. 프락셔널 레이저 치료에 다른 시술을 병합했을 때 더 효과가 있었으므로, 여드름 흉터 치료를 위한 레이저 시술 분야가 발전하고 있다.

시중에 다양한 CO_2 레이저가 판매되고 있으며, 장 · 단점이 있다. 몇몇 제조사는 적응증마다 추천하는 세팅 값을 설정하고 있다. Dr. Beer 클리닉에서 Lumenis 사의 CO_2 레이저를 사용하는데, 파라미터는 본 장비를 기준으로 설명하였다. 일부의 얕은 흉터에서 Active FX 핸드 피스를 사용한다. 스팟 직경이 1.3 mm이며, 작은 여드름 흉터를 포함한 가늘게 파인 흉터에 적합하다. 또한 한 스팟 안에서 다양한 패턴과 레이저 빔 밀도를 설정할 수 있기 때문에 상황에 따라 에너지 양과 밀도를 다르게 조절할 수 있다. Active FX 핸드 피스는 상부 유두 진피까지 도달하는 얕고 넓은 분화구를 형성한다. 마취 후에 85~125mJ(밀도 2~4단계)의 세팅을 설정하여 시술한다. 흉터 분포나 크기에 따라 레이저 빔의 직경이나 모양을 달리 할 수 있다. Ramsdell은 Active FX 핸드 피스로 안면 부위를 치료할 때 100~125 mJ(밀도 2~4단계)로 세팅하지만, 여드름 흉터는 좀 더 높여서 시술한다고 하였다.

박피성 프락셔널 레이저 치료 후에 새로운 아교질과 표피 조직은 흉터 부위 재생에 관여한다. 깊은 흉터는 DEEP FX 핸드 피스를 사용하며, 스팟 직경은 0.12 mm이다. 출력을 15~22.5 mJ로 맞추면 좁고 깊은 치료 분획을 형성하여 새로운 아교질, 탄력 섬유, 표피 형성에 도움이 된다. 이 때의 깊이는 15 mJ~416 μm 정도이며, 대부분의 여드름 흉터 깊이와 일치한다.

이상적인 시술 간격에 관하여 많은 논란이 있었다. 2014년, Bjorn 등의 연구에 의하면 치료 간격이 1개월인 군과 3개월인 군을 비교했다. 여드름 흉터에 대하여 Lumenis Ultra Pulse 레이저 및 DEEP FX 핸드 피스를 사용했으며, 17.5~22.5 mJ(밀도 3 단계)로 시술한 후에 Active FX 핸드 피스로(100 mJ, 밀도 3단계) 시술하였다. 치료 후 두 군(한 달 간격 vs. 세 달 간격)에서 부작용의 차이는 없었다. 대상자 수가 13명으로 적은 편이지만, 1개월 또는 3개월 치료 간격은 모든 경우에서 효과가 있으며, 안전성은 유사하였다. 본 연구를 통해 여드름 흉터 치료에 레이저 효과를 확인하였다.

2. 여드름 흉터를 위한 병합 치료

병합 치료는 20% TCA, 서브시전, 프락셔널 CO_2 레이저 피부 재생술을 시행한다. 2017년, Taylor 등은 상기의 조합을 114명의 여드름 흉터가 있는 환자를 대상으로 시행하였다. 환자군의 대부분은 rolling 타입의 여드름 흉터였다. 치료 후 90%의 환자가 치료 결과에 만족하였다. 본 연구는 눈가림이 시행되지 않았고, 개선효과를 측정하기 위해 4단계의 척도를 사용했으므로 제한점은 있으나, 90%의 환자는 만족을 나타내었다.

자가 지방 이식과 platelet rich plasma (PRP)을 프락셔널 CO_2 레이저와 병합 시행한 연구를 소개한다. 30명의 환자를 치료한 후에 FACE-Q 척도를 이용하여 평가하였다. FACE-Q 척도는 안면부 시술 이후에 만족도를 환자가 보고하는 방식(patient reported outcome, PRO)이다. 40개 이상의 척도, 부작용, 외모 변화, 삶의 질 변화를 반영하는 체크 리스트로 구성되어 있다. PRP는 RegenLab THT 튜브를 사용하였다. 자가 지방 이식과 PRP를 주입한 환자에서 프락셔널 CO_2 레이저를 병합한 군과 그렇지 않은 군으로 나누어 비교하였다. 두 군에서 모두 치료 효과가 있었으며, 두 군간에 유의한 차이는 없다고 보고하였다.

3. 비박피성 프락셔널 레이저(fractional non-ablative laser)

비박피성 프락셔널 레이저는 여드름 흉터 치료에 효과적이다. 박피성 시술의 긴 회복 시간을 감당하기 어려운 환자에서 유용하다. 얕은 흉터는 수 주~수 개월의 간격을 두고 연속으로 시행한다. 비박피성 프락셔널 레이저는 피부를 기화시키는 대신에 달궈서 조직 수복을 촉진한다. 박피성 프락셔널 레이저에 비해 조직 손상이 덜하기 때문에 회복 기간이 짧다. 비박피성 프락셔널 레이저는 주로 유색인종의 여드름 흉터 치료를 위해 사용되어 왔다. 2016년, Alexis 및 Coley 연구에 의하면 Fitzpatrick 피부 타입 IV~VI의 환자를 대상으로 비박피성 프락셔널 레이저를 적용하였다(그림 10-2). 최소 5개 이상의 여드름 흉터가 얼굴에 대칭적으로 존재하는 환자를 대상으로 하였다. 동일한 출력 (40 mJ)으로 프락셔널 레이저 빔의 미세 열 치료 영역(microthermal treatment zones, MTZ) 밀도를 두가지 (200 vs 393)로 구분하였고, 4주 간격으로 조사하였다. 4번의 치료 후에 두 군 모두에서 효과를 보였으며, 군간 차이는 없었다. 이러한 결과를 토대로 연구자는 비박피성 프락셔널 레이저를 여드름 흉터에 효과적으로 사용할 수 있다고 주장하였다. 그러나 밀도를 높인 군에서 과색소 침착이 호발하였다.

4. 박피성 vs비박피성 프락셔널 레이저

박피성 프락셔널 레이저를 이용한 피부 재생술이 여드름 흉터에 뛰어난 치료 효과가 있다고 알려졌지만, 지속적인 홍반, 흉터, 감염, 색소성 변화와 같은 부작용과 연관되어 있다. 고전적인 CO_2 프락셔널 레이저를 프락셔널이 아닌 일반 CO_2 레이저, 어븀야그 레이저, 어븀 프락셔널 레이저의 효과 및 부작용을 비교했다. 여드름 흉터로 치료받은 58명의 환자를 후향적으로 비교하였다. 박피성 프락셔널 레이저 셋팅은 "출력 50 mJ, 30W, 밀도 150 spots/cm^2 "이었고, 총 3~5 세션을 시행하였다. 비박피성 프락셔널 레이저 셋팅은 "출력 30 mJ/MTZ, 총 밀도 2500MTZ/cm^2" 이며, 치료 레벨은 4~6 이다. 각 환자는 3~5회 치료를 받았다. 어븀야그 레이저와 비박피성 CO_2 레이저 치료 효과를 본 연구에서 분석하였으나, 현재 일반적으로 사용되지 않기 때문에 자세한 사항은 생략한다. 소수의 환자는 6~12달 이후에 다시 시술을 받아야 했지만, 이들을 포함한 모든 환자군에서 최종적으로 치료 효과가 나타났다. 박피성 프락셔널 레이저가 비박피성 프락셔널 CO_2 레이저 못지 않은 효과를 보였으며, 홍반을 덜 유발하였다. 비박피성 프락셔널 레이저 피부 재생술을 받은 환자는 박피성 프락셔널 레이저를 받은 환자에 비해 만족도가 유의하게 낮았다. 본 연구에서 중증 여드름 흉터에서 프락셔널 레이저를 일차 치료 방법으로 사용하는 것이 타당하다고 주장하였다. 치료 간격은 중증 여드름 흉터의 경우에 2개월 간격으로 3회 치료를 권장하였다.

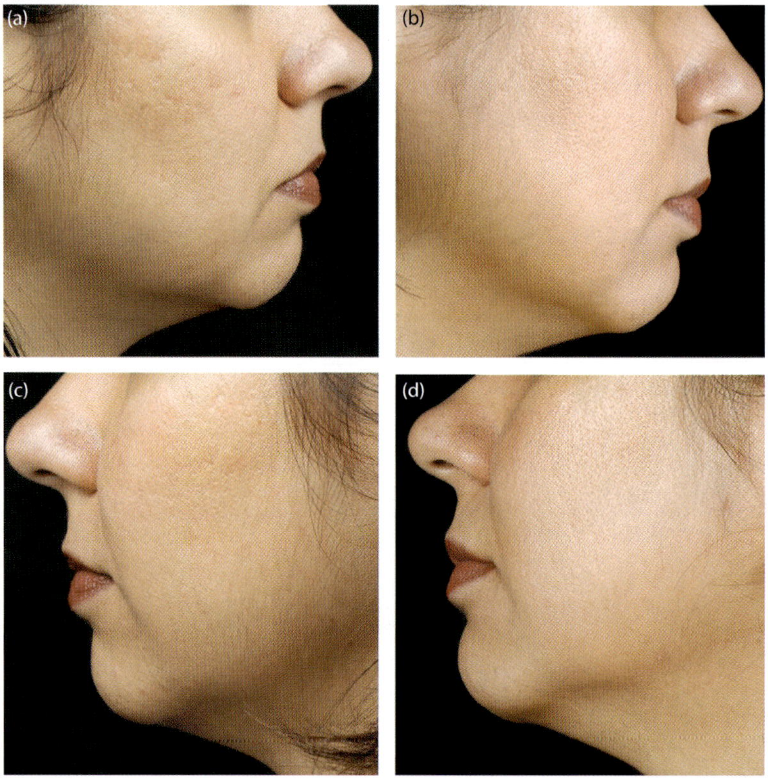

그림 10-2. 아시안 여자(광피부 유형 4)의 치료 전후 비교 (a) 우측 뺨(치료 전), (b) 12주간 4회 치료 후 24주 경과(40 mJ, 11% coverage), (c) 좌측 뺨 (치료 전), (d) 12 주간 4 회 치료 후 24 주 경과 (40 mJ, 20% coverage)

요약

여드름 흉터 치료는 매우 복잡하다. 성공적 치료를 위해서 피부 유형, 흉터 종류 · 깊이, 레이저의 셋팅에 대한 지식, 박피성, 비박피성 레이저간의 상호 작용에 관한 이해를 필요로 한다. 비박피성 프락셔널 레이저와 박피성 프락셔널 레이저는 현재 여드름 흉터에 있어 중요한 치료 수단이다. PRP나 TCA 박피와 같은 방법이 프락셔널 레이저와 함께 사용되는 경우가 많다. 그러나 확실한 권고 사항이 만들어지려면 더 많은 연구가 필요하다. 연구 결과는 사용된 척도가 다르기 때문에, 비교하기 어렵다. 아시아인과 같은 유색인종에서 더 낮은 용량의 세팅 치료하면 염증후 과색소 침착 위험이 낮다. Fitzpatrick 광피부 유형 IV~VI 환자에서 비박피성 프락셔널 피부 재생술은 여드름 치료에 효과적이다. 그러나 색소 침착을 예방하기 위한 주의가 필요하다. 염증후 색소 침착을 예방하기 위해 표면 온도를 낮추려는 노력과 보존적인 치료의 병합이 필수적이다.

참고 문헌

1. Manstein D, Herron GS, Sink RK, Tanner H, Anderson RR. Fractional photothermolysis: A new concept for cutaneous remodeling using microscopic patterns of thermal injury. *Lasers Surg Med*. 2004;34(5):426-38.
2. Laubach HJ, Tannous Z, Anderson RR, Manstein D. Skin responses to fractional photothermolysis. *Lasers Surg Med*. 2006;38(2):142-49.
3. Jacob CI, Dover JS, Kaminer MS. Acne scarring: A classification system and review of treatment options. *J Am Acad Dermatol*. 2001;45(1):109-17.

4. Ramsdell WM. Fractional carbon dioxide laser resurfacing. *Semin Plast Surg.* 2012;26(3):125–30.
5. Oni G, Robbins D, Bailey S, Brown SA, Kenkel JM. An in vivo histopathological comparison of single and double pulsed modes of a fractionated CO(2) laser. *Lasers Surg Med.* 2012;44(1):4–0.
6. Bjorn M, Stausbol–Gron B, Braae Olesen A, Hedelund L. Treatment of acne scars with fractional CO_2 laser at 1–month versus 3–month intervals: An intra–individual randomized controlled trial. *Lasers Surg Med.* 2014;46(2):89–93.
7. Taylor MB, Zaleski–Larsen L, McGraw TA. Single session treatment of rolling acne scars using tumescent Anesthesia, 20% trichloracetic acid extensive subcision, and fractional CO_2 laser. *Dermatol Surg.* 2017;43(Suppl 1):S70–4.
8. Tenna S, Cogliandro A, Barone M et al. Comparative study using autologous fat grafts plus platelet–rich plasma with or without fractional CO_2 laser resurfacing in treatment of acne scars: Analysis of outcomes and satisfaction with FACE–Q. *Aesthetic Plast Surg.* 2017;41(3):661–6.
9. Faghihi G, Keyvan S, Asilian A, Nouraei S, Behfar S, Nilforoushzadeh MA. Efficacy of autologous platelet–rich plasma combined with fractional ablative carbon dioxide resurfacing laser in treatment of facial atrophic acne scars: A split–face randomized clinical trial. *Indian J Dermatol Venereol Leprol.* 2016;82(2):162–8.
10. Alexis AF, Coley MK, Nijhawan RI et al. Nonablative fractional laser resurfacing for acne scarring in patients with Fitzpatrick skin phototypes IV–VI. *Dermatol Surg.* 2016;42(3):392–402.
11. You HJ, Kim DW, Yoon ES, Park SH. Comparison of four different lasers for acne scars: Resurfacing and fractional lasers. *J Plast Reconstr Aesthet Surg.* 2016;69(4):e87–95.
12. Wat H, Wu DC, Chan HH. Fractional resurfacing in the Asian patient: Current state of the art. *Lasers Surg Med.* 2017;49(1):45–59.

11

박피성/비박피성 기기

핵심 내용

- 박피성/비박피성 레이저
- 여드름 흉터
- 병합 치료

개요

여드름 흉터는 환자에 따라 차이가 있으므로 성공적인 치료를 위해서 다양한 접근이 필요하다. 흉터는 위축성, 비후성, 경계가 명확하거나 불분명 및 팽창성, 비팽창성으로 존재한다. 홍반, 저색소 침착, 과색소 침착 등의 증상과 동반된다. 레이저 출현, 고주파 장치는 여드름 후 흉터 치료법에 상당한 영향을 주었다. 다양한 여드름 흉터 치료 장비 선택을 결정하는 알고리즘은 장비의 적응증을 이해하는 것이 필수적이다. 따라서 여드름 흉터에 사용되는 다양한 광원, 박피성과 비박피성 레이저, 고주파 장비의 특성을 소개한다.

기기 종류

1. Flash lamp-pulsed dye laser(585,595 nm, FPDL)

FPDL은 비후성 · 홍반성 흉터 치료에 가장 먼저 사용된 레이저이다. FPDL의 1차 표적은 산소화된 헤모글로빈(oxyhemoglobin)이다. 초기 여드름 흉터에서 홍반이 종종 발생하는데, FPDL의 1차 목표는 이를 개선시키는 것이다. FPDL 치료 후에 흉터의 피부결이 개선된다. 비박피성(non-ablative) 레이저에 의해 진피 재생(dermal remodeling)과 콜라겐 생성 효과가 있다는 가설에서 출발하였다. 비후성 흉터는 위축성 흉터에 비해 더 높은 fluency가 필요하다. FPDL이 활동성 여드름 개선 효과를 보고하였으나, 논쟁 중에 있다. 여드름 치료 기전은 피지샘의 이차적 손상과 *Cutibacterium acnes* (역주: 기존에 *Propionibacterium* acnes로 알려진 균주는 최근 분류법의 개정을 거쳐 현재 *Cutibacterium acnes*으로 명명됨)의 파괴와 관련된다. FPDL에 의해 피부에서 TGF-β1의 발현이 증가하는데, 이는 콜라겐 생성의 강한 자극제로 알려져 있고, 염증 완화를 촉진시킨다. 일부 연구자는 FPDL이 활동성 여드름과 홍반 완화, 여드름 흉터의 장기 개선의 이중 효과가 있다고 주장한다. FPDL은 통상적으로 4~6주 간격으로 3~5회 치료가 필요하다(그림 11-1)

2. Broadband light sources with filgers(Intense pulsed light, IPL)

IPL로 통용되는 광대역 광선(broadband light)은 선택적인 필터를 사용하는데, 대부분 가시광선 영역이

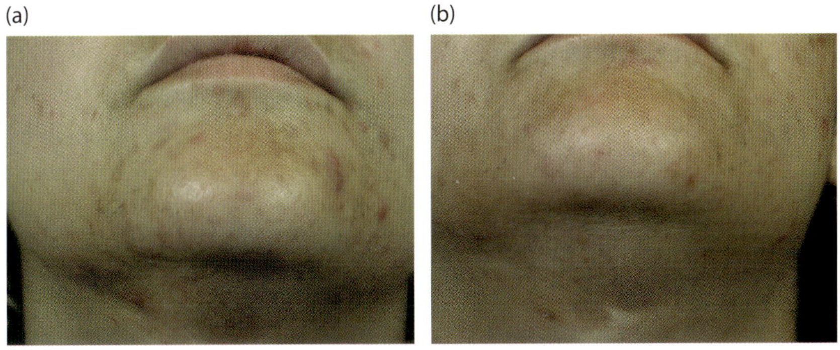

그림 11-1. 538 nm FPDL 치료 전(a), 후(b)의 여드름 흉터

다. FPDL과 유사한 방식으로 여드름 흉터의 비박피성 치료 수단으로 활용되고 있다. IPL은 FPDL과 같이 3~5회 정도 치료가 필요하며, 적응증 또한 유사하다. 일차 목표는 뚜렷한 홍반 개선이며, 위축성 및 비후성 흉터에 사용될 수 있다. 활동성 여드름이 개선된 사례가 보고되었다.

3. Photopneumatic therapy

Photopneumatic therapy는 통상적인 IPL에 사용되는 가시광선 영역 필터에 비해 낮은 파장(420~500 nm)의 빛을 이용한다. 광선 발생과 동시에 진공을 이용하여 진피의 표적이 표면과 더 가깝게 한다. 표적이 *C. acnes* 이므로 일차적으로 활동성 여드름 치료에 사용된다. FPDL, IPL과 마찬가지로 부풀지 않은 얕은 홍반성 흉터에 대해 미묘한 개선 효과도 있다(그림 11-2). 진공으로 피부를 펴는 것이 장기적으로 진피의 재생을 유도하는 물리적인 힘으로 작용할 수 있다.

4. Long-pulsed 1064 nm lasers

Long-pulsed 1064 nm 레이저(LP 1064)는 유색인종의 제모용으로 개발되었다. 제모 환자에서 피부 톤의 개선이 우연히 발견되었고, 이를 계기로 여드름 흉터 치료 목적으로 활용되었다. LP 1064 레이저의 일차 발색단은 물이며, FPDL과 IPL에 비하면 미약하지만 헤모글로빈에 어느 정도 흡수된다. 따라서 LP 1064는 다른 비박피성 장비와 같이 부풀어 오른 비홍반성 여드름 흉터 개선에 사용된다. 파장 영역은 어두운 피부 톤 개선에 효과가 있다. 낮은 fluency와 적절한 쿨링이 필수적이다. 높은 fluency와 부적절한 쿨링

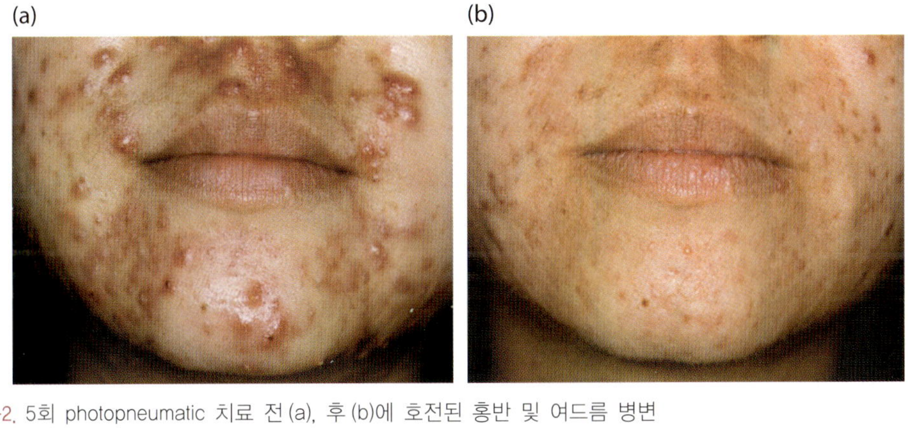

그림 11-2. 5회 photopneumatic 치료 전(a), 후(b)에 호전된 홍반 및 여드름 병변

이 흉터 형성을 촉진할 수 있기 때문이다. 조직학적으로 시술 후에 비박피성 장비와 동일하게 콜라겐 재형성을 유발한다. 2~4주 간격으로 3~5회 치료가 필요하다.

5. Q-Switched 1064 nm lasers

Q-Switched 1064 nm laser는 광기계적 셔터를 사용하여 1064 nm 파장을 나노초 단위로 전달하는 장비이다. 청~흑색의 문신 치료 용도로 개발되었다. Q-switched 1064 nm laser에 의한 문신 제거 기전은 일차적으로 광음향 효과(photoacoustic effect)이지만, 여드름 흉터가 개선되는 기전은 광음향적 효과와 수분 흡수의 복합 작용에 의하며, 콜라겐 재형성에 따른 진피 재생이다. 어두운 피부 톤의 환자에게 안전한 레이저이며, 접촉 쿨링은 필요하지 않다. 여드름 흉터 치료는 문신 제거에 사용되는 fluency보다 낮게 사용한다. 4~6주 간격으로 3~5회 치료가 필요하다.

6. Picosecond 755, 1064 nm lasers

755 nm와 1064 nm 파장을 피코초 단위의 짧은 시간 동안 출력한다. 피코레이저는 일차적으로 광열(photothermal)보다 광음향(photoacoustic) 에너지를 사용한다. 레이저에 의한 광음향 효과는 어두운 피부 톤에서 열에 의한 손상이 낮기 때문에 안전성이 높다. 홀로그램 광선 분광기(holographic beam splitter)와 회절 렌즈 배열(diffractive lens array, DLA)를 사용하여 프락셔널 레이저와 유사한 효과를 나타낸다. 일차적으로 진피에 광음향 효과를 나타내며, 이후에 조직 수복 과정에서 콜라겐 생성을 유도한다.

7. 1320 nm lasers

굵은 주름용 비박피성 재생에 가장 먼저 연구된 레이저이다. 기전은 상대적으로 긴 파장(1320 nm)을 이용하여 진피에 깊이 침투한다. 이 때 표피를 통과하기 때문에 표피를 보호하기 위해서 크라이오겐 냉동 요법을 이용한다. 굵은 주름에서 효과는 미약하나, 부풀지 않은 여드름 흉터 치료에서 더 좋은 결과를 보였다.

8. 1450 nm diode laser

1320 nm 레이저와 마찬가지로 1450 nm 레이저는 굵은 주름 치료용 비박피성 재생 목적으로 개발되었다. 1450 nm 레이저는 피지샘에 열 괴사를 야기하는 현상이 발견되었다. 몇번의 치료 이후에 활동성 여드름 병변이 개선되었다. 파장은 FPDL, IPL, 1064 nm 레이저와 같은 비박피성 레이저에 비하여 물에 비선택적으로 잘 흡수되고, 침투가 상대적으로 깊기 때문에 진피 재생과 콜라겐 생성을 유도한다. 편평하거나 비후성 흉터 뿐만 아니라 위축성 흉터도 성공적으로 치료할 수 있다. 4~6주 간격으로 3~5회 연속적인 치료가 권고된다. 치료에 의해 여드름도 개선될 수 있다. 단점은 치료에 의한 통증이 심하다. 그러므로 강력한 마취 도포제가 필요하다.

9. 1540, 1550 nm non-ablative fractional lasers

중간 파장대의 적외선을 이용하여 피부 재생을 유도하는 비박피성 프락셔널 레이저는 여드름 흉터 치료법의 변천사에 있어서 가장 중요한 계기가 되었다. 광노화 피부를 치료하기 위한 피부 재생용으로 개발되었는데, 박피성 레이저에 비해 부작용이 낮다는 장점이 있다. 경도~중등도의 광노화 수복에 좋은 효과를 발휘하지만, 가장 눈에 띄는 효과를 보이는 적응증은 여드름 흉터이다. 발색단은 물이며, 투과 깊이는 1 mm 정도이기 때문에 상부 진피를 통과한다. 에너지는 stamped fashion(1540 nm) 또는 random pattern(1550 nm)이며, 미세선속의 분할 배열 형태(프락셔널)로 전달된다. 이러한 형태의 에너지 전달은 피부에 미세

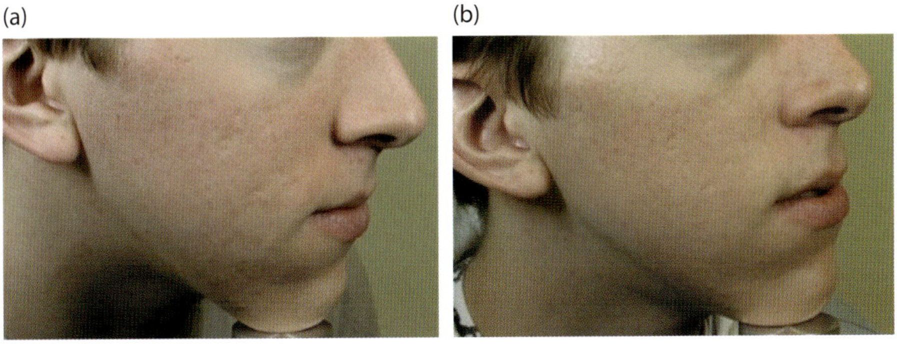

그림 11-3. 5회 1550 mm non-ablative fractional laser 시술 전(a), 후(b)의 여드름 흉터

한 흉터를 균일하게 남기게 된다. 치료 밀도와 fluency는 여드름 흉터의 범위, 해부학적 위치와 피부 색조에 따라 조절하며, 모든 피부 색조에서 안전하게 치료할 수 있다. 프락셔널 방식으로 에너지를 전달하면 피부에 과도한 열이 감소되는데, 과도한 열은 박피성, 비박피성 레이저에서 부작용을 유발하는 주된 요소이다. 모든 종류의 여드름 흉터(ice pick, rolling, boxcar, distensile, non-distensile, erythematous)를 성공적으로 치료될 수 있다(그림 11-3). 또한 저색소성 흉터도 비박피성 프락셔널 레이저로 성공적으로 치료할 수 있다. 좁고 깊게 파인 흉터(icepick)와 완만하고 넓게 파인 흉터(bound down)에 진피 절제술과 같은 부수적인 치료는 프락셔널 레이저 피부 재생 방법이 등장한 이후에 필요성이 감소되었다. 4~6주 간격으로 3~7회 치료가 권장된다.

10. Ablative 2940, 10600 nm fractional lasers

2940 nm와 10600 nm 레이저는 비박피성 프락셔널 레이저에 비해 적은 치료 횟수, 박피성(ablative) 레이저에 비해 낮은 위험성을 구현하기 위해 개발되었다. 최근에 개발되었으므로 여드름 흉터 치료 효과에 대한 자료가 제한적이다. 2940 nm 파장은 물과 가장 큰 친화도를 보이지만, 박피를 위해 높은 fluency가 필요하며, 출혈이 호발한다. 10600 nm 파장은 높은 fluency로 더 깊게 투과한다. 10600 nm 박피성 프락셔널 레이저가 비박피성 프락셔널 레이저에 비해 더 적은 치료 횟수로 여드름 흉터를 치료했다는 소수의 보고가 있었다.

11. Radiofrequency with microneedling

고주파 미세 침(니들링)은 표피에 영향을 주지 않으면서 열에 의한 미세 진피 손상을 유도한다. 근위부가 절연된 미세침을 사용하면 바늘 끝에서만 고주파가 방출되기 때문에 피부 표면의 손상을 방지할 수 있다. 바늘 깊이는 목표 깊이에 따라 다양하게 선택해서 사용한다. 시술 후에 콜라겐이 생성되는 기전은 열 손상 후 회복 과정에서 다양한 성장 인자가 방출되기 때문이다. 표피가 온전하기 때문에, 회복이 촉진되고 어두운 피부 톤에서 호발하는 염증후 색소 침착이 감소한다.

여드름에서 피지선과 같은 진피의 미세 구조를 선택적으로 파괴하기 위해 최근에 개발된 단일 절연 미세침 고주파 전기수술기 AGNES® (AGNES medical Co., LTD, Korea)는 눈 밑, 입주위 잔주름 외에 수두 흉터와 같은 파인 흉터에 뛰어난 효과가 있다.

기기는 여드름에 의해 발생한 함몰 흉터에 효과가 우수하다. 파인 흉터에서 AGNES®를 이용한 치료 원리는 흉터 조직의 비정상적인 신생 섬유 조직(fibrotic band)를 열 응고에 의해 연속성을 끊어주는 것이다. 여드름 발생 기전 중에 가장 마지막 단계(모낭과 피지선의 염증성 물질이 진피로 유출되고 심하고 지

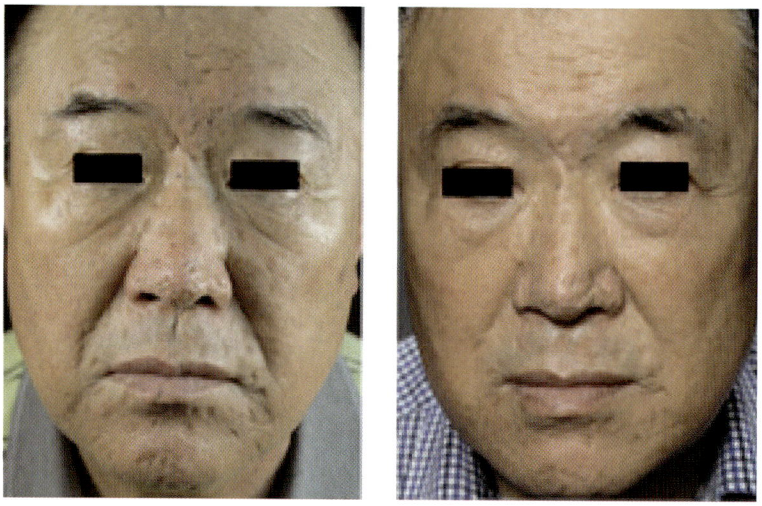

그림 11-4. AGNES 치료 전(a), 후(b)의 임상 사진

속적인 염증으로 이어지는 과정)에서 진피와 피하 지방층이 부착(adhesion)이 되면서 구축(contraction)이 심하게 유발된다. 그러므로 새로 형성된 흉터 조직에서 뒤얽힌 콜라겐 섬유가 피부를 얕은 곳에서 깊은 곳으로 끌어내림으로써 완만하고 넓게 파인 흉터가 형성된다. 이런 종류의 흉터는 일반적인 프락셔널 레이저나 니들로 치료가 어렵기 때문에 진피 절제술(subcision)로 내부에 뒤얽힌 섬유 조직을 절단해야 한다. AGNES® 기기는 고주파를 이용하여 비정상적으로 형성된 진피 내 섬유 조직의 연속성을 파괴하여 극적인 진피 절제술 효과를 도모한다. 연속성이 끊어진 공간에 새로운 콜라겐으로 교체되면서 흉터가 개선된다. Monopolar 핸드 피스에 I-type needle(총 길이 1.5 mm, 절연부 길이 0.45 mm)를 장착하여 1~2 mm 간격으로 4Watt, 100 ms로 세팅하여 시술한다. 3~6개월 간격으로 반복 시술하면 좋은 효과를 나타낸다(그림 11-4).

12. 2940, 10600 nm ablative lasers

전통적인 박피성 레이저이며, 2940 mm 또는 10600 nm 파장을 이용한다. 본 장비는 회복이 길고, 10600 nm 박피성 레이저로 피부 재생을 하였을 때 저색소 침착이라는 위험성이 있으므로 점차 인기가 줄어들었다. 10600 nm 박피성 레이저는 2940 nm 박피성 레이저에 비해 지혈이 잘 된다는 장점이 있다. 펄스가 더 길게 방출되도록 개발된 2940 nm 레이저는 기존의 기기에 비하여 지혈이 더 잘 되도록 개선되었다. 박피성 2940 nm 레이저가 10600 nm 레이저보다 투과가 잘 되고, 다양한 여드름 흉터 치료가 가능하다는 점에서 유리하다는 평가를 받고 있다.

13. Combination therapies

표 11.1은 여드름 흉터용 단일 치료법을 요약하였다. 여드름 흉터는 얼굴 피부 회춘(rejuvenation)과 동일하게 다양한 방법을 활용하는 접근이 필요하다. Ice pick 흉터, 깊은 흉터, 연결(communicating) 흉터를 고려해야 한다. 비박피성 프락셔널 레이저에 의해 필요성이 상당히 줄었지만, 흉터가 광범위하거나 ice pick 흉터가 주된 병변일 경우에 펀치 절제술이 필요할 수 있다. 흉터가 bound down 되어있고, 서로 연결되는 동(sinus)이 있는 부위는 진피 절제술(subcision)이 활용된다. 레이저로 치료 후에도 병변이 호전되지 않으면 진피내 필러 주입이 권유된다.

표 11-1. 여드름 흉터 치료용 레이저

Device	Mode	Type of Acne Scars for Optimal Treatment
585 nm, 595 nm flash lamp-pulsed dye laser	Non-ablative	Erythematous and distensible scars
Broadband light, photopneumatic therapy	Non-ablative	Erythematous, hyperpigmented and distensible scars
Long-pulsed 1064 nm laser	Non-ablative	Distensible acne scars, subtle pitted scars
Q-switched 1064 nm laser	Non-ablative	Distensible acne scars, subtle pitted scars
1320 nm laser	Non-ablative	Distensible acne scars, subtle to moderate pitted and boxcar scars
1450 nm laser	Non-ablative	Distensible acne scars, subtle to moderate pitted and boxcar scars
1540 and 1550 nm lasers	Fractional non-ablative	Polymorphous scars
2940 and 10600 nm lasers	Fractional ablative	Polymorphous scars
2940 and 10600 nm lasers	Ablative	Polymorphous scars

결론

여드름 흉터를 치료하는 다양한 장비가 개발되었다. 흔히 사용되는 비박피성 장비는 FPDL, IPL, LP 1064 레이저, QS 1064 레이저, 1320 nm 레이저와 1450 nm 레이저가 있다. 비박피성 장비는 홍반, 미세하고 얕은 여드름 흉터에 적합하다. 1320 nm와 1450 nm 레이저는 광범위한 흉터용 장비이다. 비박피성 프락셔널 레이저는 1540 nm와 1550 nm 레이저가 있다. 상기의 기기는 여드름 흉터에 gold standard이다. 다양한 형태의 여드름 흉터 치료에 효과가 있으므로 침습적인 펀치 절제술이나 서브시전의 필요성을 감소시켰다. 2940 nm와 10600 nm을 포함하는 박피성 프락셔널 레이저는 최근에 개발되었고, 비박피성 레이저와 유사한 효과가 있지만, 치료 횟수는 더 적다. 고착되고 파인 흉터, 특히 down bound된 흉터는 단일 절연 미세침 고주파 시술이 효과적이다. 전통적인 박피성 레이저(2940 nm와 10600 nm 레이저)는 여드름 흉터에 효과적이나, 상당한 회복 기간과 위험을 감수해야 한다. 상기 장비는 경우에 따라 진피 절제술, 펀치 절제술 또는 필러 등과 함께 병합 시술한다.

참고 문헌

1. Railan D, Alster TS. Laser treatment of acne, psoriasis, leukoderma and scars. *Semin Cutan Med Surg.* 2008;27(4):285-91.
2. Lee DH, Choi YS, Min SU, Yoon MY, Suh DH. Comparison of 585 nm pulsed dye laser and a 1064 nm Nd:YAG laser for the treatment of acne scars: A randomized split faced study. *J Am Acad Dermatol.* May 2009;60(5):801-7.
3. Sawcer D, Lee HR, Lowe NJ. Lasers and adjunctive treatments for facial scars: A review. *J Cutan Laser Ther.* 1999;1(2):77-85.
4. Shamban AT, Enokibori M, Narurkar V, Wilson D. Photopneumatic technology for the treatment of acne vulgaris. *J Drugs Dermatol.* 2008;7(2):139-45.
5. Keller R, Belda Junior W, Valente NY, Rodrigues CJ. Nonablative 1064 nm Nd:YAG laser resurfacing of facial atrophic acne scars: Histologic and clinical analysis. *Dermatol Surg.* 2007;33(12):1470-6.
6. Goldberg DJ. Nonablative laser surgery for pigmented skin. *Dermatol Surg.* 2005;31(10):1263-7.
7. Friedman PM, Jih MH, Skover GR, Payonk GS, Kimyai-Asadi A, Geronemus RG. Treatment of facial atrophic scars with the 1064 nm Q-switched Nd:YAG laser-six month follow up study. *Arch Dermatol.* 2004;140(11):1337-41.

8. Brauer JA, Kazlouskava V, Alabdulrazzaq H, Bae YS, Bernstein LJ, Anolik R, Heller P, Geronemus RG. Use of a picosecond duration laser with specialized optic for treatment of facial acne scarring. *JAMA Dermatol.* 2015;151(3):278–84.
9. Bernstein EF, Schomacker KT, Basilavecchio LD, Plugis JM, Bhawalkar JD. Treatment of acne scarring with a novel fractionated dual wavelength picosecond domain laser incorporating a novel holographic beam splitter. *Lasers Surg Med.* 2017;49(9):796–802.
10. Yaghmai D, Garden JM, Bakus AD, Massa MC. Comparison of a 1064 nm laser and a 1320 nm laser for the non-ablative treatment of acne scars. *Dermatol Surg.* 2005;31(8 Pt 1):903–9.
11. Chua SH, Ang P, Khoo LS, Goh CL. Nonablative 1450 nm diode laser in the treatment of facial atrophic scars in type IV to V Asian skin: A prospective clinical study. *Dermatol Surg.* 2004;30(10):1287–91.
12. Narurkar V. Skin rejuvenation with microthermal fractional photothermolysis. *Dermatol Ther.* 2007;20(Suppl 1):S10–3.
13. Chrastil B, Glaich AS, Goldberg LH, Friedman PM. Second generation 1550 nm fractional photothermolysis for the treatment of acne scars. *Dermatol Surg.* 2008;34(10):1327–32.
14. Taub AF. Fractionated delivery systems for difficult to treat clinical applications: Acne scarring, melasma, atrophic scarring, striae distensae and deep rhytides. *J Drugs Dermatol.* 2007;6(11):1120–8.
15. Geronemus RG. Fractional photothermolysis: Current and future applications. *Lasers Surg Med.* 2006;38(3):169–76.
16. Byalekere S, Siriam R, Mysore R, Bhaskar S, Shetty A. Evaluation of microneedling fractional radiofrequency device for treatment of scars. *J Cutan Aesthet Surg.* 2014;7(2):93–7.
17. Chapas AM, Brightman L, Sukal S, Hale E, Daniel D, Bernstein LJ, Geronemus RG. Successful treatment of acneiform scarring with CO_2 ablative fractional resurfacing. *Lasers Surg Med.* 2008;40(6):381–6.
18. Jeong JT, Kye YC. Resurfacing of pitted facial acne scars with a long pulsed Er:YAG laser. *Dermatol Surg.* 2001;27(2):107–10.
19. Walia S, Alster TS. Prolonged clinical and histologic effects from CO2 laser resurfacing of atrophic acne scars. *Dermatol Surg.* 1999;25(12):926–30.
20. Scholz CF, Kilian M. The natural history of cutaneous propionibacteria, and reclassification of selected species within the genus *Propionibacterium* to the proposed novel genera *Acidipropionibacterium* gen. nov., *Cutibacterium* gen. nov. and *Pseudopropionibacterium* gen. nov. International journal of systematic and evolutionary microbiology. 2016;66(11); 4422–4432.
21. No YA, Kim BJ, Kim MN, Hong CK. The clinical experience and efficacy of radiofrequency device for wrinkle treatment. *Lasers Med Sci,* 2017;32(32):1449–50.
22. Yoo KH, Ahn GR, Seok J, Jang YJ, Kim BJ. Successful treatment of smallpox scars by using radiofrequency device with single microneedle. *International Wound Journal.* 2017;14(6):1300–1400.

12

진피 절제술, 진피 이식술, 절제술, 펀치술

핵심 내용

- 여드름 흉터 치료는 개별화되어야 하며, 흉터의 형태학적 특징에 따라 결정한다.
- 본 장에서 기술한 외과적 중재법은 깊은 섬유성 여드름 흉터 교정용 치료법이다.
- 진피 절제술(subcision)은 둥근형(rolling) 여드름 흉터 개선을 유도하며, 부작용이 적은 방법이다.
- 진피 이식술(dermal graft)은 함몰성 여드름 흉터를 영구적으로 보강하는 자가 이식법이다.
- 절제술(excision) 및 펀치술은 깊고, 날카롭게 파인 여드름 흉터에 선택적으로 사용한다.
- 치료는 환자 상태에 따라서 다단계 계획에 의해 복합적으로 시행한다.

개요

임상 경험과 의학 연구를 통해 대부분의 여드름 흉터는 단일 치료로 해결할 수 없다는 사실이 밝혀졌다. 여드름 흉터는 다양한 형태와 깊이를 보이며, 각각의 형태에 따라 적절한 치료법을 적용해야 한다. 피부 재생술(resurfacing)은 얕거나 중간 깊이의 여드름 흉터에 의한 피부결 및 불균일성 색소 치료에 유용하며, 필러는 함몰 또는 팽창성 흉터 보완에 더 효과적이다. 본 장에서 설명한 진피 절제술, 진피 이식, 절제술 및 펀치술과 같은 수술적 중재술은 흉터 표면 교정 외에도 여드름 흉터 중에서 깊고 섬유화된 병변을 개선시키는 최상의 치료 방법이다.

진피 절제술, 진피 이식술은 불분명한 경계를 가진 함몰성 여드름 흉터의 장기적인 회복에 기여한다. 진피 절제술 또는 피부밑 undermining은 흉터 표면부터 깊은 구조물의 비정상적인 섬유소 연결에 의한 둥근형 여드름 흉터를 치료하기 위해 고안되었다. 병태생리학적 특성과 연관된 흉터는 필러만으로 교정할 수 없지만, 진피 전제술로 표면 아래의 섬유질 밴드를 파손시키면 호전된다. 진피 이식은 진피 절제술 수혜부 공간에 자가 strip 또는 plug를 삽입하는 술기이며, 진피 소실에 의한 깊은 함몰 흉터를 장기적으로 개선시킨다. 절제술 및 펀치술은 송곳형(ice pick) 또는 깊은 박스카형(boxcar) 흉터와 같이 깊고 예리한 경계를 보이며, 이차 결손이 경미한 흉터 개선에 사용된다. 타원형 또는 펀치 절제술을 통해 흉터를 외과적으로 제거하고 봉합하여 피부 장력선과 평행한 편평하고 선형의 흉터를 만든다. 펀치 이식은 절제된 흉터를 피부 전층의 자가 펀치 이식편으로 대체하는 방법이며, 펀치 올림술은 절제된 흉터 기저부를 보존하며, 주변 피부 높이로 상승시키는 술기이다.

본 장에서 기술한 수술 기법 적용은 환자 선택과 지속적인 의사 소통이 가장 중요하다. 수술 기법은 매우 심한 형태의 여드름 흉터를 개선하지만, 환자는 현실적인 기대를 가져야 하며, 목표 달성 가능성이 있는 개선 정도에 관하여 상담이 필요하다. 경계, 질감, 색소 침착의 불균일성은 호전되지만, 흉터를 완전히 없애

표 12-1. 수술적 흉터 치료가 불가능한 환자 특성

Characteristic	Reason for Contraindication
History of poor wound healing or tendency toward keloid formation/hypertrophic scarring	Risk of unacceptable secondary defect
Unreasonable expectations for improvement	Complete elimination of a scar is highly unlikely. Optimal results may require a combination of treatment modalities over the course of several months
Active or recently resolved acne lesions	Disruption of pilosebaceous units during surgical procedures may lead to the formation of acneiform cysts

는 것은 거의 불가능하다. 많은 환자들은 여러 가지 형태의 여드름 흉터가 존재하므로 치료 중에 일부는 이차 결함을 유발한다. 그러므로 여러 달 동안 치료를 병합하여 최적의 결과를 도출해야 한다. 치료 전략을 수립할 때 임상의는 개선에 소요되는 회복 기간을 환자가 받아들일 수 있는지 고려해야 한다. 흉터 교정을 추천하기 전에 철저한 병력을 확보하는 것이 중요하다. 켈로이드 및 비대성 흉터의 위험이 높은 환자 및 여드름이 현존하는 환자는 외과 수술 흉터 교정을 위한 적절한 대상은 아니다(표 12-1).

1. 진피 절제술

역사

1995년, Orentreich와 Orentreich가 함몰 흉터와 주름에 대한 치료법으로 진피 절제술(subcision)을 소개했다. 1957년 초반, 흉터의 피부밑 undermining은 fibrin foam 주사를 위한 준비 방법으로 사용되었다. 이후에 피부밑 undermining은 fibrel implantation, microlipoinjection, 진피 이식에 주로 사용되었다.

구조/기능

진피절제술은 둥근형(rolling) 여드름 흉터의 근본적인 병태 생리를 해결하기 위해 고안되었다. 둥근형 여드름 흉터는 박스카형(boxcar)와 송곳형(ice pick) 흉터에 존재하는 선명한 가장자리가 없이 피부 표면에 넓은 물결 모양의 함몰로 나타난다. 표피를 피하에 묶어주는 깊은 섬유질의 부착에 의해 흉터가 생긴다. 진피 절제술은 상부 피부에 최소한의 손상을 주면서 섬유질 밴드를 절단하는 방법이다. 본 술기는 함몰 흉터를 주변 피부의 높이로 상승시킨다. 술기 창시자 David과 Norman Orentreich는 수술 후에 나타나는 개선 효과가 두 가지의 과정에 의한 결과라고 제안하였다. 첫째, 즉각적이고 부분적인 높이 상승으로 흉터가 아래쪽 당김에서 자유로워진다. 둘째, 수술 후 수주 이내에 함몰 결함의 추가적인 개선이 관찰된다. 수술 중에 발생한 손상에 의해 흉터 표면 아래에 새로운 결합 조직이 형성되면서 발생하는 것으로 생각된다.

시술

- 적응증

  Subcision은 피부가 정상적으로 보이며, 명확한 경계선이 없는 둥근형 여드름 흉터 치료에 가장 효과적이다. 활동성 감염병, 출혈 경향, 켈로이드 형성 경향이 있는 환자는 금기이다. 주름, 진피 이식, 수술 상처, 셀룰라이트에 의한 함몰이 적응증이다.

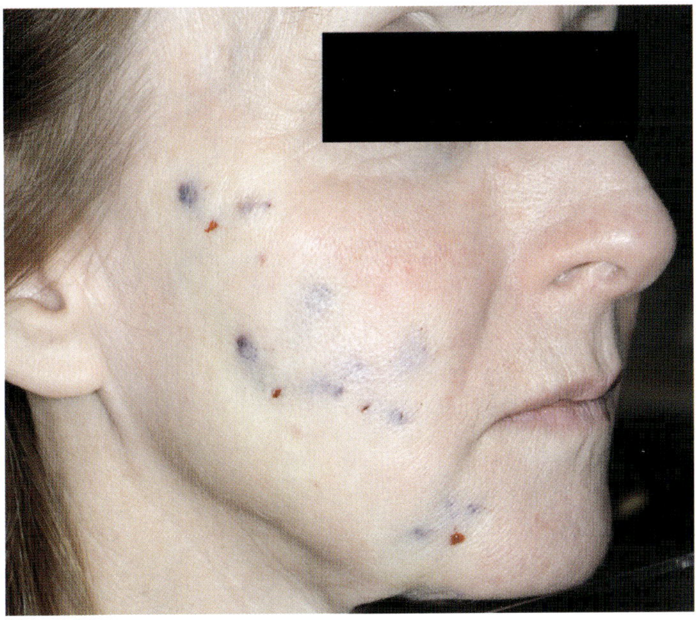

그림 12-1. 진피 절제술 직후에 출혈 또는 반상 출혈이 치료 부위에 발생하였다. 이러한 반응은 정상적이며, 함몰된 흉터 아래에 새로운 콜라겐 형성을 유도하므로 유용하다.

· 장점/단점

장점은 둥근형 여드름 흉터를 외형적으로 장기간 개선시키며, 피부 상처를 최소화시킨다. 본 술기는 시행하기 쉽고, 일반적으로 안전하며 부작용이 적다. 멍이 들거나 부종이 생기지만, 회복 시간은 짧으며, 또한 필요한 재료도 저렴하고 광범위하게 사용할 수 있다.

· 합병증

홍반 · 멍 · 부종 · 압통이 발생하며, 후유증이 치료 부위에서 1~2주간 지속될 수 있다. 또 다른 잠재적인 합병증은 낭성 여드름성 병변이 유발된다. 여드름의 통로(sinus tract) 또는 털피지샘 파괴와 연관성이 있다. 함몰 흉터의 부분적 개선이 일반적이지만, 5~10%의 경우에 비대 반응이 발생한다. 비대 반응은 치료 부위에서 만져지는 작은 경결로 나타나며, 병변은 눈에 잘 보이지 않을 수 있으며, 시간이 지남에 따라 평편해진다. 환자에게 보이지 않지만 살짝 만져질 수 있는 융기(bump)는 최종적인 피부 윤곽을 매끄럽게 하는데 도움이 된다고 설명해야 한다.

· 병합 요법

본 술기는 필러, 피부 재생술, needling, cryorolling, RF(radiofrequency)를 이용한 microneedling, TCA(trichloroacetic acid) peeling, 화학적 재건술(chemical reconstruction)과 같은 다른 치료법과 병합할 수 있다. 특히 둥근형 흉터가 다른 형태의 여드름 흉터와 산재해 있는 경우에 병합 치료 방법은 우수한 결과를 나타낸다.

· 조언

시술에 의한 출혈 또는 반상 출혈(ecchymosis)은 정상적인 것으로 간주되며, 결손 부위 하부에 혈액이 고이는 현상은 새로운 콜라겐 형성을 유도할 수 있다(그림 12-1). 치료 전에 환자에게 단일 치료(진피 절제술)

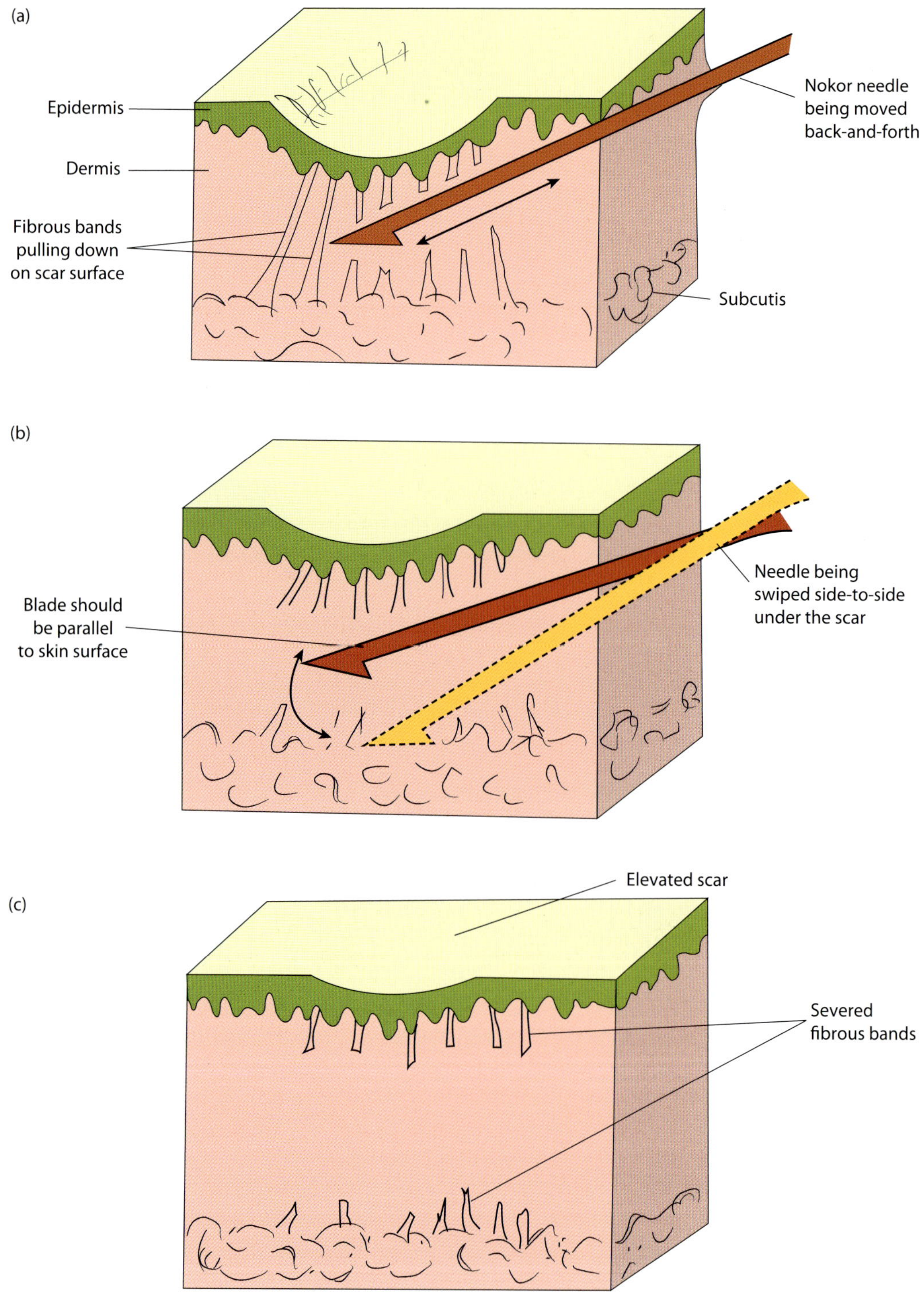

그림 12-2. Subcision. (a) Nokor needle(Becton Dickinson, Franklin Lakes, NJ, 미국)을 흉터에 인접한 피부의 가장자리 부위에 삽입하고, 칼날은 함몰된 하부 피부 표면과 평행하게 삽입한다. 섬유화 조직에 구멍을 내기 위해 앞뒤로 터널을 뚫듯이 움직인다. (b) 바늘을 피부 표면에 평행하게 하며 좌우로 움직여서 흉터와 연결 부위를 절단한다. (c) 회복 후에 흉터는 더 이상 피하층으로 당겨지지 않고 표면이 상승된다.

후에 완전한 개선이 어려우며, 최대한의 결과를 얻으려면 여러 번의 시술이 필요하다고 주지해야 한다.

· **시술 절차**

수술 전에 피부를 깨끗하게 하고, 마킹펜을 사용하여 함몰 흉터의 윤곽을 그린다. 이후에 병변 부위를 1:100,000 에피네프린을 혼합한 1% 리도카인 용액으로 마취한다. 마취 영역은 통증이 없도록 흉터의 경계를 넘어서 충분히 주사한다. 적절한 마취와 혈관 수축이 이루어지면 함몰과 인접한 피부에 tri-bevelled hypodermic needle 또는 Nokor needle(Becton Dickinson, Franklin Lakes, NJ, 미국)을 삽입하고, 흉터 아래쪽까지 전진시킨다(그림 12-2).

조직에 구멍을 내기 위해 앞뒤로 터널을 뚫듯이 움직인다. (b) 바늘을 피부 표면에 평행하게 하며 좌우로 움직여서 흉터와 연결 부위를 절단한다. (c) 회복 후에 흉터는 더 이상 피하층으로 당겨지지 않고 표면이 상승된다.

바늘 삽입 깊이는 흉터의 중증도에 따라 달라지며, 얕은 흉터는 중간 진피층에서 진피 절제술을 시행하고, 깊은 흉터는 심부 진피층 또는 피하 지방층에서 undermining해야 한다.

Subcision needle로 섬유화된 흉터 조직에 구멍을 내기 위해 앞뒤로 터널을 뚫듯이 움직인다(그림 12-2). 섬유질 덩어리가 충분히 파편화되면 바늘을 피부 표면에 평행하게 하여 좌우로 움직여서 흉터와 연결 부위를 절단한다(그림 12-2).

밀도가 높은 섬유질 흉터는 여러 각도에서 여러 개의 바늘 삽입 부위를 사용하면 유용하다. 최종 연결 부위를 끊을 때 피부가 눈에 띄게 상승할 수 있다. 시술 후에 항생제 연고와 압축 붕대를 사용한다.

본 시술의 개선 방법이 제안되었는데, 도구를 변경하는 것이 기술 진보의 초점이었다. 피부 관통 및 손상을 방지하기 위해 subcision needle을 90도 각도로 구부리고, Nokor needle에 대한 needle holder를 사용하여 수평 방향을 유지하면 빠지는 현상을 피할 수 있다. 18-21 gauge metal spinal needle cannula(Hakko Co., Chikuma, Japan)를 사용하여 높은 관해율을 보였다. 20 gauge cataract blade를 사용하면 예리함과 깊이에 대한 조절과 정밀도를 높이며 절단 거리를 늘리고 핸들을 쉽게 잡을 수 있다. Tumescent solution 주입 후에 무딘 칼날(blunt blade)을 사용하면 바늘에 찔리는 현상을 피할 수 있었다. 본 술기에 의한 여드름 흉터 개선 효과가 입증되었다.

최근에 소개된 혁신적인 기구 Taylor Liberator는 긴 금속 기구이며, 핸들, 샤프트, 포크와 같은 팁으로 구성되어 있다. 귓바퀴 앞쪽 부위의 상부 지방층으로 들어가서, 중간 뺨과 눈주위 부위의 여드름 흉터 아래 영역으로 전진한다. 장점은 진입 지점 및 표피 외상이 적다는 것이며, 과도한 외상과 감각 이상을 피하기 위해 표층을 통해서 진입해야 한다.

추가로 제안된 개선 사항은 물리적으로 치료 부위를 들어올리는 방법이다. 진피 절제술 후 3일째부터 미세 박피술(microdermabrasion) 장치를 이용한 흡입 치료를 2주 이상 격일로 시행한 환자에서 유의한 개선이 있었다. 여드름 흉터를 위해 연구되지 않았지만 유사한 위축성 흉터에서 고리 봉합(looping suture)을 이용하여 수직으로 당겨주는 방법은 흉터를 개선시켰다. 보고자는 치료 부위를 들어 올리면 더 깊은 평면에 위치한 수축 밴드(retracted band)를 완화시킬 수 있으며, 아주 깊게 들어간 여드름 흉터 치료에 유용하다고 주장하였다. 그러나 추가적인 연구가 필요하다.

· **합병증 관리**

진피 절제술 부위에서 낭종이 형성되면, 병변 내 corticosteroid 주사 및 경구 항생제로 치료한다. 비대 반응에 의한 경결은 대부분 자연 소실되지만, 병변 부위를 손가락 끝으로 마사지하거나, 저용량 corticosteroid 병변내 주사는 회복을 촉진한다.

2. 진피 이식술

역사

진피 이식술(dermal graft) 및 진피 지방 이식술(dermal fat graft)은 1930년대부터 사용되어 왔으나, 처음에는 타 장기의 결함을 교정하기 위해 주로 사용되었다. 수십 년 동안 진피 이식술을 피부에 사용하였으나, 낭종을 형성하거나 균일한 결과을 이끌어내지 못하여 제한적이었다. 그러나 최근에 수확 및 이식 기술 개선으로 진피 이식술은 함몰 피부의 영구적인 교정을 위한 치료 옵션으로 생각되고 있다.

구조/기능

이식편을 이식하기 직전에 함몰 부위를 undermining 한다. 이 과정은 이식 조직을 받아들일 수 있고, 모세혈관 문합을 촉진시키는 혈관 육아조직으로 둘러싸인 수여부 공간(recipient pocket)을 형성하기 위한 것이다. 이러한 방법은 이식편으로 혈류 순환을 빠르게 회복시켜 이식 성공률을 높인다.

시술

- **적응증**

  진피 이식술은 넓고(직경 3 mm~2 cm), 부드럽고 팽창된 선형 흉터를 교정하기 위해 사용된다. 진피 이식은 진피 절제술처럼 표피를 크게 손상시키지 않으면서 함몰 흉터를 보강한다. 정상 피부로 덮인 흉터, 가파른 내벽(sharp wall)이 없는 흉터 치료에 적합하다. 진피 이식은 코입술 주름, 미간 주름과 같은 넓고 깊은 주름을 보강하는데 사용되며, Mohs surgery에 의한 깊은 코와 코날개 테두리(deep nasal and alar rim)의 결손 교정에 적용한다.

- **장점/단점**

  진피 이식술은 깊은 윤곽 결함을 교정하는 유용한 기술이며, 이식편은 다른 보강제보다 장점이 있다. 즉시 이용할 수 있고, 값싸고, 거부 반응이 없는 비알레르기성 임플란트이며, 또한 장기적 또는 영구적으로 사용할 수 있다. 이식편은 함몰성 병변의 크기와 모양에 맞게 정확하게 만들 수 있다. 진피 이식술은 흉터 표면의 손상이 적으며, 진피 절제술과 유사한 정도의 멍과 부기가 유발한다.

  단점은 공여부가 필요하며, 이식에 의해 새로운 결손이 형성된다는 점은 시술자와 환자에게 거부감을 준다. 진피 이식술은 필러에 비해 여러 가지 장점이 있지만, 이식편을 확보하고 이식하는 과정은 다른 시술에 비해 많은 시간과 노력이 필요하다. 안전하고 비교적 오래 지속되는 prepackaged injectable soft-tissue augmentation 물질이 개발되었기 때문에 진피 이식술에 대한 관심이 낮아졌다.

- **합병증**

  주입 부위의 멍, 부종 및 딱지가 발생할 수 있다. 가장 흔한 합병증은 낭종 형성이며, 약 10%의 발생률을 보인다. 낭종 형성을 막기 위해서 이식 전에 공여부에서 표피 및 부속 구조를 완전히 제거하는 세심한 주의를 기울여야 한다.

- **병합 요법**

  단일 공여 부위에서 채취한 여러 개의 진피 이식편을 다양한 부위에 이식할 수 있다. 또한 이식 후 박피술(dermabrasion), 화학적 필링, 레이저 치료를 통해 resurfacing을 시행한다. 진피 이식술에 대한 공식적인 연구는 없지만, PRP(platelet-rich plasma) 병합 요법은 다양한 흉터에서 laser resurfacing과 병합하거나,

병합없이 시행한 자가 지방 이식(autologous fat grafts)처럼 향상된 결과를 나타내었다.

- **임상의를 위한 실질적인 조언**

팽창성 흉터 치료를 위해 진피 이식술이 권장되지만, 한 · 두 차례의 진피 절제술을 먼저 시행하면 섬유성 흉터에 진피 이식이 잘되도록 부드럽게 만들 수 있다. 둥근 진피 이식편을 수확하기 위한 펀치를 선택할 경우에, 표피 펀치 이식편은 일반적으로 이식편의 수축을 고려하여 수혜 부위보다 약간 크게 떼어낸다. 진피 펀치 이식편은 수혜 부위 크기 및 모양과 일치하게 디자인해야 한다.

- **시술 절차**

진피 이식술을 위한 최적의 준비에 관하여 의견 차이가 있다. Swinehart는 이식편을 배치하기 10~14일 전에 흉터를 undermining하고, 수술 전에 다시 반복할 것을 권장하였다. 다른 시술자는 피부 이식 시에만 흉터를 subcision하는 것이 좋다고 주장한다. 이 단계에서 추가 수행 유무와 상관없이 진피 이식 직전에 흉터를 세심하게 조명으로 비추면서 확인해야 한다. 흉터와 공여부를 마커펜을 이용하여 주의 깊게 윤곽을 잡아야 한다. 사진은 마킹 전후에 찍어야 하며, 마킹 후 사진은 수술 중에 참조용으로 사용할 수 있다. 국소 마취 및 지혈을 위해 양쪽 부위에 1~2% 리도카인을 1:100,000 에피네프린과 함께 주사한다. 공여부는 후이개 주름(postauricular crease) 부위를 이용하며, 유두 진피층까지 dermabrasion 또는 resurfacing laser를 이용하여 제거한다. 모든 부속기 구조물(특히 피지선)을 제거하기 위해 주의를 기울여야 하며, 피지선이 잔존하면 낭종이 생길 수 있다. 이식편의 수확 방법은 교정해야 할 부분의 크기와 모양에 따라 결정된다. Scalpel 또는 laser는 선형의 작은 strip을 얻는 데 적절하지만, 펀치는 작고 둥근 흉터를 위한 이식편을 얻는 데 이상적이다. 이식편은 차가운 멸균 생리 식염수에 넣어야 하며, 필요하면 수혜 흉터 부위에 맞게 정확하게 다듬어야 한다. 이후에 함몰 부위 아래에 공여 공간을 만들기 위해 재차 undermining한다. 작고 둥근 흉터는 이식편을 subcision needle을 개구부를 통해 수여 공간에 삽입하고, diamond-tipped Jewelers 집게로 조작한다(그림 12-3).

Goodman은 커다란 선형 흉터를 교정하기 위해 흉터를 undermining을 하고, 정맥용 cannula를 이용하여 이식편을 guiding 한다고 제안하였다. Cannula를 선상 흉터의 한쪽 끝에 삽입하고, 수여부 공간을 만들기 위해 여러 번 앞뒤로 관통시킨 다음에 흉터 말단부를 통해 빼낸다. Introducer를 빼낼 때 기구를 감싸고 있는 plastic sleeve는 수여부 공간의 양단에서 돌출되도록 상처 부위에 남긴다. 이 sleeve는 polydioxanone suture가 부착된 이식편을 straight needle로 당길 수 있는 터널 역할을 담당한다. Needle로 터널을 통과하여 이식편이 sleeve에 위치한 후에 이식편의 끝단을 집게로 잡아서 최종 위치에 놓는다. 이식편을 집게로 잡은 상태에서 sleeve와 이식편을 수여부 터널로 한꺼번에 잡아당겨서 플라스틱 sleeve를 제거하고, 봉합된 이식편만 터널에 남아있게 한다. 이식편이 만족스런 위치에 있으면, 집게를 빼내고 봉합사 근위부를 자른다. 이식편에서 봉합사를 제거할 필요는 없다. 필요한 경우에, 이식편의 끝부분을 고분해성 봉합사로 제 위치에 고정하고, 수여부 터널의 끝을 Steri-Strips(3M Corp, St. Paul, MN, USA) 또는 미세 분해성 봉합사를 이용해 꿰맨다. 마지막으로 공여부는 horizontal mattress suture로 봉합한다. 수술 후 이식편 생존율을 극대화하기 위해 1~2일 동안 최대한 움직이지 않도록 해야 한다. 드레싱 제거 시 교정 효과를 즉시 파악할 수 있다. 그러나 이러한 초기 결과는 이식편이 시간이 지남에 따라 볼륨을 잃어버리기 때문에 영구적이지 않을 수 있다. 그럼에도 불구하고 1997년 Goodman은 11명의 환자를 대상으로 시행한 32건의 진피 이식술에서 3개월~30개월까지 추적 관찰한 결과에 의하면 84%에서 결함이 완전히 교정되었다.

15번 수술용 칼날(blade) 또는 curved iris scissor로 작게 다진(smashed) 진피 이식편을 만들어서 boxcar, rolling, linear 또는 irregular geometrical 흉터에 맞는 형태로 성형하는 수정된 방법이 있다. 작게 다진 진피 이식편을 18게이지 바늘이 있는 1 mL 투베르쿨린 주사기에 흡입한 후에 이식편을 집게로 잡

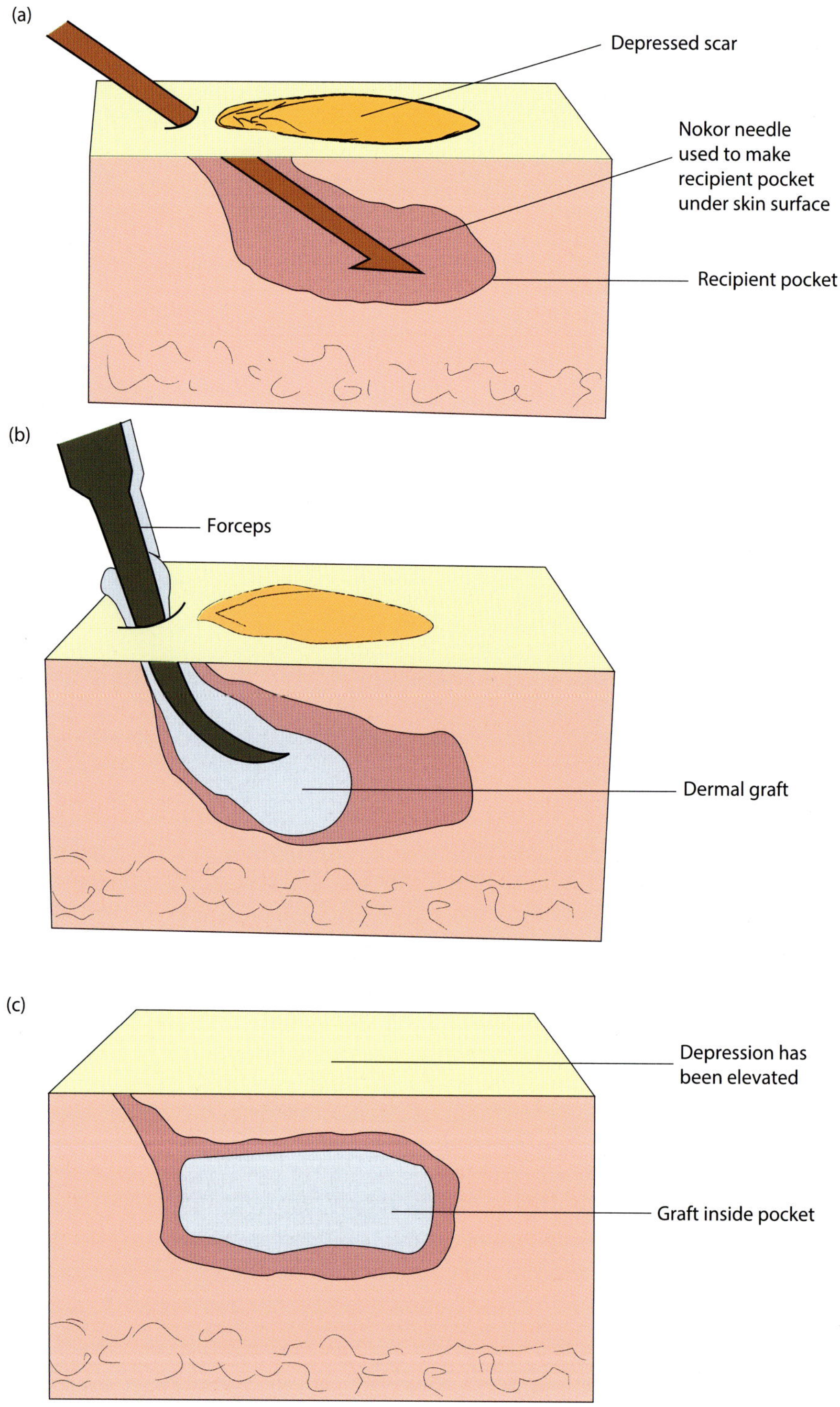

그림 12-3. 진피 이식술. (a) 함몰 부위 아래에 이식을 위한 수여 공간을 만들기 위해 진피 절제술을 시행한다. (b) Jewelers 집게를 사용하여 새로이 수확한 이식편을 subcision needle을 이용해 만든 절개부를 통해 수여 공간에 삽입한다. (c) 시술이 완료되면, 함몰 부위가 주변 피부 수준으로 상승한다.

아서 주입한다. 최대한 교정될 때까지 추가적으로 조작을 할 수 있다.

- **합병증 관리**
  낭종이 형성된 경우에 병변내 corticosteroid 주입술을 시도한다. 다른 방법으로 낭종을 배출시키거나 절제한다.

3. 절제술/펀치 올림술/펀치 이식편

역사

절제술, 펀치 기법은 깊은 위축성 여드름 흉터에 수십년 전부터 사용된 치료 방법이다. 흉터 깊이가 깊어 재생술(resurfacing)로 교정이 어렵거나, 흉터 기저부가 불규칙하거나 경계가 단단하여 필러 교정으로 치료하기 어려운 병변에 적절한 기법이다

시술

적응증

- 타원형 절제술(excision) 또는 펀치 절제술은 뚜렷한 흉터를 두드러지지 않는 선형의 얕은 흉터로 변형시킬 때 사용한다. 펀치 절제술은 직경 3.5 mm 이내의 송곳형 흉터, 깊은 박스카형 흉터 치료에 사용된다. 직경 3.5 mm 이상의 흉터는 타원형 절제술을 사용하여 제거해야 하며, 기립 원뿔(standing cone) 형성없이 효과적으로 복구된다. 절제술은 피부에 낭 · 터널 등을 형성한 여드름 흉터에 가장 좋은 치료 방법이며, 켈로이드 · 비후성 여드름 흉터 치료에 적합하다.
  이완된 피부 장력선(relaxed skin tension line)의 감춰지지 않는 곳에 위치한 송곳형 또는 깊은 박스카형 흉터 절제술 기법보다 펀치 이식편은 미용적으로 더 나은 효과를 보인다. 그러나 펀치 이식편(punch grafting)은 흉터 병변의 색상, 질감과 유사한 공여부 피부가 존재하는 경우에만 적용할 수 있다. 펀치 이식편의 성공률이 높은 부위는 움직임이 비교적 적은 이마, 상부 뺨이다.
  펀치 올림술(punch elevation)은 매우 좁고 기저부가 부드러우면서 정상적인 색소를 보이는 깊은 박스카형 흉터에 사용한다. 흉터는 수직의 내벽이 존재하고, 깊어 질수록 좁아져서 개구부의 면적을 채우기 못할 정도로 충분히 크지 않은 기저부가 존재하는 흉터가 아니어야 한다(표 12-2).

표 12-2. 펀치 기법/절제술의 적응증

Technique	Indicated Scar Types
Punch excision	Ice pick scars; deep boxcar scars 〈3.5 mm in diameter
Elliptical excision	Ice pick scars; deep boxcar scars ≥ 3.5 mm in diameter; scars with bridges, cysts or tunnels
Punch grafting	Ice pick scars; deep boxcar scars
Punch elevation	Deep boxcar scars with vertical walls and scar bases that match surrounding skin in texture and pigmentation

- 장점/단점
  절제술 및 펀치 기법은 비수술적 반흔 교정법에 비해서 송곳형 흉터와 깊은 박스카형 흉터를 교정하는 장

점이 있다. TCA 재건술이 개발되기 이전까지 좁은 ice pick 흉터 치료는 외과적 메스를 이용한 수술 기법이 유일한 치료 방법이었다.

절제술, 펀치 기법의 단점은 이차적인 결함이 발생할 수 있다는 사실이다. 오래된 흉터 병변에 새로운 상처를 낸다는 개념이 일부 의사나 환자에게 거부감을 제공한다. 상처 회복이 느린 환자에게 적절한 결과를 유도하기 어렵다. 아주 심한 여드름 흉터 및 비정상적인 상처 회복을 보이는 환자에게 이러한 위험성을 반드시 알려야 하며, 본 시술에 적합하지 않을 수 있다. 적절한 환자에게 절제술, 펀치 기법을 시행하여도 흉터가 여전히 융기되어 있거나, 위축될 가능성이 있다. 펀치 이식술은 공여부가 필요하다는 단점 및 수혜부와 공여 피부 조직의 색감이나 질감에 차이가 발생한다.

- 합병증

타원형 절제술 이후에 흉터 위축과 확대가 나타날 수 있으며, 피지 분비가 왕성한 부위에 호발한다. 적절한 환자 선택과 세심한 술기로 예방할 수 있다. 절제술을 시행할 때에 가능한 많은 피하조직을 남겨서 흉터 회복의 토대로 작용할 수 있게 해야 한다. 꼼꼼한 봉합 후에 Steri-strips(3M Corp., St. Paul, MN, USA)을 10일간 사용하면 흉터 확산을 예방할 수 있다. 넓은 흉터는 큰 절제술을 시행하기보다 작은 절제술을 4~6주에 걸쳐 시행해야 한다.

펀치 이식술의 합병증은 이식편 부위의 돌출, 경계가 맞지 않거나 색상 · 질감 등이 주변의 피부와 일치하지 않는다. 이러한 결과를 예방하기 위해서 공여부의 신중한 선택이 필요하다. 이식편 주변의 경계가 함몰되거나, 돌출을 막기 위해 수혜부보다 공여부의 지름이 약간 더 크거나, Steri-strip을 사용해서 이식편을 5일 정도 고정해주면 도움이 된다. 또한 환자에게 이식부를 만지지 않도록 교육해야 하며, 얼굴의 움직임을 최소화하노록 설명한다. 아래 뺨이나 입 주변은 턱의 움직임에 의해 이식 성공률이 낮은 부위이다. 이러한 곳은 좀 더 세심한 관리가 필요하고, 환자에게 씹거나 대화를 수 일간 주의하도록 설명해야 한다. 펀치 올림술의 흔한 부작용은 주변 피부보다 지속적으로 융기된 양상을 보이는 현상이다.

- 병합 요법

절제술과 펀치 기법은 2차 결함을 최소화하기 위해서 다른 피부 재생 기법과 병합하여 사용한다. 일반적으로 dermabrasion은 절제술, 펀치 기법 4~8주 후에 실시한다. 새로운 대안 방법은 절제술이나 펀치 기법을 laser resurfacing과 1회 병합 시행한다. Split-face 무작위 연구에 의하면 펀치 올림술 시행 후 1달 간격으로 2차례의 fractional CO_2 laser를 시행한 군과 fractional CO_2 laser만 시행한 군에서 병합 요법이 더 효과적이었다.

- 임상의를 위한 실질적인 조언

절제술, 펀치 기법은 2차 결함을 유발할 수 있기 때문에, 시술 전 환자에게 현실적인 기대치를 설정해 주어야 한다. 환자에게 결과에 대해 설명하고, 더 나은 결과를 위한 추가적인 laser resurfacing 등이 필요하다고 주지시킨다.

모든 기법은 여러 병변에서 동시에 시행될 수 있다. 2개 이상의 흉터에서 절제술을 시행하면 4~5 mm 간격을 두고 시행하여 과도한 견인력을 억제해야 한다. 다양한 직경의 펀치 이식을 한 번에 시행할 경우에 표시 후에 시술하는 것이 필요하다.

펀치 이식술에서 이식부를 주의 깊게 선택해야 한다. 후이개 부위를 가장 많이 사용한다. 병변과 잘 맞지 않는 경우에 쇄골 위, 팔뚝, 모발 선을 선택할 수 있다

- 시술 절차

절제술과 펀치 시술 이전에 흉터 부위를 표시하고, 1% lidocaine + epinephrine 용액을 주입한다. 펀치 기법에서 사용할 수 있는 직경은 0.25 mm에서 1.5~3.5 mm(Goodman GJ, unpublished work)로 다양하

다. 펀치의 내벽에 이음매가 없다. 펀치 기구는 흉터를 들어내기에 충분히 커야 한다. 엄지와 검지를 흉터 부위 양쪽에 위치시켜 휴지기 피부 장력선에 수직 방향으로 흉터를 당긴다. 이렇게 하면 정상적인 피부선을 따르는 길쭉한 상처를 만들 수 있다. 펀치는 90도 각도로 삽입하고, 피하 지방층까지 진입해야 한다. 흉터 기저부가 섬유화되지 않았다면 쉽게 밀려나오게 된다. 필요한 경우에 집게나 iris scissor를 이용해서 주변의 다른 섬유성 조직을 분해한다. 2mm 보다 작은 경우에 상처는 제2 유합에 의해 저절로 치유될 수 있다. 2.5mm 이상의 펀치를 사용한 경우에 buried deep suture를 이용해 한바늘 봉합하는 것이 더 좋다. 모든 표피 봉합은 봉합선 흉터(track-mark)를 남기지 않기 위해서 7일 이내에 제거해야 한다.

타원형 절제술은 3.5 mm 이상의 여드름 흉터에서 펀치 보다 효과적이다. 수술용 blade를 이용해 휴지기 피부 장력선을 따라 타원형으로 절제한다. 흉터는 절제 중심 부위에 위치하고, 미용적 봉합을 위해 각 모서리가 30도 이하가 되도록 해야 한다. 장력이 걸리지 않도록 병변의 가장자리를 충분히 undermining 한다. 작은 절제술은 buried dermal suture로 봉합하고, 큰 절제술을 시행한 병변은 simple, interrupted suture 또는 vertical mattress suture로 봉합한다.

펀치 올림술을 시행하기 위해서 흉터 기저부와 정확하게 직경이 일치하는 펀치 기구를 사용해야 한다(그림 12-4). 펀치는 피하 지방층까지 삽입되어 조직을 쉽게 얻을수 있다. 다음으로 집게를 사용하여 주변 표면보다 약간 높은 위치에 도달할 때까지 흉터 기저부를 부드럽게 들어 올리고, 응고가 그 아래 부위에 일어날 때까지 1~2분간 조직을 고정한다. 이후에 봉합사(2-octyl cyanoacrylate. Ethicon, Inc., Somerville, NJ, USA) 또는 Steri-Strips를 사용하여 plug를 제 위치에 고정시킨다. 부위는 국소 항생제로 덮고 거즈로 드레싱을 시행한다. 이후에 환자로 하여금 시술 부위를 부드럽게 닦아내고, 국소 항생제를 하루 2회 도포하도록 설명한다.

펀치 이식술의 경우에 적절한 공여 부위를 선택하고, 수혜 부위와 동일한 방법으로 마취를 한다. 첫째, 내벽을 포함한 전체 흉터를 절제한다(그림 12-5). 펀치는 피부 표면에 90도 각도로 돌리면서 삽입해야 한다. 피부의 측면이 늘어나는 것을 피하고, 수혜부의 구멍이 완벽하게 둥근 모양을 나타낼 수 있도록 주의를 기울여야 한다. 절제된 흉터는 제거하여 버리고, 이식편은 동일한 절차를 시행하며, 직경 0.25~0.5mm 펀치를 사용하여 수혜부에 꽉 찰 수 있도록 원통 모양으로 제작한다. 이식편은 수축하는 경향이 있으나, 수혜부 상처는 확장될 수 있기 때문에 수혜부 구멍에 비해 큰 이식편을 사용하는 것이 좋다. 이식편을 집게를 사용하여 수혜부에 부드럽게 삽입한 후에 표면이 주면 피부보다 약간 높게 위치해야 한다(그림 12.5). 이식편을 봉합하거나 붙인 후에 Steri-Strip으로 고정시키고, 공여부를 봉합한다. 환자로 하여금 안면 움직임을 제한하도록 하고, 처음 며칠 동안 이식 부위를 만지지 않도록 교육한다.

- 합병증 관리

전술한 바와 같이 절제술 및 펀치 시술에 의한 합병증은 주의 깊게 시술을 시행함으로써 최소화할 수 있다. 펀치 절제술을 크게 시행하거나 타원형 절제술을 시행할 경우에 눈에 띄는 결함을 최소화하기 위해서 세심한 봉합이 필요하다. 펀치 이식술에서 공여부의 신중한 결정, 정확한 수집(harvesting) 기술, 이식편의 적절한 배치는 좋은 결과를 얻는 데 필수적이다.

발생한 이차 결함이 미용적으로 받아들여지지 않는 경우에 후속적인 시술을 통해 개선할 수 있다. 이식편이 돌출되어 있거나, plug 또는 절제술 흉터는 4~8주 후에 laser resurfacing을 통해 적절히 다듬을 수 있다. 펀치 이식편이 빠져 나왔거나, 함몰된 흉터가 나타나면 원래의 절차를 반복해야 한다.

펀치 올림술에 의해 발생한 주변 피부보다 돌출된 초기의 plug는 서서히 편평해지지만, 지속적으로 돌출된 plug는 4~8주 후 resurfacing을 시행한다(Goodman GJ, unpublished work).

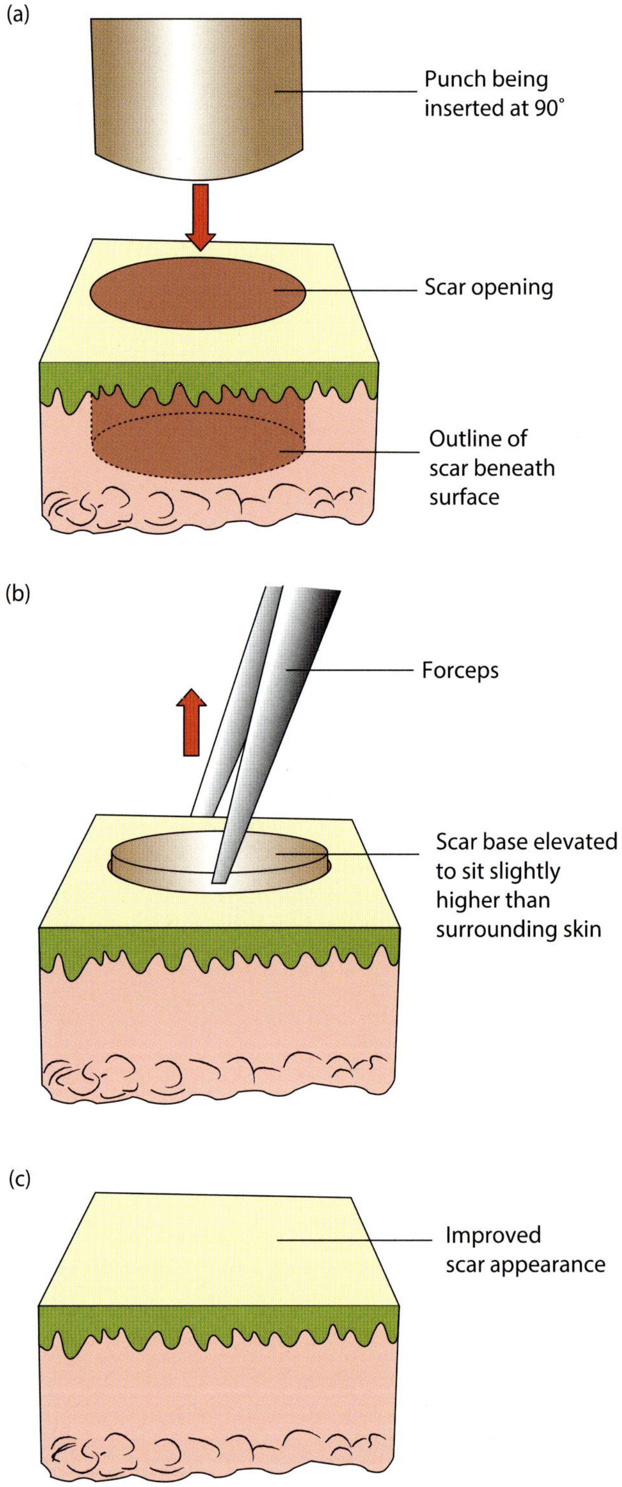

그림 12-4. 깊은 Boxcar 흉터의 펀치 올림술. (a) 흉터 직경과 일치하는 펀치를 피하 지방층까지 90도 각도로 삽입, (b) 이후에 집게를 사용하여 흉터의 기저부를 천천히 들어올려서 주변 피부보다 약간 높은 위치에 놓음, (c) 올려졌던 덮개는 치유 기간 동안 점차 편평해짐.

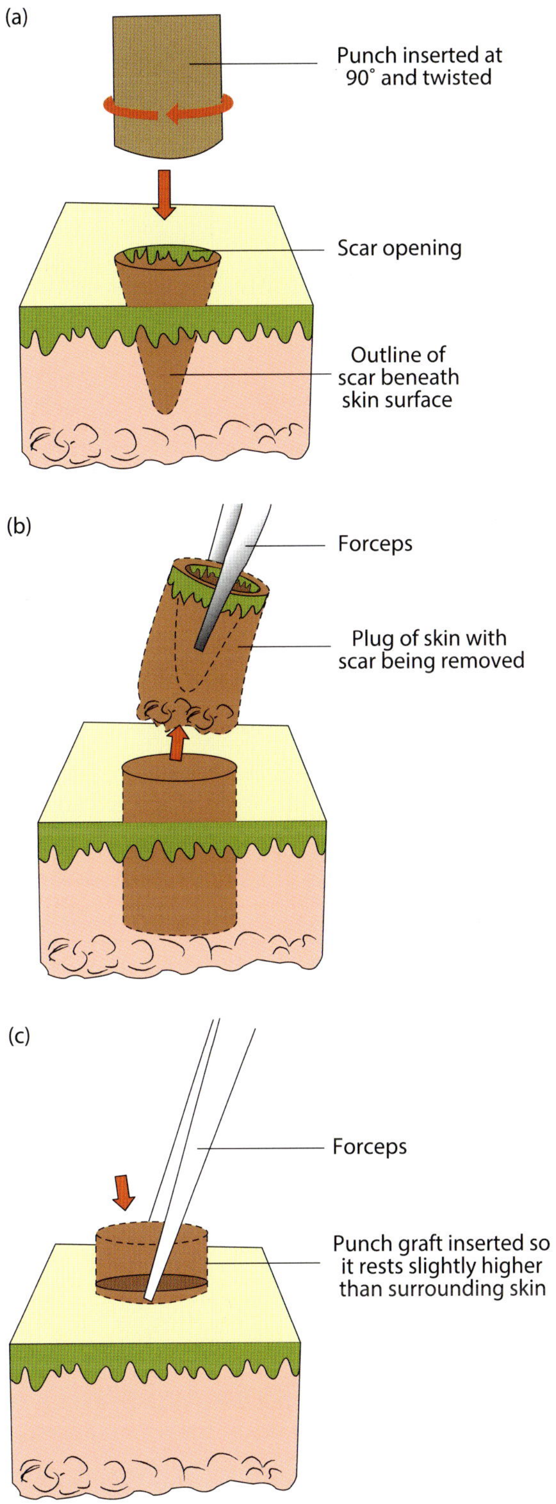

그림 12-5. 송곳형 흉터의 펀치 이식술. (a)흉터와 내벽을 완전히 채울 수 있는 펀치를 선택하여 90도 각도로 비틀어 돌리면서 삽입, (b)집게를 이용하여 수혜부 구멍에서 기존 흉터 제거, (c)수혜부 구멍보다 약간 큰 두께의 이식편 삽입.

기타 기법/향후의 치료 방법

여드름 흉터에 다양한 수술 방법이 수십 년 간 사용되어 왔지만, 이러한 치료에 관한 장기적인 평가와 다양한 기법의 결과를 비교한 연구는 제한적이다. 기계적 박피술(dermabrasion)과 같은 치료는 선호되지 않았던 반면, 새로운 치료와 프로토콜 및 연구 결과가 보고되고 있다.

기계적 박피술은 전동화된 고속 솔(high-speed brush), diamond cylinder, fraise 또는 silicon carbide sandpaper와 같은 연마 기구를 이용하여 표피 또는 진피의 일부를 제거하고 콜라겐 형성을 돕는 치료 방법이다. 이 기법은 열 손상 없이 흉터 변연부를 연마시킨다. Dermabrasion은 둥근형 흉터와 얕은 박스카형 흉터에 가장 적합하지만, 송곳형 또는 깊은 박스카형 흉터와 같은 깊은 여드름 흉터에는 덜 유용하다. Fractional laser와 유사한 효과를 보고하였지만, 심한 통증, 홍반, 부종, 긴 회복 시간, 흉터 발생, 색소 침착, 비립종을 유발한다.

줄기 세포 생물학과 재생 의학 분야 연구에 의해 흉터 교정술(revision)에 대한 새로운 접근 방법이 제시되고 있다. 흉터를 유발하는 섬유화성 상처 치유(fibrotic wound healing) 과정 및 태아와 다른 유기체에서 볼 수 있는 손상된 조직의 완전한 재생을 유도하는 경로의 차이를 밝히는 훌륭한 연구가 진행되고 있다. 포유류에서 피부 전구 세포(progenitor cell)가 확인되었으며, 이러한 세포를 손상된 피부에 이식하고 적절한 미세 환경 조건을 제공함으로써 재생에 의한 치유가 유도될 것으로 기대된다. 섬유화성 흉터를 절제하고, 정상 피부로 대체되도록 흉터를 조작하는 것이 가능해질 수 있다. 최근에 보고된 치료적 중재 연구에 의하면 회춘술(rejuvenation)과 흉터의 시각적 개선을 위해 줄기세포(stem cell)를 사용하고 있다. 줄기 세포는 골수, 지방 조직, 혈액에서 발견되며, 특정 세포로 분화할 수 있는 미분화 세포를 의미한다. Ibrahim 등은 여드름 흉터에서 자가 골수 줄기 세포(autologous bone marrow stem cell)을 주입한 14명의 환자에서 유의한 질적 및 양적 개선을 보고하였다. Zhou 등은 얼굴 여드름 흉터 및 피부 회춘술(rejuvenation)을 위해 fractional CO_2 laser를 시행한 군과 시행하지 않은 군에서 지방 세포 유도 줄기 세포(topical adipose-derived stem cell)를 국소 도포한 이후에 초기, 시술 1주 후, 1개월 후를 평가하였다. 두 그룹 모두에서 피험자의 만족도 증가, 피부 수분 정도 및 탄력성 증가, 경표피 수분 손실, 피부의 거친 정도 및 melanin index의 감소를 보였다. 1명의 환자에서 조직학적 분석을 시행한 결과에 의하면 진피 내 콜라겐과 탄력소 밀도가 증가하였다. 줄기 세포는 단독 치료 또는 수술적 치료와 함께 시행하였을 때 잠재적으로 개선된 결과를 유도할 수 있다. 그러나 외래 기반의 줄기 세포 치료에 대해 미국 FDA에서 조사를 진행하였으며, 안전하지 않은 기법이나, 검증되지 않은 요구(untested claim) 관하여 제재하였다.

자가 지방 이식술 또는 지방 이식술을 여드름 흉터에 사용하기 위해 연구 조사가 실시되었다. 지방 이식술은 Neuber에 의해 1893년 처음 보고되었으며, 2006년 Colemandms 지방 이식술을 받은 환자에서 여드름 흉터가 개선되었다. 지방 이식편의 효과는 콜라겐 분화 및 합성, 혈관 형성을 자극할 수 있는 잠재력을 가진 지방 세포 유도 줄기 세포와 연관이 있다고 생각되고 있다. 지방 이식편을 수집하고 혈액 공급을 극대화하기 위해, 적은 양의 지방을 여러 터널을 통해 주입하였다. 시술 결과는 수술 약 3개월 후에 평가하는 것이 바람직하다. Seidel과 Moy는 여드름 흉터에 대해 합성 표피 성장 인자(epidermal growth factor)를 하루 2회 사용하여 평가하였다. 8명의 환자에서 12주 치료 후에 평가하였다. 25%는 훌륭한(excellent) 결과, 37%는 우수한(good) 결과를 보였다. 줄기 세포 첨가물이 포함되어 있는 다양한 국소 serum이 시판되고 있으며, 수술적 치료와 병용하면 효능을 향상시킬 수 있다.

잠재적 보조 치료는 low-level light therapy (LLLT)가 있다. Barolet과 Boucher는 CO_2 laser ablasion을 여드름 또는 수술에 의한 비후성 흉터 및 켈로이드 흉터 환자 3명을 대상으로 시행하였다. 두 개의 흉터 중에 하나는 non-thermal, non-ablative, 805nm의 near-infared light-emitting diode를 30일간 30mW/cm^{2}로 조사하였다. 치료 후 가슴에 존재한 비후성 여드름 흉터 환자를 포함한 3명의 환자에서, 조사되지 않은 쪽에 비해 조사된 부위가 시각적 개선, 중증도 및 피부 표면 형태의 개선을 보였다. 추가적인 연구가 필요하겠지

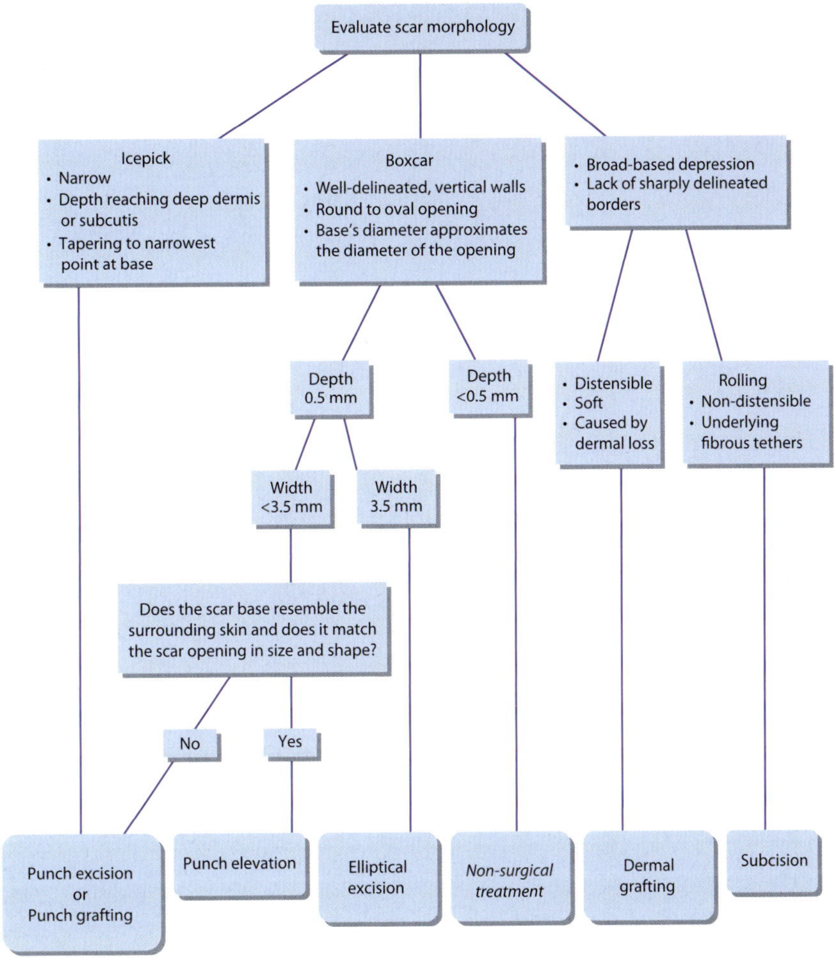

그림 12-6. 여드름 흉터 아형에 따른 수술 기법. 깊이가 0.5 mm 미만의 표재성 박스카형(boxcar) 흉터를 제외한 아형은 외과적 교정술에 의해 호전된다. 펀치 절제술 및 펀치 이식술은 송곳형(ice pick) 및 깊은 박스카형 흉터, 펀치 올림술은 규칙적인 형태의 기저부를 갖는 깊은 박스카형 흉터 치료에 사용하며, 진피 절제술은 둥근형(rolling) 흉터에 이상적이고, 진피 이식술은 확장성 함몰 흉터에 적합하다.

만, LLLT는 IL-6을 감소시키고, 비정상적인 상처 치유와 관련된 TGF-β를 조절하는 것으로 생각되고 있다. 모발 이식은 광피부 5형 환자의 수염 부위에서 둥근형, 박스카형 여드름 흉터를 가리기 위해 사용되었다. 연구자는 턱 밑에서 각각의 모낭 단위(follicular unit)을 채취한 후 흉터 주변에 이식하였다. 모발 이식 후 여드름 흉터는 눈에 잘 띄지 않았으며, 미용적으로 받아들일 만한 효과가 있다고 보고하였다.

요약

여드름 흉터 교정술은 흉터 유형의 신중한 평가, 전반적인 환자 특성 및 환자 선호도, 목표, 예산에 대해 철저히 고려해야 하며, 환자에 따라 별도의 치료 프로토콜이 필요한 복잡한 시술이다. 다양한 흉터 교정술 기법은 흉터 아형에 따라 차이가 있다. 여드름 흉터 치료용 장비를 갖추는 것은 물론 다양한 수술 기법 및 비수술 기법, resurfacing 시술 방법을 숙지해야 한다. 본 장에서 설명한 수술적 기법은 이러한 과정에 필수적이며, 심부 및 섬유성 여드름 흉터를 개선할 수 있는 몇 가지 기법 중의 하나이다(그림 12-6). 임상가는 이러한 수술적 기법을 비수술적 치료 및 resurfacing 시술과 병합 방법을 고려해야 하며, 이는 잠재적으로 시너지 효과를 발휘하게 된다. 심한 여드름 흉터는 사회적 및 정서적 고통을 초래하기 때문에 이러한 술기 습득은 피부과 의사의 임무이다!

참고 문헌

1. Jacob CI, Dover JS, Kaminer MS. Acne scarring: A classification system and review of treatment options. *J Am Acad Dermatol.* 2001;45:109–17.
2. Orentreich DS, Orentreich N. Subcutaneous incisionless (subcision) surgery for the correction of depressed scars and wrinkles. *Dermatol Surg.* 1995;21:543–9.
3. Spangler AS. New treatment for pitted scars; preliminary report. *AMA Arch Derm.* 1957;76:708–11.
4. Millikan L, Rosen T, Monheit G. Treatment of depressed cutaneous scars with gelatin matrix implant: A multi-center study. *J Am Acad Dermatol.* 1987;16:1155–62.
5. Cohen I. Fibrel®. *Semin Dermatol.* 1987;6:228–37.
6. Hambley RM, Carruthers JA. Microlipoinjection for the elevation of depressed full-thickness skin grafts on the nose. *J Dermatol Surg Oncol.* 1992;18:963–8.
7. Swinehart J. Pocket grafting with dermal grafts: Autologous collagen implants for permanent correction of cuta-neous depressions. *Amer J Cosm Surg.* 1995;12:321–31.
8. Orentreich D, Orentreich N. Acne scar revision update. *Dermatol Clin.* 1987;5:359–68.
9. Goodman GJ. Post-acne scarring: A short review of its pathophysiology. *Australas J Dermatol.* 2001;42:84–90.
10. Hexsel DM, Mazzuco R. Subcision: A treatment for cellulite. *Int J Dermatol.* 2000;39:539–44.
11. Goodman GJ. Therapeutic undermining of scars (subcision). *Australas J Dermatol.* 2001;42:114–7.
12. Alam M, Omura N, Kaminer MS. Subcision for acne scarring: Technique and outcomes in 40 patients. *Dermatol Surg.* 2005;31:310–7.
13. Balighi K, Robati RM, Moslehi H, Robati AM. Subcision in acne scar with and without subdermal implant: A clin-ical trial. *J Eur Acad Dermatol Venereol.* 2008;22:707–11.
14. Fulchiero GJ Jr., Parham-Vetter PC, Obagi S. Subcision and 1320 nm Nd:YAG nonablative laser resurfacing for the treatment of acne scars: A simultaneous split-face single patient trial. *Dermatol Surg.* 2004;30:1356–9.
15. Branson DF. Dermal undermining (scarification) of active rhytids and scars: Enhancing the results of CO_2 laser skin resurfacing. *Aesthet Surg J.* 1998;18:36–7.
16. Gadkari R, Nayak C. A split-face comparative study to evaluate efficacy of combined subcision and dermaroller against combined subcision and cryoroller in treatment of acne scars. *J Cosmet Dermatol.* 2014;13(1):38–43.
17. Faghihi G, Poostiyaan N, Asilian A, Abtahi-Naeini B, Shahbazi M, Iraji F, Fatemi Naeini F, Nilforoushzadeh MA. Efficacy of fractionated microneedle radiofrequency with and without adding subcision for the treatment of atrophic facial acne scars: A randomized split-face clincal study. *J Cosmet Dermatol.* 2017;16(2):223–9.
18. Taylor MB, Zaleski-Larsen L, McGraw TA. Single session treatment of rolling acne scars using tumescent anes-thesia, 20% trichloroacetic acid, extensive subcision, and fractional CO_2 laser. *Dermatol Surg.* 2017;43(Suppl 1):S70–4.
19. Kaur J, Kalsy J. Subcision plus 50% trichloracetic acid chemical reconstruction of skin scars in the management of atrophacne scars: A cost-effective therapy. *Indian Dermatol Online J.* 2014;5(1):95–7.
20. AlGhamdi KM. A better way to hold a Nokor needle during subcision. *Dermatol Surg.* 2008;34:378–9.
21. Khunger NKM. Subcision for depressed facial scars made easy using a simple modification. *Dermatol Surg.* 2011;37:514–7.
22. Nilforoushzadeh M, Lotfi E, Nickkholgh E, Salehi B, Shokrani M. Can subcision with the cannula be an acceptable alternative method in treatment of acne scars? *Medical Archives.* 2015;69(6):384–6.
23. Ayeni O, Carey W, Muhn C. Acne scara treatment with subcision using a 20-G cataract blade. *Dermatol Surg.* 2011;37(6):846–7.
24. Barikbin B, Akbari Z, Youseif M, Dowlati Y. Blunt blade subcision: An evolution in the treatment of atrophic acne scars. *Dermatol Surg.* 2017;43(Suppl 1):S57–63.
25. Aalami Harandi S, Balighi K, Lajevardi V, Akbari E. Subcision-suction method; a new successful combination

therapy in treatment of atrophic acne scars and other depressed scars. *J Eur Acad Dermatol* Venerol. 2011;25(1):92–9.

26. Pereira O, Bins-Ely J, Paulo EM, Lee KH. Treatment of skin depression with combined upward suture traction and percutaneous subcision. *Plast Reconstr Surg Glob Open.* 2015;3:e534.
27. Peer LA, Paddock R. Histologic studies on the fate of deeply implanted dermal grafts: Observations on sections of implants buried from one week to one year. *Arch Surg.* 1937;34:268.
28. Swinehart JM. Dermal grafting. *Dermatol Clin.* 2001;19:509–22.
29. Goodman GJ. Autologous fat and dermal grafting for the correction of facial scars. In: *Surgical Techniques for Cutaneous Scar Revision.* Harahap M, ed. New York: Marcel Dekker, 2000, 311–48.
30. Goodman G. Laser-assisted dermal grafting for the correction of cutaneous contour defects. *Dermatol Surg.* 1997;23:95–9.
31. Meyers S, Rohrer T, Grande D. Use of dermal grafts in reconstructing deep nasal defects and shaping the ala nasi. *Dermatol Surg.* 2001;27:300–5.
32. Shilpa K, Sacchidanand S, Leelavathy B, Shilpashree P, Divya G, Ranjitha R, Lakshmi DV. Outcome of dermal grafting in the management of atrophic facial scars. *J Cutan Aesthetic Surg.* 2016;9:244–8.
33. Nita AC, Orzan OA, Filipescu M, JIanu D. Fat graft, laser CO_2 , and platelet-rich plasma synergy in scars treatment. *J Med Life.* 2013;6(4):430–3.
34. Tenna S, Cogliandro A, Barone M, Panasiti V, Tirindelli M, Nobile C, Persichetti P. Comparative study using autologous fat grafts plus platelet-rich plasma with or without fractional CO_2 laser resurfacing in treatment of acne scars: Analysis of outcomes and satisfaction with FACE-Q. *Aesthetic Plast Surg.* 2017;41(3):661–6.
35. Choi JM, Rohrer TE, Kaminer MS, Batra RS. Surgical approaches to patients with scarring. In: *Scar Revision.* Arndt KA, ed. Philadelphia: Elsevier Saunders, 2006, 45–66.
36. Nagaraju U, Chikkaiah MK, Raju BP, Agarwal P. Autologous smashed dermal graft with epidermal re-closure: Modified technique for acne scars. *J Cutan Aesthet Surg.* 2016;9(4):258–62.
37. Solotoff SA. Treatment for pitted acne scarring-postauricular punch grafts followed by dermabrasion. *J Dermatol Surg Oncol.* 1986;12:1079–84.
38. Johnson WC. Treatment of pitted scars: Punch transplant technique. *J Dermatol Surg Oncol.* 1986;12:260–5.
39. Stal S, Hamilton S, Spira M. Surgical treatment of acne scars. *Clin Plast Surg.* 1987;14:261–76.
40. Dzubow LM. Scar revision by punch-graft transplants. *J Dermatol Surg Oncol.* 1985;11:1200–2.
41. Eiseman G. Reconstruction of the acne-scarred face. *J Dermatol Surg Oncol.* 1977;3:332–8.
42. Stegman SJ. *Cosmetic Dermatologic Surgery.* 2nd ed. Chicago: Year Book Medical Publishers, Inc., 1990.
43. Lee JB, Chung WG, Kwahck H, Lee KH. Focal treatment of acne scars with trichloroacetic acid: Chemical reconstruction of skin scars method. *Dermatol Surg.* 2002;28:1017–21.
44. Tsao SS, Dover JS, Arndt KA, Kaminer MS. Scar management: Keloid, hypertrophic, atrophic, and acne scars. Semin Cutan Med Surg. 2002;21:46–75.
45. Koranda FC. Treatment and modalities in facial acne scars. In: *Facial Scars: Incision, Revision, and Camouflage.* Thomas JR, Holt GR, eds. St. Louis: The C.V. Mosby Company, 1989, 278–89.
46. Haneke E. Fusiform excision and serial excisions. In: *Surgical Techniques for Cutaneous Scar Revision.* Harahap M, ed. New York: Marcel Dekker, 2000, 359–80.
47. Usatine R. Elliptical excision. In: *Skin Surgery: A Practical Guide.* Usatine RP, Moy RL, eds. St. Louis: Mosby, 1998, 120–36.
48. Griffin E. Punch transplant technique for pitted scars. In: *Surgical Techniques for Cutaneous Scar Revision.* Harahap M, ed. New York: Marcel Dekker, 2000, 259–74.
49. Grevelink JM, White VR. Concurrent use of laser skin resurfacing and punch excision in the treatment of facial acne scarring. *Dermatol Surg.* 1998;24:527–30.
50. Goodman GJ. The limitations of skin resurfacing techniques. The necessity to combine procedures. *Dermatol Surg.* 1998;24:687–8.
51. Faghihi G, Nouraei S, Asilian A et al. Efficacy of punch elevation combined with fractional carbon dioxide laser resurfacing in facial atrophic acne scarring: A randomized split-face clinical study. *Indian J Dermatol.* 2015;60(5):473–8.
52. Lanoue J, Goldenberg G. Acne scarring: A review of cosmetic therapies. *Cutis.* 2015;95(5):276–81.

53. Frank W. Therapeutic dermabrasion back to the future. *Arch Dermatol.* 1994;130:1187–9.
54. Abdel Hay R, Shalaby K, Zaher H, Hafez V, Chi CC, Dimitri S, Nabhan AF, Layton AM. Interventions for acne scars. *Cochraine Database Sys Rev.* 2016;4:CD011946.
55. Goodman GJ. Treatment of acne scarring. In: *Pathogenesis and Treatment of Acne and Rosacea.* Zouboulis Christos C, Katsambas Andreas D, Kligman Albert M, eds. Heidelberg: Springer Berlin, 2014, 527–36.
56. Hession MT, Graber EM. Atrophic acne scarring: A review of treatment options. J Clin Aesthet Dermatol. 2015; 8:50–8.
57. Christophel JJ, Elm C, Endrizzi BT et al. A randomized controlled trial of fractional laser therapy and dermabrasion for scar resurfacing. *Dermatol Surg.* 2012;38:595–602.
58. Gurtner GC, Werner S, Barrandon Y, Longaker MT. Wound repair and regeneration. *Nature.* 2008;453:314–21.
59. Zaleski–Larsen LA, Fabi SG, McGraw T, Taylor M. Acne scar treatment: A multimodality approach tailored to scar type. *Dermatol Surg.* 2016;43(Supply 2):S139–49.
60. Ibrahim ZA, Eltatawy RA, Ghaly NR, Abd El–Naby NM, Abou El Fetouh HM, Abd Elateef AE, Abdou S, Tahaa A, El Afandy M. Autologous bone marrow stem cells in atrophic acne scars: A pilot study. *J Dermatol Treat.* 2015;26(30):260–5.
61. Zhou BR, Zhang T, Bin Jameel AA, Xu Y, Xu Y, Guo SL, Wang Y, Permatasari F, Luo D. The efficacy of conditioned media of adipose–derived stem cell combined with ablative carbon dioxide fractional resurfacing for atrophic acne scars and skin rejuvenation. *J Cosmet Laser Ther.* 2016;18(3):138–48.
62. Neuber F. Fetttranspalntation. *Zentrabl Chir.* 1893;22:66.
63. Coleman SR. Structural fat grafting: More than a permanent filler. *Plast Reconstr Surg.* 2006;118(Suppl 3):108S–120S.
64. Zuk PA, Zhu M, Mizuno H et al. Multilineage cells from human adipose tissue: Implications for cellbased therapies. *Tissue Eng.* 2001;7(2):211–28.
65. Seidel R, Moy RL. Improvement in atrophic acne scars using topical synthetic epidermal growth factor (EGF) serum: A pilot study. *J Drug Dermatol.* 2015;14(9):1005–10.
66. Barolet D, Boucher A. Prophylactic low–level light therapy for the treatment of hypertrophic scars and keloids: A case series. *Lasers Surg Med.* 2010;42(6):597–601.
67. Avci P, Gupta A, Sadasivam M, Vecchio D, Pam Z, Pam N, Hamblin MR. Low–lever laser (light) therapy (LLLT) in skin: Stimulating, healing, restoring. *Semin Cutan Med Surg.* 2013;32(1):41–52.
68. Sarangal R, Yadav S, Dogra S. Hair transplant for acne scars: An innovative approach. *J Cosmet Dermatol.* 2012;11(2):158–61.

13

수정 커버 화장품

핵심 내용

- 위장(camouflage) 또는 수정 커버 화장품(corrective cover cosmetic)은 검증된 커버 제품 사용에 기초한다.
- 여드름 염증후 과색소 침착, 얕은 여드름 흉터 등의 피부 상태를 즉시 커버하는 비침습성 기법이다.
- 화장품 시술은 현재 진행 중인 약물 치료에 지장을 주지 않는다.

개요

여드름은 환자에게 괴로움을 제공하는 흔한 피부 질환이다. 얼굴에 발생한 여드름 병변은 우울증, 자존감 상실, 삶의 질 저하, 성기능 장애, 정서적 고통의 증대를 유발한다. 염증성 여드름을 초기에 적절하게 관리하지 않으면 다양한 흉터가 유발된다. 삶의 질을 훼손하는 결과이며, 심리적 문제를 야기하거나 악화시킨다.
여드름 흉터는 관리가 어렵다. 국소 도포제(레티노이드 포함)를 이용한 장기간 치료는 증상이 미미한 경우에 비교적 효과가 있다. 타원형 절개, 펀치, 물리 · 화학적 박피술, 바늘을 이용한 시술 등의 외과적 시술은 피부과 전문의에 의해 관리하는 경우에 효과적이다. 또한 동일한 환자에서 서로 다른 유형의 흉터가 동시에 존재할 수 있다. 최상의 치료법 선택이 쉽지 않으며, 만족스러운 결과를 얻기 위해서 다양한 기법이 필요하다. 의사는 다양한 유형의 흉터를 성공적으로 치료할 수 있는 방법을 선택하는데 신중해야 한다.
위장 또는 수정 커버 화장품(Corrective Cover Cosmetic, CCC)는 약물, 시술 및 외과적 처치의 대안으로 사용된다. 물리 · 화학적 박피술, 바늘을 이용한 시술 등에 의한 홍반을 일시적으로 가리는 기법이다(그림 13-1~13-5). 또한 CCC는 개선된 결과를 위해 피부과 치료의 보조로 활용될 수 있다. CCC는 정신 건강, 자존감, 사회적 수용을 향상시킬수 있다.

대부분의 피부과 의사는 여드름 환자에게 화장품 사용을 기피한다. 이는 피부과 의사들이 "화장품 여드름"을 두려워하기 때문이다. 화장품 여드름은 1970년대에 보고되기 시작하였다. 모공을 막아 여드름을 유발하는 화장품 성분에 의해 야기되거나 악화된다. 적절한 진료 상담만으로 쉽게 피할 수 있다. 건강의 현대적 개념은 "질병의 부재" 뿐만 아니라 "정신 · 육체적 웰빙"이므로 위장 또는 수정 커버 화장품은 표준 약물 치료의 요점이다

CCC는 1960년대 후반부터 미국에서 사용되고 있는 수정 메이크업이다. 다양한 피부 질환에 의한 피부 결함을 교정하고 최소화하는 내수성 및 은폐성 커버 제품을 사용한다.

표 13-1에서 CCC로부터 유익한 효과를 얻을 수 있는 흔한 피부과 질환에 대해 정리하였다. 2001년부터 필자는 CCC 부서를 활용하고 있으며, 염증성 여드름 색소 침착과 여드름 흉터 등의 다양한 피부 질환을 성공적으로 관리하고 있다.

CCC 시술은 두 단계로 구성된다. 첫 번째는 환자 생활 방식에 관한 CCC의 필요성, 기대 및 예상 결과를

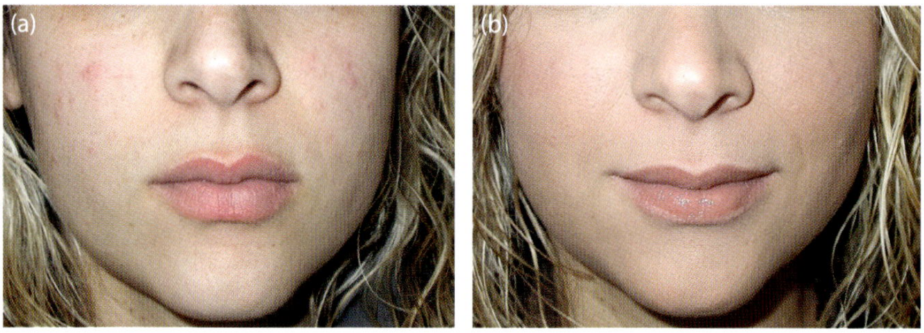

그림 13-1. CCC 전(a), 후(b)의 여드름 구진 및 염증 후 홍반

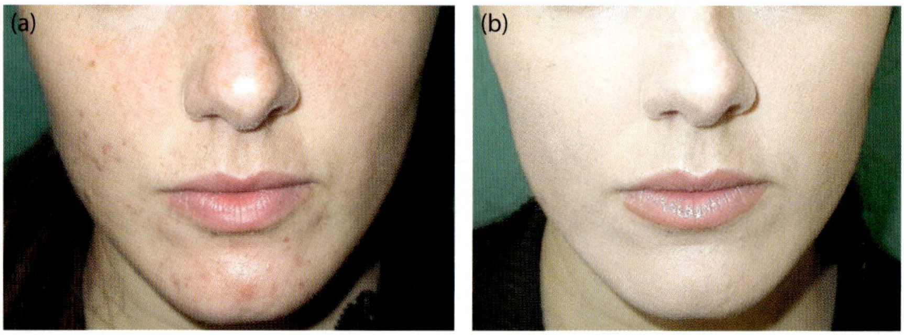

그림 13-2. CCC 전(a), 후(b)의 염증 후 홍반 및 흉터

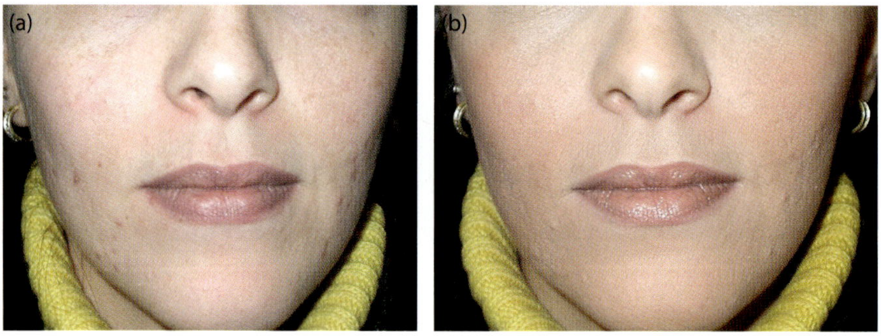

그림 13-3. CCC 전(a), 후(b)의 여드름 구진, 염증 후 홍반 및 흉터

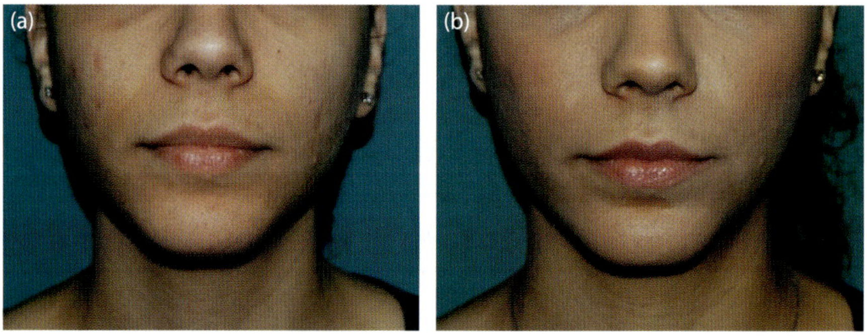

그림 13-4. CCC 전(a), 후(b)의 여드름 구진, 농포 및 염증 후 홍반

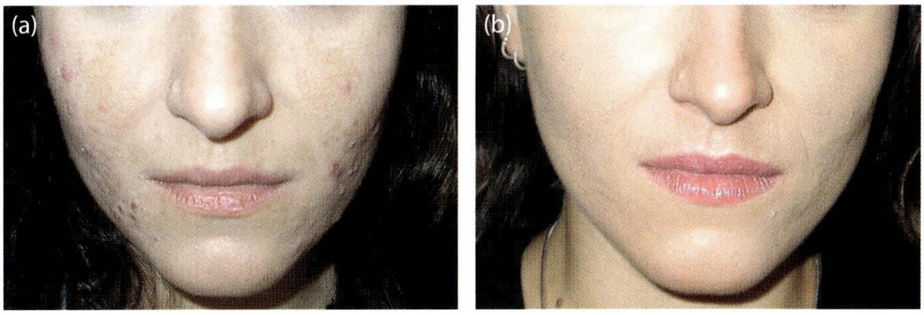

그림 13-5. CCC 전(a), 후(b)의 여드름 구진, 농포 및 염증 후 홍반

평가하고 제품에 대한 보다 자세한 정보를 제공하기 위한 예비 검사를 고려한다. 여드름 흉터와 심리적 불편함의 상관성을 조사하기 위해 QoL 설문지를 제공한다.

두번째는 CCC 대상 환자에게 비 알레르기성(저자극성), 여드름 및 면포를 형성하지 않는 제품으로 피부를 세안하고 보습제를 바르도록 한다. 이후에 가장 적절한 파운데이션을 선택한다. 가벼운 것부터 매우 불투명한 색상, 내수성 또는 방수성, 여드름 및 면포를 형성하지 않는 저자극성 제품 중에서 선택한다. 이후에 파우더 도포로 마무리한다.

녹색 또는 노란색 위장막은 각각 적색과 회색/갈색 및 파란색의 피부 결함을 가리며 색조를 교정한다. 안면 여드름에서 발생하는 염증 반응에 의한 색소 침착은 녹색 위장막이 일반적으로 사용된다. 수정 커버 화장품을 적용한 환자는 집에서 제품을 올바르게 사용하는 방법에 대해 숙지해야 한다.

CCC 기법 2주 후에 CCC 클리닉에서 삶의 질 변화에 대해 조사한다. 평균적인 CCC 수준에도 불구하고, 여드름 흉터 및/또는 염증 후 색소 침착이 있는 환자는 다른 피부 질환에 영향을 받는 환자에 비해 CCC에 대한 만족도가 더 높았다. CCC 제품은 즉각적인 결과를 제공했으며, 여드름의 재발은 없었다.

표 13-1. 펀치 기법/절제술의 적응증

여드름	흑자
여드름 흉터	사마귀양 편평 태선
흑색 극세포증	멜라닌 세포모반
알레르기성 접촉피부염	오타 모반
베커 모반	건선
청색 모반	주사
기미	수술 후 흉터
특발성 적상 멜라닌저하증	모세혈관확장
눈꺼풀 주변 색소 침착	색소성 건피증
자가면역 물집 질환의 염증 반응후 색소 침착	백반증

고찰

1960년대 후반에 CCC가 도입되었다. CCC는 1980년대부터 세계적으로 인기를 얻고 있다. 염증후 색소 침착, 여드름 흉터 등의 색상 변화를 커버할 수 있는 비침습적 기법이다. 피부과 전문의는 간단하고 안전한 절차를 알고 있어야 하며, 특정 요구를 충족할 수 있는 최상의 커버 제품을 제안해야 하며, 환자에게 올바른 사용 방법을 교육해야 한다.

중요한 사실은 CCC 제품이 기존의 "광택"이나 "패션" 메이크업 제품이 아니라는 점이다. 다양한 피부 유형과 피부 질환을 커버하기 위한 면포 비형성 제형을 개발하고 있다.

안타깝게도 CCC 제품은 기타 피부 질환보다 여드름 흉터를 커버하는 데 다소 만족스럽지 못하다. 위축된 흉터를 채우기 어렵고, 흉터의 그림자(여드름 자국)는 여전히 가시적으로 남아 있기 때문이다.

참고 문헌

1. Tedeschi A, West L. Camouflage: Clinical importance of corrective cover cosmetic (camouflage) and quality-of-life outcome in the management of patients with acne scarring and/or post-inflammatory hyperpigmentation. In: *Acne Scars.* Tosti A, De Padova MP, Beer KR, eds. UK: Informa Healthcare Ltd, 2009.
2. Matsuoka Y, Yoneda K, Sadahira C et al. Effects of skin care and makeup under instructions from dermatologists on the quality of life of female patients with acne vulgaris. *J Dermatol.* 2006;33:745-52.
3. Rivera AE. Acne scarring: A review and current treatment modalities. *J Am Acad Dermatol.* 2008;59:659-76.
4. Hayashi N, Imori M, Yanagisawa M et al. Make-up improves the quality of life of acne patients without aggravating acne eruptions during treatments. *Eur J Dermatol.* 2005;15:284-7.
5. Boehncke WH, Ochsendorf F, Paeslack I et al. Decorative cosmetics improve the quality of life in patients with disfiguring skin diseases. *Eur J Dermatol.* 2002;12:577-80.
6. Tedeschi A, Dall'Oglio F, Micali G et al. Our experience in the corrective camouflage in dermatology practice. *Proceedings XI Congress of the European Academy of Dermatology and Venereology*; Prague, October 2-6, 2002, 75-8.
7. Tedeschi A, Pappalardo S. Camouflage dell'acne. In: *Principi di dermocosmetologia dell'acne.* Barbareschi M, Bettoli V, Fabbrocini G et al. eds. Salerno: Momento Medico Editore, 2011, 115-9.
8. Tedeschi A, Dall'Oglio R, Micali G, Schwartz RA, Janniger CK. Corrective camouflage in dermatology practice. *Aesthetic Dermatology.* 2003;5:273-5.
9. Tedeschi A, Dall'Oglio F, Micali G, Schwartz RA, Janniger CK. Corrective camouflage in pediatric dermatology. *Cutis.* 2007;79:110-2.
10. Dall'Oglio F, Tedeschi A, Puglisi G, Carbone C. Principi di cosmetologia. In: *Le basi della dermatologia.* Micali G, Innocenzi D, Fabbrocini G et al. eds. Italia: Spinger-Verlag, 2011, 258-9.
11. Tedeschi A, Guzzardi L, Dall'Oglio F. Camouflage nell'acne. In: Dermocosmetologia dell'acne. Mediprint, 2013, 160-5.
12. Tedeschi A, Dall'Oglio F, Micali G. Camouflage. *J Medical Books.* 2017;219-28.
13. Tedeschi A, Dall'Oglio F, Micali G. Terapia topica dell'acne lieve e moderata. I dermocosmetici. In: *Linee guida e raccomandazioni SIDeMAST.* Pisa: Pacini Editore, 2016.
14. Tedeschi A, Dall'Oglio F, Micali G. Terapia topica dell'acne grave. I dermocosmetici. In: *Linee guida e raccomandazioni SIDeMAST.* Pisa: Pacini Editore, 2016.
15. Caputo R, Barbareschi M, Baggini G, Bovo D. The corrective make-up lab: The Italian experience. *Poster, 60th Meeting of the American Academy of Dermatology,* New Orleans (LA), February 22nd-27th, 2002.
16. Roberts NC. Corrective cosmetics—Need, evaluation, and use. *Cutis.* 1988;41:439-41.
17. Westmore MG. Camouflage and makeup preparations. *Clin Dermatol.* 2001;19:406-12.
18. Holme SA, Beattie PE, Fleming CJ. Cosmetic camouflage advice improves quality of life. *Br J Dermatol.* 2002; 147:946-9.
19. Grimes PE. Skin and hair cosmetic issues in women of color. *Dermatol Clin.* 2000;18:659-65.

14

아시아인의 여드름 흉터

핵심 내용

- 여드름은 아시아인에게 가장 흔한 문제성 피부 질환이다.
- 아시아인의 여드름 흉터는 매우 흔한 후유증이다.
- 조기 치료는 모든 종류의 여드름 흉터 예방에 도움이 된다.
- 아시아 환자를 대상으로 시행한 여드름 흉터 치료 방법이 제시되었다

서론

황인종에 속하는 아시아 인종은 이주 및 친인척 결혼 등의 다양한 요인을 고려하면 이질적 집단에 가깝다. 일반적으로 Fitzpatrick 광피부 4~5, LES(Lancer Ethnicity scale) 4로 분류되었다[편역자 주: 2000년 대한 피부과 학회지의 보고에 의하면 한국인은 Fitzpatrick 광피부 3형(48.8%) 〉 4형(22.2%) 〉 5형(17.8%) 〉 1형(11.2%), 2형(11.2%)의 순이었다]. 피부 톤은 가장 밝음에서 가장 어두운 갈색에 이르기까지 매우 다양하다. 여드름 후유증(염증후 과색소 침착, 흉터)은 아시아인에게 드물지 않다. 여드름의 단계를 막론하고 치료를 시도하지만, 아시아인의 문화 차이 · 믿음에 의해 치료가 지연되고 있다. 7년 전에 본 장을 처음으로 저술한 이후에 아시아인은 여드름을 치료받지 않으면 위험하다는 인식이 눈에 띄게 증가하였다. 또한 다양한 의료 기관에서 여드름 치료에 관한 상담이 증가하였다.

여드름 흉터가 해결되지 않은 문제로 남아있지만, 흉터 관리를 위한 시술은 발전하고 있다. 새로운 레이저 및 광학 기구의 발전으로 여드름 흉터 치료 방법이 개선되고 있다. 이러한 기기를 사용하는 다수의 아시아 피부과 전문의는 아시아인의 피부에 적합한 경험을 축적하였다.

여드름에 관한 최신 연구

인종에 따라 특이하게 발생하는 피부 질환이 있으나, 여드름은 인종과 관계없이 흔하게 나타난다. 여드름은 환자가 피부과 상담을 위해 찾아오는 가장 흔한 질환이다. 2011~2016년, 필리핀 피부과 학회(Philippine Dermatological Society)의 11개 교육 기관에서 475,967 건의 상담이 이루어졌다. 45,085명(9.47%)의 필리핀 환자가 여드름 진료 및 치료를 받았으며, 초진 환자는 32,948명(6.9%)이었다. 환자의 2/3는 여성, 1/3은 남성이었으며, 연령층은 1세 미만부터 67세까지 다양하였다. 필리핀 피부과 전문의가 진료하는 대부분의 의원에서 1주일에 최소 10명 이상의 다양한 종류와 중등도를 가진 여드름 환자를 진료했고, 여드름은 병원을 찾는 가장 흔한 질환이다. 싱가포르에서 이루어진 연구에서도 여드름은 치료를 위해 병원을 찾는 가장 흔한 10가지 질환에 속하였다. Han 등은 싱가포르에서 10년간(2004~2013년) 청소년과 성인 여드름에 관한 역학 조사 결과를 발표하였다. 여드름 환자는 지속적으로 증가하였고, 여성이 남성에 비하여 많았다. 그러나 세부군

분석에 따르면 청소년 여드름은 남성 환자(61.3% 남성, 38.8% 여성)가 더 많았다. 청소년후 여드름은 30%를 차지했으며, 여성 환자가 남성 환자보다 많았다(69% 여성, 31% 남성). 여드름 종류는 청소년에서 면포성 여드름(comedonal acne), 성인에서 낭종성 여드름(cystic acne)이 대부분이었다. 얼굴 여드름이 가장 많았지만, 등 · 가슴 · 목에도 유사하게 나타났다. 면포성 여드름은 모든 환자에게 관찰되었고, 비염증성과 염증성 병변 비율은 8.55:1 이었다. 청소년후 여드름 환자의 40.5%는 청소년기부터 성인까지 지속되었다. 지속성 성인 여드름 환자와 성인기에 발병한 여드름 환자를 비교했을 때, 지속성 성인 여드름 환자는 몸통 여드름이 빈번하였다. 성인기에 발병한 여드름 환자는 농포성 병변이 호발하였다. 싱가포르는 아시아 인종이 다양하게 혼합된(중국인, 말레이시아인, 인도인) 국가이다. 모든 인종에서 여드름 환자 수가 증가하였으나, 중국인이 가장 많은 수와 가장 큰 비율을 차지하였다.

네팔에서 시행된 연구에 따르면 여드름 발생률은 1.068%로 낮은 편이었다. 연령대는 13세~45세였으며, 16~20세 그룹(평균 19.78세)이 대부분을 차지하였다. 남성과 여성 비율이 1.25:1로 나타났지만, 연령대가 높은 그룹은 여성 환자가 더 많았고, 여드름의 중증도가 심했다. 여드름 유병 기간은 1개월~25년으로 다양했고, 평균 45.55개월이었다. 유병 기간이 긴 네팔 여드름 환자에게 중증도가 더 심했다.

1,236명의 한국인 환자를 대상으로 시행한 다기관 역학 연구에 따르면 남성과 여성의 비율은 1:1.6이었고, 19~35세에서 여성 비율이 더 높고, 유병 기간이 길었다(평균 7.7년). 얼굴 여드름은 남성과 여성 모두에서 나타났지만, 입주위 여드름은 여성에게 대부분 나타났다. 코, 목, 가슴, 등의 여드름은 남성에서 더 흔했다. 대한 여드름 학회(Korea Society for Acne Research)에서 10년(2004~2013년) 동안에 180,782명의 여드름 환자를 대상으로 시행한 다기관 연구에 따르면 여성에게 여드름이 약간 더 많이 발생하였다. 성인 여드름(18세 이상)이 대부분(83.8%)을 차지하였고, 청소년 여드름(13~18세)은 14.4%이었다. 소아 여드름(13세 미만)은 1.8%를 차지했으며, 남성 대 여성 비율은 4:6이었다. 10년간 연구에서 여드름 환자는 60% 증가했으며, 증가한 원인은 한국인의 여드름과 합병증에 대한 인식의 개선 때문이라고 보고하였다.

아시아인 여드름 환자를 대상으로 시행한 연구 조사는 서로 다른 여드름 중증도 평가 등급 체계(acne severity assessment grading system)가 사용되었다는 점이다. 피부과 전문의 사이에서도 여드름 중증도 평가에 관한 통일된 지침이 없었다. 따라서 다른 등급 체계와 용어를 사용하기 때문에 혼란을 유발할 수 있다.

여드름의 심리사회적인 영향은 절대 무시할 수 없다. 429명(17~35세)의 싱가포르인을 대상으로 시행한 연구에 따르면 50% 이상에서 부끄러움과 자의식을 나타냈고, 1/3에서 사회 또는 여가 활동에 지장을 받는다고 하였다. 의사의 객관적인 평가에 따라 여드름의 심각성에 대한 인식이 크게 달라지며, 치료를 원하는 환자의 행동에 영향을 미쳤다.

여드름의 병태생리는 인종과 관계없이 다양한 인자가 관여한다. 아시아인은 다양한 종류와 중등도의 여드름을 겪지만, 중증의 결절낭종성 여드름(nodulocystic acne) 발생은 적으며, 후유증으로 염증후 과색소 침착이 대부분의 환자에서 나타났다.

여드름 흉터(동양인)

흉터는 여드름의 골치아픈 후유증이며, 모든 중등도 여드름에서 발생하므로 삶의 질에 영향을 미친다. 염증성 여드름을 치료하지 않거나, 치료가 지연되면 흉터가 생길 가능성이 높아진다(그림 14-1, 그림 14-2). 비염증성 여드름 또는 경미한 여드름에서도 흉터가 나타날 수 있다.

지난 30년간, 소수의 여드름 흉터 분류 체계가 고안되고 사용되었다. 여드름 중증도 평가와 함께 여드름 흉터 환자를 대상으로 여드름 흉터의 다양한 평가 방법이 사용되었다. 여드름 흉터는 조직 형성이 부족하거나, 과도한 경우에 발생한다. 조직 형성이 과도하면 비후성 흉터(hypertrophic scar) 또는 켈로이드 흉터(keloidal scar)로 나타나며, 백인에 비해 아시아인에게 발생률이 높다(그림 14-3, 그림 14-4). 송곳형(ice pick

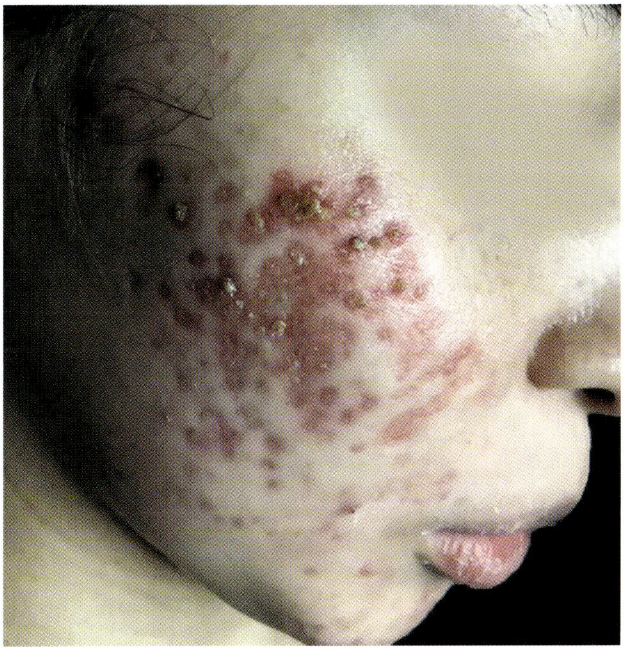

그림 14-1. 여드름 흉터를 유발한 중증 여드름

scar), 둥근형(rolling scar), 박스카형 흉터(boxcar scar)로 나타나는 위축형 흉터(atrophic scar)는 아시아인을 포함한 다양한 인종에게 가장 흔하게 나타나는 흉터이다(그림 14-5).

Jha의 연구에 따르면 네팔 환자의 39.5%에서 여드름 흉터가 존재하였다. 모든 증례에서 볼 부위를 침범하였다. 송곳형 흉터가 가장 흔하게 관찰되었고, 긴 유병 기간(3년 이상)은 여드름 흉터의 발생 인자로 작용하였다. 홍콩의 청소년 여드름 환자에서 흉터와 색소 침착은 여드름의 중등도를 나타내는 것으로 간주되었다. 서양인보다 중증도가 더 심했고, 여성 환자에게 흔하게 나타났다. Hazarika와 Rajaprabha가 인도 교외 지역에 거주하는 인구를 대상으로 시행한 연구에 의하면 흉터는 여성보다 남성에게 호발하였다(남성 86%, 여성 38%).

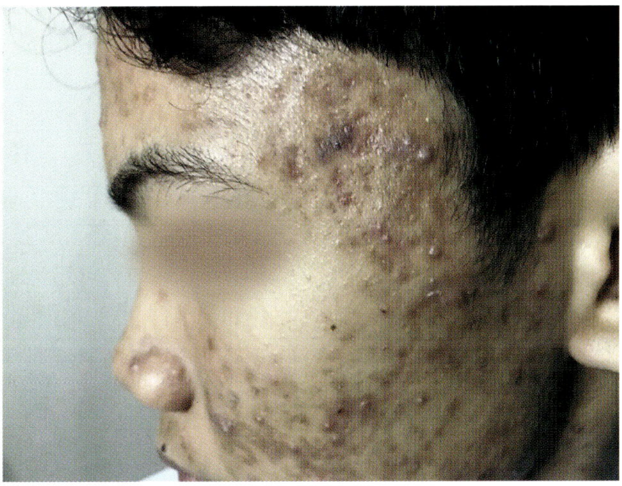

그림 14-2. 구진농포성 여드름(papulopustular acne)

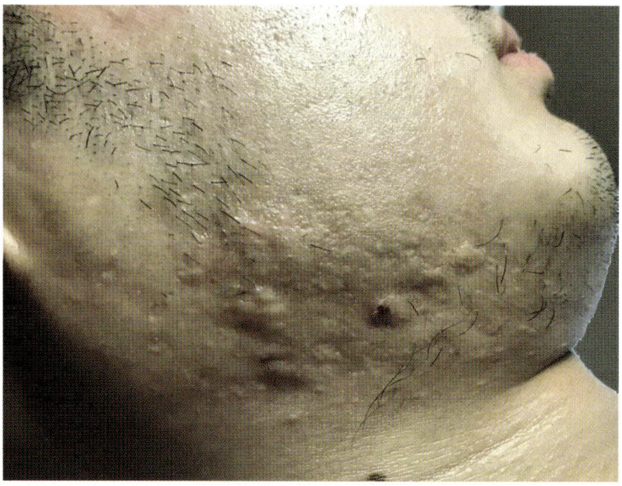

그림 14-3. 비후성 흉터(hypertrophic scar)

필리핀 여드름 환자에게 여드름 흉터가 흔하게 존재하였다. 필리핀 피부과 전문의는 모든 종류의 여드름 흉터를 관찰하였고, 대부분은 위축형 흉터(atrophic scar)였다. 레이저, 광 치료, 화학 박피술, 미세 니들링을 이용한 치료가 이루어졌다. 비후형 흉터는 레이저 및 광 치료 병합, 또는 병변내 코르티코스테로이드 주사와 국소 실리콘 도포 치료를 시행하였다. 치료에 의한 후유증으로 저색소 침착에 비하여 과색소 침착이 대부분 나타났다. 트리클로로아세트산[trichloroacetic acid(TCA)], 글라이콜산(glycolic acid), 살리실산(salicylic acid) 등을 이용한 화학 박피술은 여드름 흉터 치료에 흔히 사용되었다. 시술은 1개월에 1~2회 시행되었고, 50%에서 현저한 호전이 나타났다.

코와 턱의 구진성 여드름 흉터(papular acne scar)는 가슴과 체간에 호발하는 탄력섬유용해형 흉터

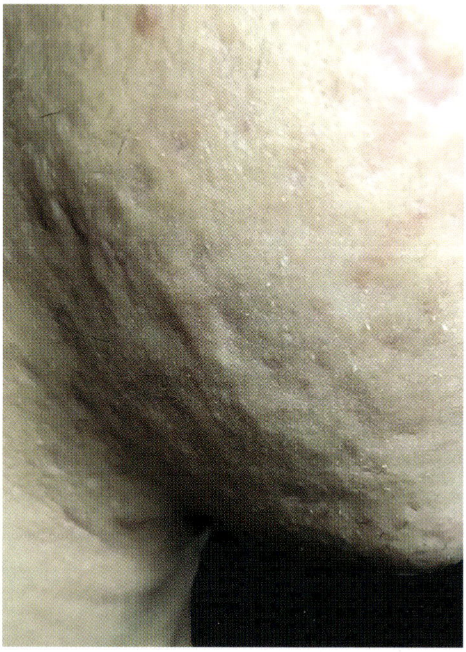

그림 14-4. 켈로이드형 흉터(keloidal scar)

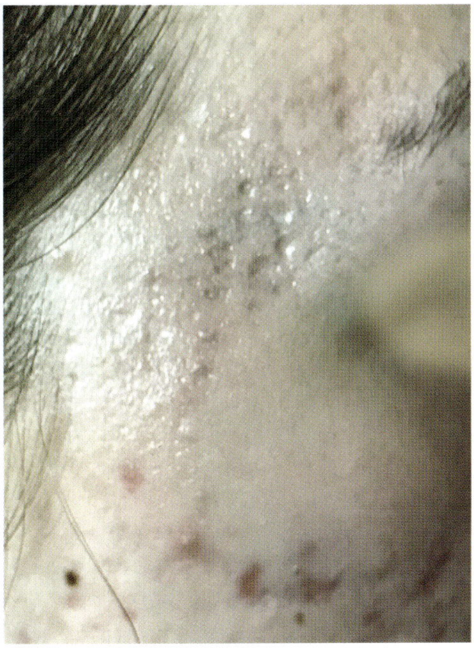

그림 14-5. 위축형 흉터(atrophic scar)

(elastolytic scar)와 다른 질환으로 제시되었다. 구진성 여드름 흉터는 아시아 환자에게 드물지 않다. CO_2 레이저 절제술(CO_2 laser ablation) 또는 소작술(cauterization)을 이용한 치료는 저색소 침착을 유발할 수 있다. Lee 등은 32세, 20세의 한국인 여자 환자를 어비움-야그 레이저[Erbium:yttrium-aluminum garnet(Er:YAG)]를 이용한 핀홀(pinhole) 기법으로 치료한 후에 1주일 동안 친수콜로이드 드레싱(hydrocolloid dressing)을 시행하였다. 첫 증례에서 1회 시술 후에 좋은 미용적 결과가 나타났고, 치료 후 1년이 경과한 후에도 재발이 없었다. 두번째 증례는 1개월 간격으로 2회의 치료를 받았으며, 유의한 미용 효과가 나타났다.

Chaudhary 등은 80명의 인도 환자에게 시행한 화학 박피와 수술 치료 결과를 비교하였다. 남성과 여성 비율은 1.2:1 이었고, 62%는 청소년 군에 속했으며, 유병 기간은 2~5년이었다. 박스카형 흉터가 가장 흔한 유형이었고, 둥근형 흉터, 송곳형 흉터가 뒤를 이었다. 80명 환자를 4개 그룹으로 구분하였다[(A) 글리콜산(glycolic acid) 농도를 35%에서 70%로 2주에 1회씩 증량하면서 최소 10회의 치료를 받은 그룹, (B) 매달 95% 트리클로로아세트산[trichloroacetic acid(TCA)]을 이용한 화학적 피부 흉터 재건(chemical reconstruction of skin scars, CROSS) 치료를 최소 4회 받은 그룹, (C) 6주에 1회 미세 니들링 혹은 더마롤러(dermaroller) 치료를 최소 3회 받은 그룹, (D) 매달 진피 절제술(subcision)을 받은 그룹]. 미세 니들링이 여드름 흉터 점수 감소 비율이 가장 높았으며, 트리클로로아세트산(TCA)을 이용한 화학적 피부 흉터 복원술, 진피 절제술, 글리콜산을 이용한 박피의 순이었다. 수술적 치료가 화학적 박피보다 여드름 흉터의 호전 효과가 유의하게 높았다. 80명 중에 7명 환자에게 부작용이 동반되었다. 수술적 치료는 홍반과 혈종, 화학적 박피는 색소 변화가 주로 발생하였다.

여드름 흉터 치료(동양인)

흉터가 발생하면 치료가 매우 어렵다. 정상 피부 상태로 회복되지 않으며, 현재까지 제시된 흉터 치료 방법으로 흉터를 완전히 제거할수 없다.

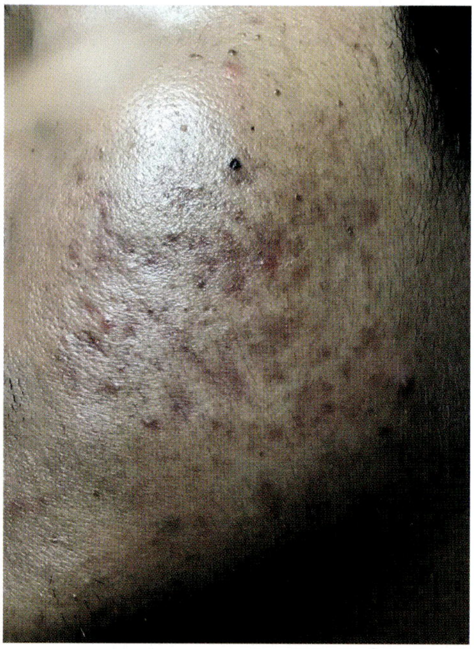

그림 14-6. 염증후 과색소 침착

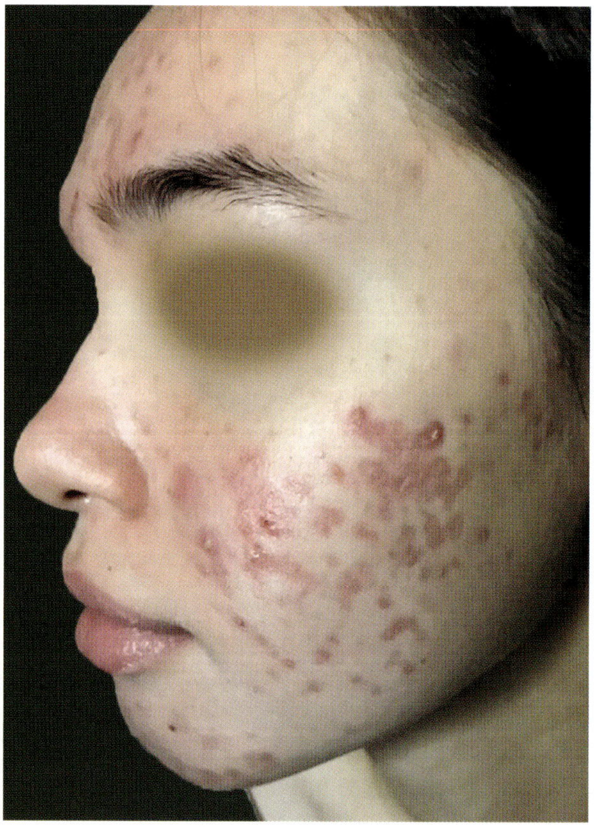

그림 14-7. 염증후 홍반

다수의 환자에게 염증후 과색소 침착과 염증후 홍반이 발생할 수 있다(그림 14-6, 14-7). 피부 미백제와 함께 자외선 차단제 도포 및 피부과 전문의 시술에 의해 대부분 호전되며, 염증후 과색소 침착은 시간이 지나면 옅어진다.

화학 박피술은 염증후 과색소 침착, 염증후 홍반, 여드름 흉터 치료에 흔히 사용되는 치료 방법이다. 화학 박피술의 치료 비용이 저렴하기 때문일 수 있다. 치료 효능은 흉터 종류, 환자 나이, 피부 유형과 같은 다양한 인자의 영향을 받는다.

여드름 흉터 치료시에 흉터(위축형, 비후형)와 반점 병변(염증후 과색소 침착, 염증후 홍반)을 감별해야 한다. 반점 병변은 대부분 병변이 시간이 지나면 저절로 소실된다. 그러나 위축형, 비후형, 켈로이드형 흉터는 치료를 받지 않으면 호전되지 않는다. 치료 방법은 에너지를 사용하거나, 사용하지 않는 방법으로 구분한다. 에너지를 사용하는 치료는 침습적 레이저(ablative laser), 비침습적 레이저(non-ablative laser), 분획 고주파(fractional radiofrequency), IPL(intense pulsed light), 플라즈마 피부 재생술(plasma skin regeneration)이 있다. 에너지를 사용하지 않는 치료는 진피 절제술(subcision), 피부 박피술(기계적 박피술, dermabrasion), 미세 피부 박피술(microdermabrasion), 미세 니들링(microneedling), 진피 필러(dermal filler), 화학 박피술(chemical peeling)이 있다. 여드름 흉터 치료를 위해 다양한 수술 방법, 레이저, 에너지를 사용하는 기기가 이용되어 왔다.

아시아인의 여드름 흉터 치료에 의한 개선 정도는 10%~50%까지 다양하다. 합병증은 드물지 않다. 특히 어두운 피부를 가진 아시아 환자는 비후형, 켈로이드형 흉터가 나타난다. 염증후 과색소 침착은 여드름 흉터 치료 후에 가장 흔하게 발생하는 합병증이다. 레이저 치료를 강하게 시행받은 환자의 40% 이상에서 염증후 과색소 침착이 나타났다. 레이저 치료 시행 후에 발생하는 염증후 과색소 침착을 줄이기 위해 다양한 방법이 시도되었다. 시술 전 · 후 피부 미백제[하이드로퀴논(hydroquinone)] 도포는 논란이 있으며, 햇빛 노출을 피하고, 자외선 차단제를 사용하면 효과적이었다

1. 비후형 / 켈로이드형 흉터

비후형 흉터는 시간이 흐르면서 점차 호전되지만, 켈로이드형 흉터는 병변내 트리암시놀론 주사가 가장 효과적인 치료법이다. 수술은 켈로이드형 흉터를 악화시킬 위험이 있다.

경미한 자반을 일으키는 가장 낮은 강도의 펄스 다이 레이저(pulsed-dye laser)는 비후형 흉터의 부피를 줄이는데 사용되었다. 피부 결(skin texture), 피부 유연성(skin pliability)을 호전시키고 홍반을 감소시킨다. 아시아 피부과 전문의는 펄스 다이 레이저 치료를 시행하였으나, 비후형 흉터에서 다양한 성공률이 보고되었다.

2. 위축형 흉터

1) 수술적 치료

송곳형, 박스카형, 둥근형 흉터는 대부분 동시에 나타난다(그림 14-8, 그림 14-9). 위축형 흉터의 수술적 치료는 진피 절제술, 펀치 또는 타원형 절제술, 펀치 높임술(punch elevation)이 사용되었다.

진피 절제술은 흉터 내부의 섬유성 띠(fibrous bands)를 푸는 방법이며, 둥근형 흉터에 주로 이용된다. Norkor 바늘 또는 18게이지 바늘을 심부 진피층에 평행하게 찌르고 고르게 흔드는 움직임을 통해 섬유성 띠를 풀어내고, 피부를 팽창시킨다. 멍과 혈종이 흔한 합병증이다.

펀치 또는 타원형 절제술은 직경 3 mm 미만의 송곳형 흉터, 박스카형 흉터에 시행한다. 국소 마취 이후에 펀치 생검 도구를 이용하여 피하 지방층까지 흉터 조직을 제거한다. 과도한 견인력이 발생하지 않는 6-0 실로 봉합한다. 흉터와 감염이 합병증이다.

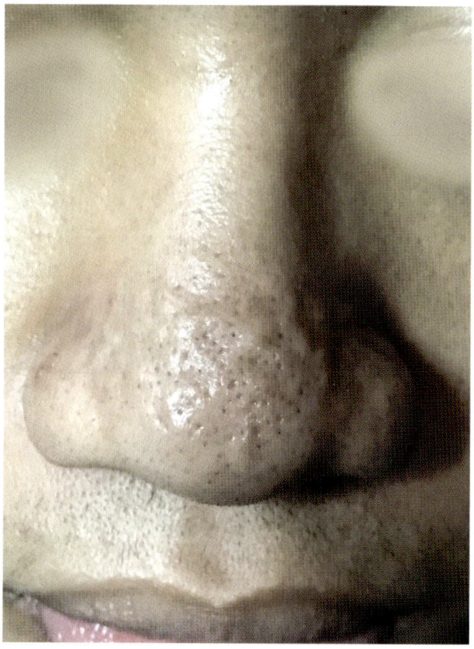

그림 14-8. 오목 흉터(pitted scar)

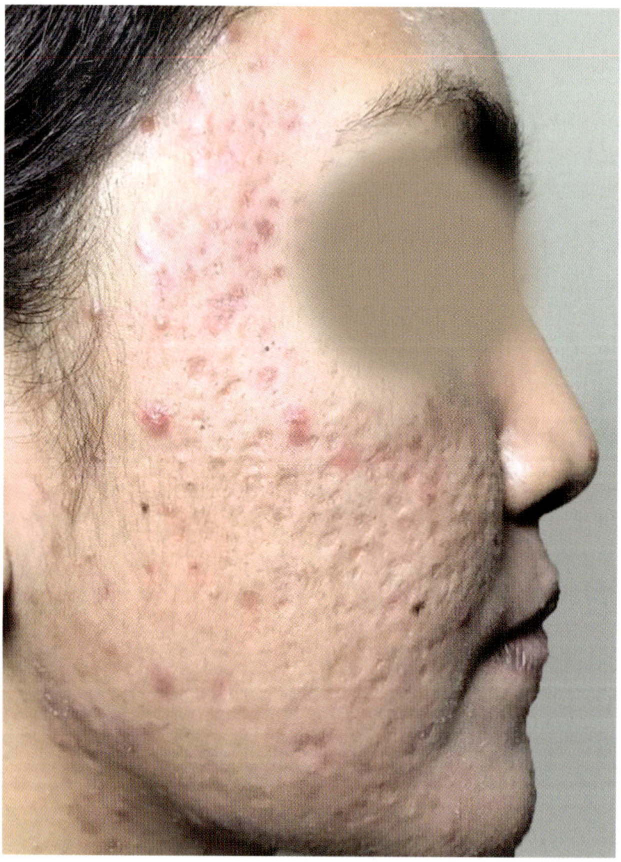

그림 14-9. 함몰 흉터(depressed scar)

펀치 높임술은 직경 4 mm가 넘는 박스카형 흉터에 시행한다. 펀치 높임술은 흉터 벽 주변을 피하 지방층까지 절제하고, 절제된 조직을 주변 피부에 맞게 살짝 끌어올려 봉합하거나, 스테리 스트립(Steri-strip)을 이용해 고정한다. 흉터와 감염이 합병증이다.

2) 진피 필러

필러는 경미한 정도의 팽창 가능한 위축형 여드름 흉터에 사용한다. 필러는 일시적인 필러[히알루론산(hyaluronic acid)]와 장기간 지속되는 필러[PLLA(poly-L-lactic acid), 칼슘 하이드록시아파타이트(calcium hydroxyapatite)]가 있다. 자가 지방 이식(autologous fat transplant)도 치료 방법 중의 하나이다. 사용되는 필러의 종류에 따라 효과와 지속되는 시간이 다양하다. 하이알루론산은 다른 필러에 비하여 안전하지만, 지속 시간이 짧다.

3) 레이저/광/에너지 장치

레이저와 에너지 장치는 여드름 흉터 치료의 가장 좋은 방법이며, 많은 기기들이 20년 전부터 개발되었다. 그러나 여드름 흉터를 완전히 제거할 수 있는 기기는 아직 없다. 아시아 환자에서 치료를 시행한 후에 여드름 흉터는 50%정도 개선되었다. 시술 후에 염증후 과색소 침착이 호발하며, 시술 전후에 피부 미백제를 사용하는 등의 다양한 예방 조치가 시도되었으나, 성공률은 차이가 있었다.

4) 침습적 레이저 박피술(ablative laser resurfacing)

침습적 레이저와 스캐너를 이용한 박피는 여드름 흉터 치료를 위한 최초의 레이저 시술이었다. 50~60%에서 호전되었으므로 표준적인 치료로 간주하였으나, 긴 회복 기간과 여러 합병증으로 거의 사용되지 않는다. 레이저 박피 후 2~3주간은 홍반과 진물이 지속되고, 이차 세균 감염 또는 헤르페스 바이러스 감염의 위험이 뒤따른다. 치료 3~6개월 후에도 홍반은 지속된다. 아시아 환자의 40% 이상에서 시술 후에 염증후 과색소 침착이 발생하였다. 과도한 치료에 의해 흉터와 저색소 침착이 나타날 수 있다. 여드름 흉터 치료를 위해 가장 흔하게 사용되는 침습적 레이저는 CO_2 레이저(10600 nm), 어비움-야그 레이저[Er:YAG laser(2940 nm)]이다. 표피 전체와 상부 유두 진피를 제거하므로 정상적인 피부 재생과 피부결 호전을 유도한다. 1회 치료로 대부분 충분한 효과를 보이며, 흉터의 추가적인 호전을 원하는 환자는 12개월 이상 지난 후에 재치료를 시행한다.

합병증은 장기간 지속되는 홍반(최대 12개월 까지), 회복 지연, 색소 이상(염증후 과색소 침착, 지연성 저색소 침착), 비립종(milia), 여드름양 발진(acneiform eruption), 감염, 모세혈관 확장증, 흉터 등이 있다. 얼굴의 단순 포진 바이러스 감염력이 있는 환자는 예방적인 항바이러스제를 투여해야 한다.

5) 비침습적 레이저 박피술(non-ablative laser resurfacing)

침습적 레이저에 의한 박피의 회복 기간과 합병증을 최소화하기 위해 비침습적 레이저가 개발되었다. 비침습적 레이저는 다이오드 레이저(diode laser), 엔디-야그 레이저[Nd:YAG laser(neodymium-doped:YAG laser)] 및 표피 손상을 일으키지 않는 레이저 등이 있다. 표적 발색단(target chromophore)을 이용하며, 열이 물을 통해 진피 내로 전달되면서 진피의 콜라겐 손상을 일으킨다. 새로운 콜라겐 생성을 자극하고, 여드름 흉터를 호전시킨다. 이 과정에서 표피는 표피 냉각(epidermal cooling)을 통해 열 손상으로부터 보호된다. 이러한 레이저는 스무스빔(smoothbeam, 1450 nm) 및 쿨터치(cooltouch, 1320 nm)가 있다. 그러나 치료 결과는 좋지 않았고, 상기 레이저는 거의 사용되지 않는다. 합병증(발적, 염증후 과색소 침착)은 드물다.

6) 분할 광선 열용해 레이저(fractional photothermolylsis lasers)

분할 광선 열용해는 여드름 흉터의 표준 치료 방법이다. 침습적 레이저와 비침습적 레이저 치료의 중간 정도 치료 효과를 보인다. 본 기기는 잘 조절되고 효과적인 피부 손상을 가하기 때문에 침습적 레이저에 비하여 회복 기간이 짧고, 비침습적 레이저보다 효과가 있다. 그러나 침습적 레이저 박피술보다 치료 효과가 낮았다.

본 레이저는 주변 조직에 미세 열 치료 영역(microthermal treatment zone)을 생성하는데, 분할 광선 열용해(fractional photothermolysis)라고 명명한다. 빠른 상처 회복, 짧은 회복 기간 및 합병증(염증후 과색소 침착) 발생이 적다.

피부(표피, 진피) 조직에 수백 마이크론 직경으로 구멍을 내는데, 사이사이에 손상되지 않은 조직을 남겨두어 상처 치유를 촉진한다. 이 과정은 진피의 콜라겐 재구성과 새로운 콜라겐 형성을 촉진한다. 분할 광선 열용해 장치는 침습적 유형과 비침습적 유형이 있다. 비침습적인 유형은 표피와 진피에 열 손상을 일으키지 않는다. 진피와 표피에서 응고 괴사(coagulation necrosis)가 유발되지만, 표피는 온전한 상태로 남아있다. 이러한 상처는 진피의 콜라겐에 부분적 손상을 유도하므로, 상대적으로 짧은 회복 기간과 낮은 합병증 및 새로운 콜라겐 생성을 유도한다. 딱지와 홍반은 거의 나타나지 않는다. 환자는 치료 후 3~4일 내에 일상 생활로 복귀할 수 있다. 비침습적 프랙셔널 레이저는 Erbium(1550 nm), Thulium-doped fiber(1927 nm) 레이저가 있다. 최선의 결과를 얻기 위해서 한달 간격으로 3~4회 치료를 받아야 한다.

침습적 프랙셔널 레이저 장치(CO_2 프랙셔널 레이저, 10,600 nm)는 비침습적 프랙셔널 레이저 장치 출시 직후 소개되었다. 진피에 더 많은 열 손상을 일으키며, 새로운 콜라겐 생성을 촉진하고, 여드름 흉터에 더 좋은 치료 효과를 나타낸다. 침습적 프랙셔널 박피술(ablative fractional resurfacing)은 표피와 진피를 파괴하여 더 많은 열 손상이 가해지고, 조직 괴사와 원주성 손상이 발생한다. 따라서 회복 기간이 길어지고 많은 합병증이 발생한다. 치료 1~2일에 딱지가 앉고, 홍반은 더 오래 지속된다. 환자는 5~7일 후에 일상 생활이 가능하다.

비침습적, 침습적 프랙셔널 레이저 박피술의 치료 효과는 다양하다. 일부의 연구에 의하면 유사한 치료 효과가 보고되었지만, 침습적 프랙셔널 레이저 박피술이 더 좋은 효과가 있다는 보고가 있었다. 프랙셔널 레이저 박피술 3회 치료 후에 20~30%에서 호전되었다.
프랙셔널 레이저 박피술은 아시아 인종에서 침습적 레이저 박피술에 비하면 염증후 과색소 침착이 덜 발생하였고, 발생하여도 미약하고 단기간 지속되었다. 따라서 프랙셔널 레이저는 어두운 피부를 가진 환자에서 안전하게 시행할 수 있다. 아시아인에서 프랙셔널 레이저 치료에 의한 염증후 과색소 침착의 발생률은 5~90%로 보고되고 있다.

7) 분획 쌍극성 고주파(fractional bipolar radiofrequency)

고주파는 주파수가 3KHz~300GHz에 해당하는 전자기파이다. 분획 쌍극성 고주파 장치는 진피에 열을 발

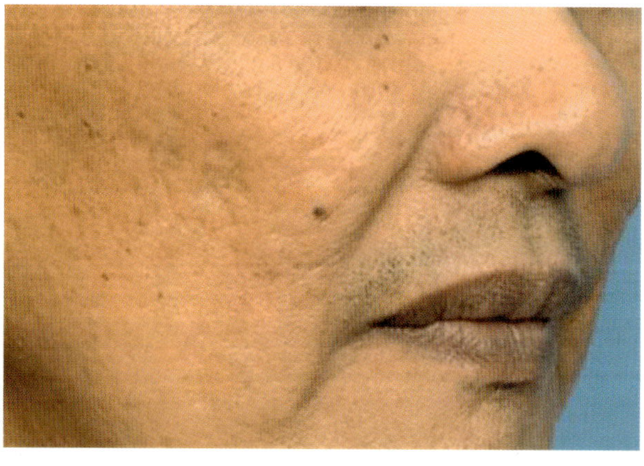

그림 14-10. 분획 쌍극성 고주파(bipolar fractional radiofrequency) 치료 전

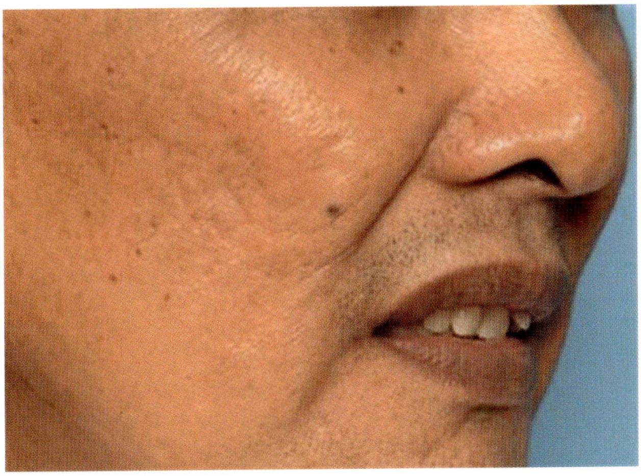

그림 14-11. 분획 쌍극성 고주파(fractional bipolar radiofrequency) 치료 후(에너지: 80mJ, 64핀, 한달 간격 3회 실시)

생시킬 정도의 에너지를 전달하며, 피부와 접촉하는 작은 전극을 통해 치료 조직과 치료되지 않은 조직의 미세한 구역으로 구분한다. 고주파 파장은 표피 아래의 상부 진피에 열을 발생시키고, 이 부위의 콜라겐에 열을 가한다. 표피 손상이 최소화된 상태로 진피의 콜라겐 생성과 재구성을 촉진한다. 분획 쌍극성 고주파 장치는 eMatrix와 eTwo가 있다. 진피에 고주파 에너지를 잘 전달하고, 치료 효과를 높이기 위해 미세 바늘을 장착하여 진피 내로 고주파 에너지가 직접 전달된다. ePrime 및 Infiny가 이러한 기기에 해당한다(그림 14-10, 14-11).

분획 쌍극성 고주파 장치는 3회 치료 후에 20~35%의 호전율을 보이며, 분획 광선 열용해 레이저 치료와 유사한 효과를 보였다. 합병증이 적고 회복 시간이 짧다는 장점이 있다. 표피가 손상되지 않기 때문에 치료 후에 홍반이 적게 나타난다. 치료 다음날에 일상 생활이 대부분 가능하다. 염증후 과색소 침착은 매우 적다. 따라서 어두운 피부를 가진 아시아 환자에게 사용할 수 있다. 그러나 고주파 기기의 파장은 심장 삽입 장치와 간섭이 발생하므로 심장 삽입 장치/심박 조율기를 장착한 환자에게 금지해야 한다.

결론

아시아 피부과 전문의로서 진료를 통해 습득한 사항이다.

- 예방이 최고 방법이다.
  - 여드름 흉터 예방을 위해 여드름 치료를 적절하게 시행해야 한다.
- 피부색과 무관하게 환자에게 적절한 치료를 해야 한다.
  - 여드름 환자가 방문하면 자세한 문진과 신체 검사에 의한 평가가 이루어져야 한다.
  - 경미한 여드름도 치료해야 한다.
  - 성공적인 치료를 위해서 환자의 선호도를 반드시 고려해야 하지만, 개인의 상태에 관한 의사의 최종 결정도 중요하다.
- 평생동안 흉터가 남지 않아야 한다.
  - 처음부터 현실적인 목표를 설정해야 한다.
  - 실현 불가능한 것을 요구하면 안된다.
  - 결과에 대해 자세하게 설명하고, 예상되는 결과를 얻기 위한 소요 시간을 설정해야 한다.
  - 발생 가능한 부작용을 유념해야 한다.

- 모든 사항이 적절히 설정되었을 때, 환자의 지속적인 치료가 이루어질 수 있다.
- 과학은 꾸준하게 발전한다.
  - 언제나 새로운 기술은 등장한다.
  - 당신의 경험과 의학적 근거를 바탕으로 환자에게 최선이라고 생각되는 방법을 선택하라.

참고 문헌

1. Handog EB, Macarayo MJE, Gabriel MTG. Acne scars in Asian patients. In: *Acne Scars Classification and Treatment*. Tosti A, De Padova MP, Beer KR, eds. London: Informa UK Ltd, 2010, 90-7.
2. Taylor SC, Kyel A. Defining skin of color. In: *Taylor and Kelly's Dermatology for Skin of Color 2E*. Taylor SC, Paul Kelly A, Lim HW, Serrano AMA, eds. New York: McGraw Hill Education, 2016, 9-14.
3. Enriquez-Macarayo MJ, Handog EB. The concept of brown skin. In: *Melasma and Vitiligo in Brown Skin*. Handog EB, Enriquez-Macarayo MJ, eds. India: Springer, 2017, 4.
4. Handog EB, Macarayo, MJE, Datuin MSL. Maritime Southeast Asia. In: *Taylor and Kelly's Dermatology for Skin of Color 2E*. Taylor SC, Paul Kelly A, Lim HW, Serrano AMA, eds. New York: McGraw Hill Education, 2016, 650-1.
5. Lim JTE, Choon SE. Mainland Southeast Asia. In: *Taylor and Kelly's Dermatology for Skin of Color 2E*. Taylor SC, Paul Kelly A, Lim HW, Serrano AMA, eds. New York: McGraw Hill Education, 2016, 642-3.
6. Su P, Chen Wee Aw D, Lee SH, Han Sim Toh MP. Beliefs, perceptions and psychosocial impact of acne amongst Singaporean students in tertiary institutions. *J Dtsch Dermatol Ges*. 2015; 13(3):227-33.
7. Philippine Dermatological Society Health Information System Registry. Accessed June 2017.
8. Yeung CK, Teo LHY, Xiang LH, Chan HHL. A community-based epidemiological study of acne vulgaris in Hong Kong adolescents. *Acta Derm Venereol (Stockh)*. 2002;82:104-7.
9. Chau-Ty G, Goh CL, Koh SL. Pattern of skin diseases at the National Skin Centre (Singapore) from 1989-1990. *Int J Dermatol*. 1992;31:555-9.
10. Goh CL, Akarapanth R. Epidemiology of skin disease among children in a referral skin clinic in Singapore. *Pediatr Dermatol*. 1994;11:125-8.
11. Han XD, Oon HH, Goh CL. Epidemiology of post-adolescence acne and adolescence acne in Singapore: A 10-year retrospective and comparative study. *J Eur Acad Dermatol Venereol*. 2016;30(10):1790-3.
12. Jha BN. To study the profile of acne vulgaris, its seasonal variation, relationship with smoking and possible correlation between acne vulgaris and markers of androgenecity in females. *Adv Res J Life Sci*. 2016;2(3):1-6.
13. Suh DH, Kim BY, Min SK et al. A multicenter epidemiological study of acne vulgaris in Korea. *Int J Dermatol*. 2011;50:673-81.
14. Park MY, Kim KH, Kang H et al. Analysis of Korean acne patients according to age groups based on two multicenter studies. *J Dermatol*. 2017;44(2):186-8.
15. Zari S, Turkistani A. Acne Vulgaris in Jeddah Medical students: Prevalence, severity, self-report, and treatment practices. *J Cosm Dermatol Sci Applic*. 2017;7:67-76.
16. Abad-Casintahan F, Chow SKW, Goh CL et al. Frequency and characteristics of acne-related postinflammatory hyperpigmentation. *J Dermatol*. 2016;43:826-8.
17. Tan HH, Tan AWH, Barkham T et al. Community-based study of acne vulgaris in adolescents in Singapore. *Br J Dermatol*. 2007;157:547-51.
18. Tan JKL. Psychosocial impact of acne vulgaris: Evaluating the evidence. *Skin Therapy Lett*. 2004;9(7):1-3.
19. Suh DH, Kim BY, Min SK et al. A multicenter epidemiological study of acne vulgaris in Korea. *Int J Dermatol*. 2011;50:673-81.
20. Yeung CK, Teo LHY, Xiang LH, Chan HHL. A community-based epidemiological study of acne vulgaris in Hong Kong adolescents. *Acta Derm Venereol (Stockh)*. 2002;82:104-7.
21. Kim IH. Salicyclic acid peel (acne peel). *Hong Kong J Dermatol Venereol*. 2005;13:83-5.
22. Dainichi T, Ueda S, Imayama S et al. Excellent clinical results with a new preparation for chemical peeling in acne: 20% salicylic acid in polyethylene glycol vehicle. *Dermatol Surg*. 2008;34:891-9.
23. Sarkar R, Gokhale N, Sharma S. South Asia. In: *Taylor and Kelly's Dermatology for Skin of Color 2E*. Taylor SC, Paul Kelly A, Lim HW, Serrano AMA, eds. New York: McGraw Hill Education, 2016, 664-5.

24. Tan J, Kang S, Leyden J. Prevalence and risk factors of acne scarring among patients consulting dermatologists in the United States. *J Drugs Dermatol.* 2017;16(2):97–102.
25. Layton A, Dreno B, Finlay AY et al. New patient–oriented tools for assessing atrophic acne scarring. *Dermatol Ther (Heidelb).* 2016;6(2):219–33.
26. Perkins AC, Cheng CE, Hillebrand GG et al. Comparison of the epidemiology of acne vulgaris among Caucasian, Asian, Continental Indian and African American women. *J Eur Acad Dermatol Venereol.* 2011;25:1054–60.
27. Tan JK, Tang J, Fung K et al. Development and validation of a Scale for Acne Scar Severity (SCAR–S) of the face and trunk. *J Cutan Med Surg.* 2010;14:156–60.
28. Micali G, Francesconi L, Nardone B, Lacarrubba F. Classification of acne scars: a review with clinical and ultra–sound correlation. In: *Acne Scars Classification and Treatment.* Tosti A, De Padova MP, Beer KR, eds. London: Informa UK Ltd 2010, 1–7.
29. Rivera A. Acne scarring: A review and current treatment modalities. *J Am Acad Dermatol.* 2008;59:659–76.
30. Hazarika N, Rajaprabha RK. Assessment of Life Quality Index among patients with acne vulgaris in a suburban population. *Indian J Dermatol.* 2016;61:163–8.
31. Ali FR, Kirk M, Madan V. Papular acne scars of the nose and chin: An under– recognised variant of acne scarring. *J Cutan Aesthet Surg.* 2016;9:241–3.
32. Gan SD, Graber EM. Papular scars: An addition to the acne scar classification scheme. *J Clin Aesthet Dermatol.* 2015;8:19–20.
33. Lee SJ, Kim JM, Kim YK, Seo SJ, Park KY. The pinhole method using an erbium: YAG laser for the treatment of papular acne scars. *Dermatologic Therapy.* 2017;e12512. https://doi.org/10.1111/dth.12512
34. Chaudhary RG, Pitroda HS, Modi KR, Chauhan AP. Comparative outcome study of various chemical peels and surgical procedures in the management of acne scarring. *Int J Med Sci Pub Health.* 2016;5:1128–33.
35. Kravvas G, Al–Niaimi F. A systematic review of treatments for acne scarring. Part 1: Non–energy–based tech–niques. *Scars, Burns & Healing.* 2017;3:1–17.
36. Zaleski–Larsen LA, Fabi SG, McGraw T, Taylor M. Acne scar treatment: A multimodality approach tailored to scar type. *Dermatol Surg.* 2016;42(S2):S139–49.
37. Wat H, Wu DC, Chan HH. Fractional resurfacing in the Asian patient: Current state of the art. *Lasers Surg Med.* 2017;49(1):45–59.
38. Dai R, Xie H, Hua W et al. The efficacy and safety of the fractional radiofrequency technique for the treatment of atrophic acne scar in Asians: A meta–analysis. *J Cosmet Laser Ther.* 2017;7:1–8.
39. Duke D, Grevelink JM. Care before and after laser skin resurfacing. A survey and review of literature. *Dermatol Surg.* 1998;24(2):201–6.
40. Wanitphakdeedecha R, Phuardchantuk R, Manuskiatti W. The use of sunscreen starting on the first day after ablative fractional skin resurfacing. *J Eur Acad Dermatol Venereol.* 2014;28(11):1522–8.
41. Philip Werschler W, Herdener RS, Victor Ross E, Zimmerman E. Treating acne scars: What' s new? *J Clin Aesthet Dermatol.* 2015;8(S8):S2–8.
42. Wollina U, Goldman A. Fillers for the improvement in acne scars. *Clin Cosmet Investig Dermatol.* 2015 8:493–9.
43. Goldman MP. The use of hydroquinone with facial laser resurfacing. *J Cutan Laser Ther.* 2000;2(20):73–7.
44. West TB, Alster TS. Effect of pretreatment on the incidence of hyperpigmentation following cutaneous CO_2 laser resurfacing. Dermatol Surg. 1999;25(1):15–17.
45. Goh CL, Khoo L. Laser skin resurfacing treatment outcome of facial scars and wrinkles in Asians with skin type III/IV with the Unipulse CO_2 laser system. *Sing Med J.* 2002;43(1):28–32.
46. Kim YJ, Lee HS, Son SW et al. Analysis of hyperpigmentation and hypopigmentation after Er:YAG laser skin resurfacing. *Lasers Surg Med.* 2005;36(1):47–51.
47. Chua SH, Ang P, Khoo LS, Goh CL. Nonablative 1450–nm diode laser in the treatment of facial atrophic acne scars in type IV to V Asian skin: A prospective clinical study. *Dermatol Surg.* 2004;30(10):1287–91.
48. Alexis AF, Coley MK, Nijhawan RI et al. Nonablative Fractional Laser Resurfacing for acne scarring in patients with Fitzpatrick skin phototypes IV–VI. *Dermatolo Surg.* 2016;42(3):392–402.
49. Abdel Hay R, Shalaby K, Zaher H et al. Interventions for acne scars. *Cochrane Database Syst Rev.* 2016;4:CD011946.
50. Qin X, Li H, Jian X, Yu B. Evaluation of the efficacy and safety of fractional bipolar radiofrequency with high–en–ergy strategy for treatment of acne scars in Chinese. *J Cosmet Laser Ther.* 2015;17(5):237–45.

15

여드름 흉터 치료 알고리즘

핵심 내용

- 여드름흉터는 의사와 환자에게 스트레스를 유발한다. 여드름에 의해 발생하는 흉터 종류는 다양하며, 유형에 따라 다른 치료 전략이 필요하다. 가장 흔하고 영구적인 병변은 미만성 함몰 흉터이다. 그 외에 저색소 또는 과색소 침착, 비후성, 켈로이드, 피부 누공 등의 흉터가 있다. 흉터 치료를 위해서 흉터 종류의 병태생리학과 해부학에 대한 해박한 지식을 가져야 한다. 전형적인 병태생리학에 근거하지만 여드름 발현 · 진행 상태와 염증 정도는 피부 유형에 따라 다르다. 그러므로 흉터 형태에 따라 치료 방향을 다르게 세워야 한다.
- 치료 방법은 환자 연령, 성별, 사춘기 유무, 생활 습관, 치료 의지, 기저 질환을 반영해야 한다. 여드름 흉터는 사회 생활에 부정적 영향을 미칠 수 있다.
- 새로운 기술과 생활 습관 교정을 통해 만성적인 문제에 도움을 주는 방법이 개발되었다. 흉터 관련 치료 옵션과 알고리즘을 찾기 위해 다양한 문헌을 고찰하였다. 프랙셔널 레이저는 여드름 치료 중에 가장 중요한 기기이다. 얼굴에서 흉터가 차지하는 면적에 따라 치료 방법을 설정해야 한다.
- 여드름 흉터 치료의 다양한 방법은 조직 분리 술기(진피 절제술), 피부 재생 기법, 수술 혹은 레이저 기법 등을 포함하고 있다. 여드름 흉터 치료에 효과적인 비수술적, 수술적 기기가 개발되었다. 1회 치료로 종결하는 방법도 있지만, 여러 차례 시술을 받아야 하는 경우도 있다.

개요

흉터는 모든 유형의 여드름에서 발생하지만, 치료 시작 시기 · 여드름 중증도에 따라 흉터 생성 유무에 차이가 있다. 여드름 후 흉터는 환자의 95%에서 발생할 수 있다. 여드름 흉터는 심한 정신적 스트레스를 유발한다. 여드름 흉터의 외형 및 정신적 문제를 해결하기 위하여 치료가 필요하다. 흉터를 막기 위한 적극적인 여드름 치료가 부정적인 결과를 예방한다. 환자와 의사는 흉터가 존재하면 피부 외형 개선을 위해 노력을 해야 한다. Fulton에 따르면 여드름 흉터 치료는 "현존하는 미용 술기 중에서 가장 어려운 시술이다" 라고 기술하였다. 표피, 진피는 물론 피하 지방층까지 파괴하는 심한 화농성 여드름의 조직 파괴를 완전히 교정하는 것은 매우 어렵다. 따라서 치료 목표는 완치가 아니라 최대한 회복이다.

치료 개념

심상성 여드름은 모든 인종에게 흔한 질환이다. 백인에서 흑인까지 모든 피부 유형에서 유발되며, 연령 분포상 16세~17세의 남자 95-100%, 여자 83-85%에서 발생한다. 2016년, Skroza 등에 의하면 여드름은 성인이 되어도 지속되며, 25세 이상의 남성 3%, 여성 12%에서 최소한 경도 이상의 여드름이 관찰되었다. 또한 인종과 민족은 여드름 치료의 중요한 요소이다. 제한적이지만 현재까지 보고된 자료에 따르면 여드름은 피부 유형, 역학, 병태생리학적 혹은 기본적인 치료 방법에 근본적인 차이는 없는 것으로 알려져 있다(아프리카계 미국인의 심상성 좌창 · 포마드 여드름 제외). 그러나 인종과 민족 차이를 고려하여 현명하게 분석하여야 한다. 어두운 피부색에 비례하여 흔히 관찰되는 과색소 침착, 켈로이드 형성 등은 인종별 차이가 있기 때문이다. 그러므로 인종별 차이를 항상 염두에 두고, 어두운 피부색을 가진 환자의 "표준" 치료에 이러한 개념을 고려해야 한다. 미국 전체 인구에서 흑인 비율이 지속적으로 증가하고 있다(2003년 백인, 비히스패닉 인구 비율이 70%에서 2060년에 50% 감소 예상). 유색인종 치료시에 피부과 의사뿐만 아니라 일차 진료 의사는 신중해야 한다. 대부분의 환자는 여드름을 간헐적으로 발생하는 귀찮고 보기흉한 면포, 농포, 결절 정도로 간주한다. 그러나 *Propionibacterium acnes*에 의한 심한 염증 반응은 영구적인 흉터를 유발한다. 여드름 흉터는 여성 14%, 남성 11%에서 관찰된다.

역사

1905년부터 여드름 흉터 개선을 위한 수술적 치료가 시행되었다. 20세기 초반에 피부과 의사 Kromayer가 개발한 dermabrasion(기계적 박피술)은 밑거름이 되었고, 피부 표면 재생의 주된 치료 방법이었다. 최근 30년간 와이어 브러시, 다이아몬드 내장형 프레이즈, 톱니 모양의 기구 및 기술, 마취법의 지속적인 발전이 이뤄졌다. Eller 및 Wolff는 1941년 페놀 필링을 처음으로 시행하였다. 이후에 carbon dioxide(CO_2)와 erbium:yttrium-aluminum garnet(Er:YAG) 등의 레이저 단독 요법 혹은 복합 요법이 이용되었다. 흉터 제거 혹은 편평하게 만들기 위해 절제술, 펀치 절제술, 진피 이식술, 펀치 이식술, 진피 절제술이 사용되었다. 기본적인 제거술에 다양한 치료법(콜라겐, 실리콘 또는 지방 주입법, 안면 거상술, 니들링 기법)이 추가되었다. 영구적인 주입법 methylmethacrylate은 여드름 흉터 교정에 도움이 된다. Poly-L-lactic acid 같은 콜라겐 생성 촉진제는 여드름 흉터에 제한적으로 사용된다. 여드름 흉터의 도식도, 여드름 흉터 모양에 따른 기법이 소개되었다. 그러나 순차적인 접근에 의한 여드름 흉터 치료 방법이 제안되었다. 흉터 치료 기법에 관한 다양한 연구가 발표되었다. 연구 결과에 따르면 단독 시술의 치료 결과는 25%~81.4%에 이르기까지 다양하였다.

병태생리학

여드름 흉터의 첫번째 요소는 여드름 자체의 진행이다. 심상성 여드름은 흔하게 모낭피지샘 단위의 비염증성 면포로 시작된다. 모낭벽 하부의 각질세포가 끈끈해져서 각질세포 축적 및 피지선 모낭이 확장된다. 면포성 피부에 *Propionibacterium acnes*가 증식하고, 염증을 촉진시킨다. 면포가 자연적으로 터지면서 피지와 각질 잔해물을 분비하는데 때때로 구진, 농포, 결절 혹은 낭종 같은 염증성 형태로 발전할 수 있다(그림 15-1). 이는 흉터로 진행한다. 모낭 주변의 농양은 약해진 모낭 하부 누두 부위가 터지면서 발생한다. 농양이 빠르게 캡슐화되고 각질층과 이어지면 7~10일내에 내용물이 분비되므로 흉터가 안 남을 수 있다. 흉터는 이러한 절차가 완벽하지 않거나, 지연되면 발생한다. 캡슐화가 실패하게 되면 염증이 계속 진행되거나, 터지게 된다. 모낭이 파열되면 모발, 지방, 각질, 지방산과 *Propionibacterium acnes*가 분비되면서 클래식 보체와 대체 보체 반응을 활성화시킨다. 진피내 염증이 증폭되며, 새로운 자극을 유발한다. 개방형 면포 집단 혹은 연결된 각질화 터널이 다채널의 누관으로 나타나게 된다. 모낭의 장기적인 염증은 과다 증식성 상피화에 의해 송곳 흉터가 생성된다. 다른 종류의 흉터는 염증 정도, 염증 혹은 모낭 주위 농양이 피부 표면에서 어느 정도 깊이에 위치에 있는가에 따라 차이가 있다. 진피내 염증이 심하고 치료받지 않으면 모낭의 완전한 괴사와 함께 조직 붕괴가 일어나고, 이는 심각한 진피 흉터로 이어진다. 주변 부속기까지 침범하면 땀샘으로 염증이 확산되고, 피하 지방층의 파괴가 일어난다. 깊은 층에서 염증이 일어나고 진피 외부로 농양 배출이 일

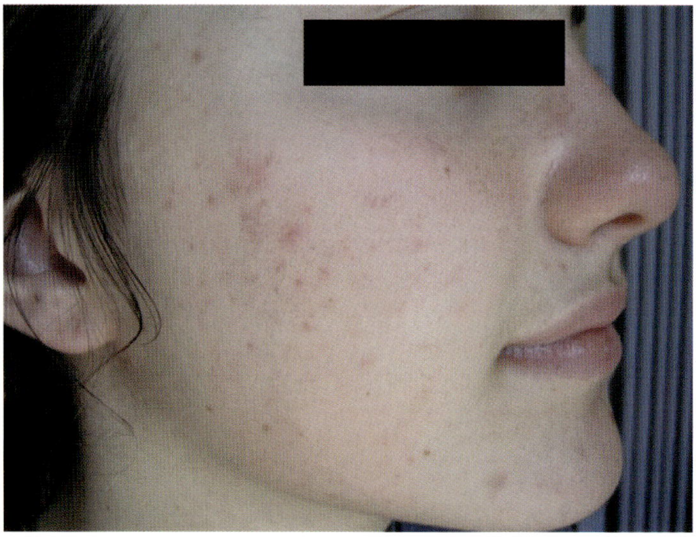

그림 15-1. Grade I 여드름 후 홍반성 흉터

어나지 않으면 결절 및 낭종이 나타난다. 모피지 단위의 심한 감염이나 염증은 위축성 혹은 과다 증식성(비후성 혹은 켈로이드성) 흉터로 이어진다(그림 15-2, 15-3, 15-4). 흉터가 성숙될수록, 상처 회복 과정의 근상피 수축과 함께 표면층을 잡아 당기므로 피부 위축, 분화구 또는 함입 지국을 만들게 된다. 훨씬 낮은 빈도이지만, 여드름 흉터는 두꺼워진다(비후성 혹은 켈로이드성). 가족력, 10~30세 연령, 염증의 심각도와 위치가 관여한다. 여드름에 의한 켈로이드는 백인보다 아프리카계 미국인, 히스패닉, 아시아 인종에게 흔하다. 켈로이드 형성은 유색인종에서 5~16배까지 흔하다. 여드름양 발진이 표피와 상부 진피에 국한되면 색소 이상이 나타난다. 가벼운 홍반성 반이 흔하며, 발생 초기 1년 이내에 나타난다. 정상 피부색으로 회복되는 기간은 일반적인 피부 외상에 의한 경우보다 연장된다. 만성적인 염증성 반점은 영구적인 저색소 혹은 과색소 침착으로 이어질 수 있다(Fitzpatrick IV~VI, 광피부 유형).

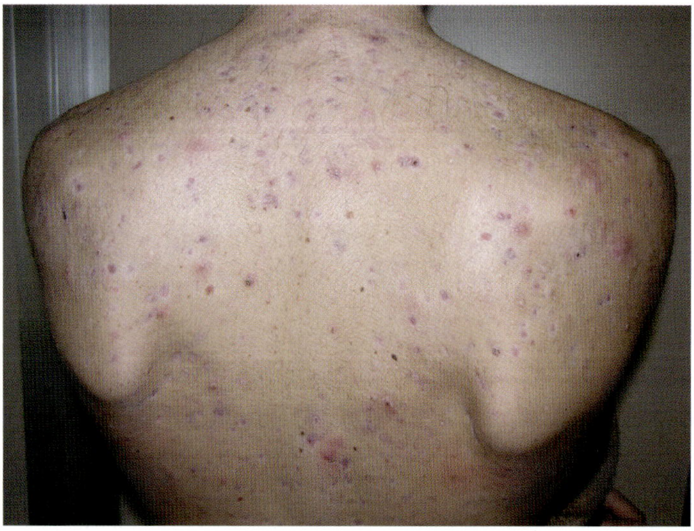

그림 15-2. 염증성 병변과 위축성 흉터가 동시에 존재함

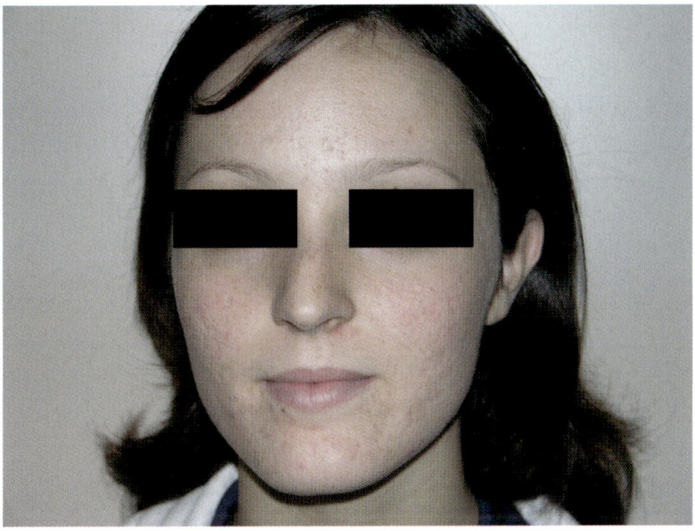

그림 15-3. Grade II 여드름 후 흉터

치료

지난 10년동안 성공적인 여드름 치료의 필수 요소(여드름 병태생리, 염증 매개체)에 관한 개념이 부각되었다. 그러므로 효과적인 치료와 병변 회복을 위해 새로운 추가 기법과 기존 치료에 대한 개선이 이뤄졌다. 흉터의 종합적 판단 이후에 치료 방법을 결정해야 한다. 문헌 보고자는 그들만의 기법을 이용해 여드름 흉터를 치료하였다. 다양한 치료법이 존재하며, 대부분의 여드름 흉터 유형을 총 망라해서 치료하는 방법이 있고,

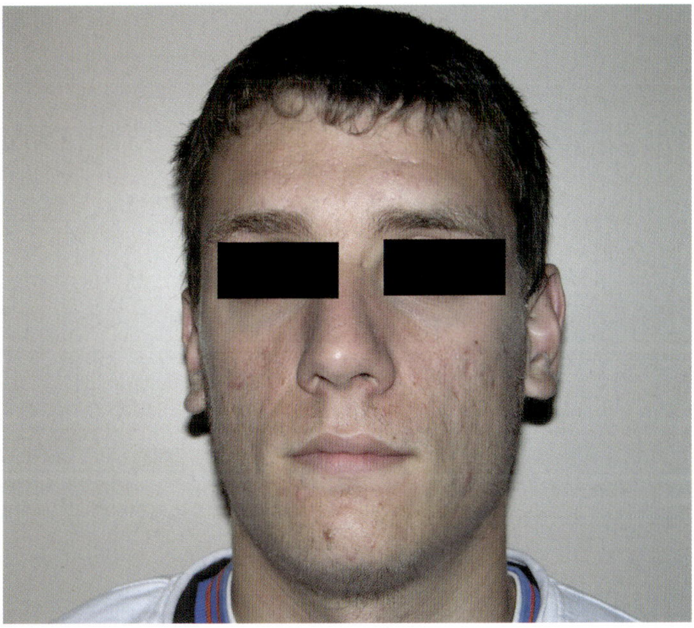

그림 15-4. Grade III 여드름 후 흉터

병변에 따라 적용하는 특수한 치료 기법이 있다. 치료 알고리즘을 시행하기 위해 Goodman 과 Baron이 제시한 분류법을 이용했다(표 15-1, 15-2, 15-3). 필자는 그들의 분류법이 치료 기법 적용에 적합하다고 간주하였다.

표 15-1. 여드름 흉터 구분/특징

Grade and Level	Characteristics
I. Macular	Erythematous, hyper- or hypo-pigmented flat marks visible to patient or observer at any distance
II. Mild	Mild atrophy or hypertrophy that may not be obvious at social distances of 50 cm or greater and may be covered adequately by makeup or the normal shadow of shaved beard hair in men or normal body hair if extrafacial
III. Moderate	Moderate atrophic or hypertrophic scarring that is obvious at social distances of 50 cm or greater and is not covered easily by makeup or the normal shadow of shaved beard hair in men or body hair if extrafacial, but is still able to be flattened by manual stretching of the skin (if atrophic)
IV. Severe	Severe atrophic or hypertrophic scarring that is obvious at social distances greater than 50 cm and is not easily covered by makeup or the normal shadow of shaved beard hair in men or body hair if extrafacial and is not able to be flattened by manual stretching of the skin

표 15-2. 여드름 흉터 구분/예

Grade and Level	Characteristics
I. Macular	Erythematous, hyper-or hypo-pigmented flat marks visible to patient or observer at any distance
II. Mild	Mild rolling, small soft papular
III. Moderate	More significant rolling, shallow boxcar, mild-to-moderate hypertrophic or papular scars
IV. Severe	Punched-out atrophic (deep boxcar), ice pick, bridges and tunnels, marked atrophy, dystrophic significant hypertrophy or keloid

표 15-3. 여드름 흉터 구분/치료 방법

Grade and Level	Examples of Scars
I. Macular	Time, optimized home skin care, light-strength peels, microdermabrasion, vascular or pigmented lasers, or IPL
II. Mild	Non-ablative lasers, blood transfer, skin needling or rolling, microdermabrasion, dermal fillers
III. Moderate	Ablative lasers, dermabrasion, medical skin rolling, fractionated resurfacing, dermal fillers if focal, subcision and blood transfer. Intralesional corticosteroids steroids or fluorouracil and/or vascular laser if hypertrophic
IV. Severe	Punch techniques (float, excision grafting), focal trichloroacetic acid (CROSS technique) with or without resurfacing techniques (including fractionated resurfacing); fat transfer; occasionally rhytidectomy if grossly atrophic; intralesional corticosteroids steroids or fluorouracil and/or vascular laser if hypertrophic

1. Macular acne scarring and marking (grade 1 acne scarring)

여드름 흉터의 첫번째 단계이며, 윤곽은 변하지 않고 색조 변화만 동반된 반점 병변이다. 흉터는 병변 크기와 무관하게 붉은색, 하얀색 혹은 갈색~검은색 등의 그림자 형태로 관찰된다.

• 홍반성 반

흉터 생성이 상대적으로 얕으며, 표피와 상부 진피만 침범된다. 흉터가 염증성이거나 비교적 발생 초기 단계(1년 미만)이거나, 색소 변화가 있으면 홍반성 반점 형태로 관찰된다(그림 15-5). 붉은 반점은 수개월 동안

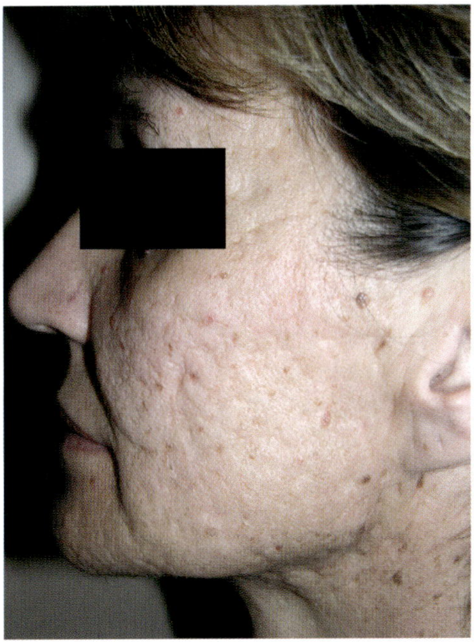

그림 15-5. Grade IV 여드름 후 흉터

자연스럽게 호전된다. 이러한 홍반성 반점은 혈관 레이저 치료에 잘 반응한다. 레이저가 흉터 성숙 과정을 빠르게 촉진하므로 염증에 의한 흉터 생성을 예방한다. 홍반성 반점이 있고, 긁은 상처가 있는 병변(acne excoriee)은 정신심리 치료와 함께 레이저(Nd:YAG, Er:YAG, IPL)를 병행하면 효과적이다.

- **과색소성 반**

색소성 흉터는 올리브색 피부를 가진 환자에게 호발하며, 염증 후 반응에 기인한다. 3개월~18개월에 호전된다.

- **치료**

과색소 침착의 악화를 예방하기 위해 철저한 자외선 차단이 필요하다. 추가적인 치료는 대부분 필요하지 않다. 환자가 치료를 원하는 경우에 레티놀(비타민 A), 트레티노인(retinoic acid) 혹은 hydroxyl acid와 국소 스테로이드제, hydroquinone, EGF 세럼 합성제, kojic acid와 azelaic acid 등의 방법이 효과적이다. 추가적으로 glycolic acid, retinoic acid, 제스너액 같은 낮은 강도의 피부 박피술도 도움이 되지만, 여드름후 색소 침착에 관한 효능은 입증되지 않았다. 염증후 과색소 침착 위험은 존재하지만 Nd:YAG, 큐스위치 레이저 혹은 IPL 등을 이용한 레이저를 통상적인 치료에 반응하지 않으면 시도한다.

- **과색소성 반(ethnic skin)**

염증후 색소 침착은 염증이 있었던 부위에 존재한다. 병변은 광범위 혹은 국소적으로 나타날 수 있고, 가려움증을 동반하는 경우도 있다. 색조 변화는 수개월~수년까지 지속될 수 있고, 여드름 자체보다 훨씬 더 오래 유지된다. 장기간 지속되는 염증후 색소 침착이 여드름 자체보다 정신적으로 스트레스를 유발한다. 어두운 피부색 환자는 초기부터 적극적인 치료하면 염증후 색소 침착을 줄일 수 있다. 적절한 처방을 병합하면 효과적이다. 추가적인 예방 전략(자외선 차단제 사용), 특수 탈색소 약제들(hydroquinone), 화학적

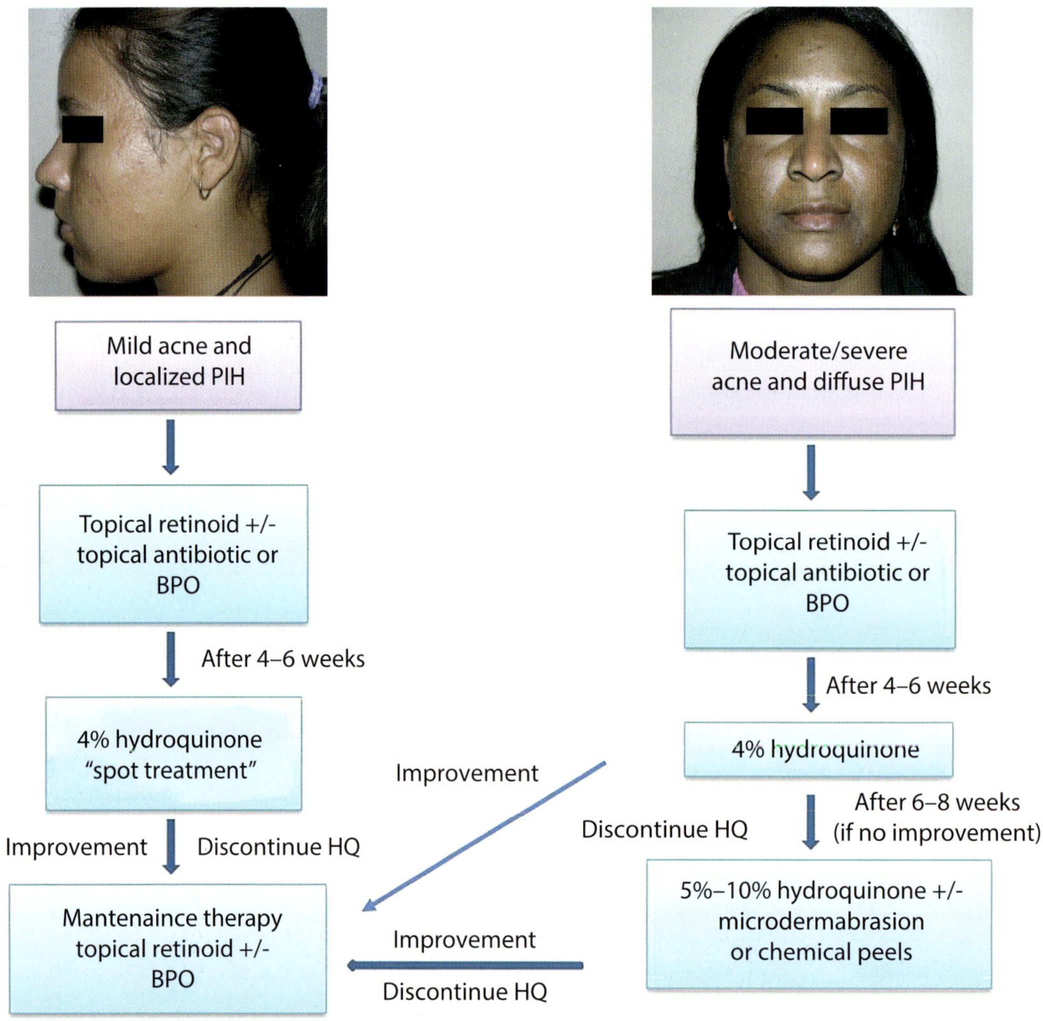

그림 15-6. 여드름과 염증후 과색소 침착 치료 알고리즘(BPO, benzoyl peroxide, HQ, Hydroquinone).

박피, 미세 박피술 등이 중요하다. 모식도는 단순화한 치료 알고리즘이다(그림 15-6).

· **저색소성 반**

여드름 흉터에서 관찰되는 백색 반점은 진성 흉터 혹은 염증 후 백색피부증이다. 치료는 매우 어렵고 만족할만한 결과를 얻기 어렵다. 11세 백인 여아는 피부박피술(dermabrasion)을 통해서 왼쪽 전완부의 저색소성 병변이 호전되었다. 이러한 병변에 문신 건을 이용한 미세 바늘 박피술을 통해 개선을 시도한 연구도 있다. 저색소성 반점 흉터는 모낭 주변 흉터라고 불리며, 치료에 잘 반응하지 않는다. 모낭 주변의 염증은 작은 저색소성 반점 흉터로 나타날 수 있다. 모발 주변의 진피 성분 파괴에 의한 것으로, 치료가 불가능하다. 백반증에서 사용되는 표피 이식은 효과를 기대해 볼 수 있다. 가장 잘 알려진 표피 이식법은 24시간 배양 방법이지만, 자동화된 상업용 키트(trypsin dermal epidermal separation)가 개발되어 배양 시간 없이 즉시 시행(Re-Cell, Clinical cell culture Americas, Coral springs, FL, USA) 가능하다. 피부 이식의 편의성이 훨씬 좋아졌다. 현재까지 가장 효과적인 방법이다.

2. Mild atrophy (grade 2 acne scarring)

흉터는 50 cm 혹은 그 이상의 거리에서 구별이 어렵고, 화장이나 수염 등으로 충분히 가려지는 흉터를 의미한다(그림 15-7). 위축성 흉터의 표재성 타입 또는 완만한 흉터와 동일하다. 완만한 흉터는 4~5 mm 보다 넓고, 진피가 피하 지방층에 비정상적으로 밀착되어있다. 진피하 조직 교정이 치료에 가장 중요하다.

• 소수의 흉터 치료

조직 확장술(tissue augmentation)

소수의 흉터는 비교적 간단한 치료로 호전된다. 지난 10년간 다양한 비자가 조직 성분과 비생물학적 조직 확대 물질을 이용해서 위축성 흉터 교정을 시행하였다. 조직 확대 물질을 이용한 안전하고, 장기적 혹은 영구적인 교정은 많은 관심과 함께 활발한 연구가 이뤄지는 분야이다. 단기 교정 치료는 소 콜라겐 혼합물과 methylmethacrylate 합성물, polylactic acid, hyalulonic acid 혹은 agarose acid 로 만들어진 필러 주입법이 있다. 두번 혹은 세번의 반복적인 치료를 통해 적절한 교정이 이뤄진다. 6개월에서 1~2년에 걸쳐 시행한다. Polyacrylamides와 확장된 polytetrafluoroethylene으로 구성된 실리콘 물질은 장기적인 교정에 사용된다. 이들은 국소 면역 반응 때문에 경도의 흉터 교정에는 부적합하다. 조직 확장술은 부작용으로 면역 반응을 일으킬 수 있고, 완벽하게 위치하지 못할 수 있다. Goodman은 환자 혈청을 이용하여 혈행성 전파를 통한 조직 확대술 결과를 발표했다. 이러한 물질이 외인성 발색단으로 작용하는 단색 파장 레이저, 빛 치료의 효능 유무를 추적하였다. 혈액 채취 직후에 1 mL 주사기와 30 gauge 바늘을 통해서 흉터를 팽창시키며, 상부 진피에 수포와 멍과 같은 양상을 남기면서 주입되었다. 시술은 충분한 개선을 이

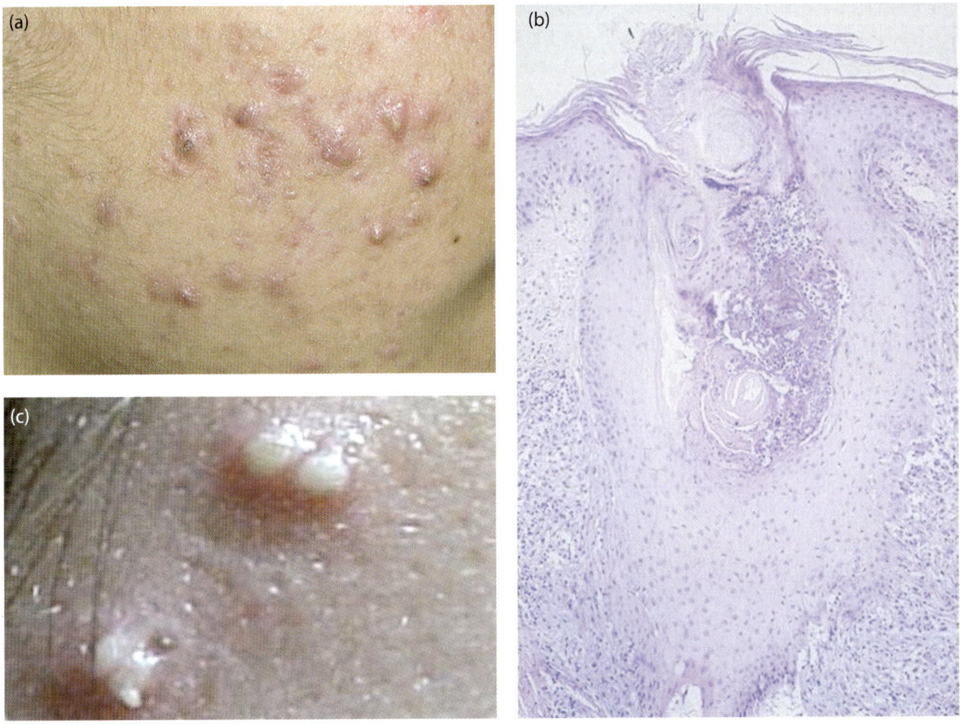

그림 15-7. 염증성 여드름의 임상 양상(a) 및 조직학적 소견(b). Phase I(6-24 hours)은 모낭 내부에 호중구가 증가하고(화농성 모낭염), 모피지 단위 주변으로 림프구가 모여드는 모낭 주위염 양상을 나타냄. (c) Grade 3 여드름 흉터

룰 때까지 한달 간격으로 반복 시행하였다. 낮은 강도의 열 손상이 보다 많은 콜라겐 합성을 일으킬수 있으므로 과도한 에너지를 이용한 치료는 오히려 치료에 부정적일 수 있다.

· 다수의 흉터 치료

미세 박피술(미세 기계적 박피술/microdermabrasion)

미세 박피술은 흉터 개선에 도움을 주는 첫번째 피부 재생 술기였다. 지난 30년간 시술 기법, 장비, 마취법 등에 놀라운 발전을 경험했다. 2만~3만 rpm의 핸드 피스가 조직 손상의 깊이 조절과 재현성에 도움을 준다. 프로즌 혹은 투메센트 마취 후에 유두 진피 및 망상 진피 상부까지 조직을 제거할 수 있다. Aluminum oxide 크리스탈을 이용한 미세 박피술이 여드름 흉터에 각광받고 있다. Aluminum oxide 크리스탈이 노즐을 통해 피부에 분사되고, 다양한 작은 열상을 일으킨 후에 재흡입되어 폐기된다. 이 과정을 여러 차례 반복하여 치료한다. 피부 재생 치료 시작 전에 기대되는 치료 효과, 치료 후 회복 과정 및 관리, 가능한 부작용 등을 충분히 설명해야 한다. 환자의 감염력, 헤르페스 감염 여부, 켈로이드 형성, 출혈성 체질, 아이소트레티노인 복용력 등을 파악해야 한다. 미세 박피술은 흉터 발생, 색소 이상을 일으킬 가능성이 있고, 치료 결과도 다양하지만, 비용적인 측면에서 레이저 치료의 대체 요법이며, 여드름 흉터 치료에 있어서 중요한 외과적 방법이다.

피부 니들링(skin needling)

작은 니들로 피부에 구멍을 뚫으면서 콜라겐 성장을 촉진시킨다. Orentreich와 Orentreich는 1995년부터 이 방법으로 경피 콜라겐 생성을 유도하였다. Desmond Fernandes는 동시에 또는 단독으로 15 gauge 니들을 윗 입술에 찌르고, 주름 밑에서 여러 방향으로 터널을 뚫듯 주입하며 치료하였다. 타투 건을 이용하여 바늘로 마찰을 일으키며 흉터를 치료하였다. 계속 시행할수 있지만, 치료에 많은 시간과 노력이 필요하고, 표피에 뚫린 구멍이 너무 가깝고 얕다는 문제가 있다. 치료 효과가 있는 이유는 바늘이 상부 진피에 흉터나 주름을 형성하는 오래된 콜라겐 줄기를 끊어주기 때문이다. 이러한 과정을 통해서 손상된 콜라겐을 제거하고 표피 하부에 새로운 콜라겐 생성을 촉진시킨다. 30 gauge 니들로 구성된 특수한 새로운 기구(dermaroller)가 현재 사용 가능하다. 여드름 흉터 위를 가로, 세로, 우측 또는 좌측 대각선으로 문지른다. 미세 바늘이 표피를 뚫고 진피내 1.5~2 mm까지 침투한다. 표피는 구멍만 뚫리므로 빠르게 회복된다. 치료 후 일시적인 출혈이 나타난다. 지혈 후에 멸균 생리식염수로 혈흔을 닦아낸다. 매번 치료 후에 안면 피부가 붉어지고 붓게 되지만, 부종은 2~3일내로 호전된다. 얼굴 뿐만 아니라 몸통에도 부작용 없이 치료할 수 있다. 치료는 멍이 나타날 때까지 한달에 한번씩 시행한다. 콜라겐 유도 치료(collagen induction therapy, CIT) 기전은 피부 세포가 전기 신호로 소통을 한다는 과학적인 사실에 근거한다. 피부를 미세한 니들로 찌르면 세포는 침입에 반응하여 전위를 변형시킨다. 전하는 피부 세포를 자극해서 화학 물질, 단백질과 성장 인자를 분비한다. 섬유모세포 등의 증가된 피부 세포는 손상 부위로 이동하여 콜라겐 섬유로 변하게 된다. CIT는 파인 여드름 흉터에 즉각적인 효과를 나타내는 간단한 기법이다. 문헌에 따르면 CIT의 완전한 효과는 8~12개월 정도 소요된다. 이는 새로운 콜라겐 축적이 천천히 일어나기 때문이다. 다른 제거 기법에 비하면 CIT는 장점이 많다. 가장 중요한 장점은 표피 손상이 없기 때문에 화학박피, 레이저 혹은 피부 박피술에 의한 부작용이 없다. 비절제 레이저, 혈액 전파(blood transter), 혈관 레이저 등과 같이 병합하면 상승 효과가 있다. Goodman과 Barron은 파인 흉터 치료에 다양한 치료법을 병합하였고, 큰 흉터는 혈액 전파, 혈관 레이저, 진피 절제술을 동시에 혹은 순차적으로 1달 간격으로 3회 치료(비절제 1450nm diode laser)해야 한다고 주장한다. 최근에 "분할 광선 열용해(fractional photothermolysis)" 개념을 도입한 레이저가 개발되었는데, 수직 형태의 작은 구역에 전층 열 손상을 주는 중적외선 레이저이다. 피부 재생 절제술의 긴 회복 기간 없이 피부 니들링과 동일한 효과를 기대할 수 있다.

비절제 레이저(non-ablative lasers)

레이저 피부 재생은 여드름 흉터 교정에서 인기있는 방법이지만, 모든 타입의 여드름 흉터에 항상 효과적이지 않다. 비절제 진피 리모델링은 위축성 흉터, 움푹 파이고 깊이가 얕은 박스카형 흉터에 효과가 있다. 송곳형 흉터와 깊은 박스카형 흉터는 절제 레이저가 더 좋은 치료 방법이다. 비절제 레이저는 흉터 개선 효과가 있으나, 절제 레이저에서 보이는 정도의 충분한 재상피화가 없다고 결론내었다. 비절제 레이저 치료를 받음으로써 보다 낮은 개선 효과와 절제 레이저에서 필요한 긴 회복 시간을 교환하였다. 비절제 레이저 장비는 중적외선 다이오드, 짧은 펄스 · 다양한 펄스 · 듀얼 방식의 Er:YAG, Nd:YAG 레이저, 분할광선 열용해이다. CO_2 레이저와 반대로 이러한 레이저는 물을 타겟으로 진피내 온도를 섭씨 501도 이상으로 올리는 동시에 표피의 쿨링을 통해 손상을 최소화한다. 피부 재상피화는 회복 기간동안 일어나지 않는다. 새 모델(CoolTouch, Laser Aesthetics)은 표피에 크라이오젠 스프레이를 뿌려서 표피 손상을 더욱 더 낮춘다. 반복적인 치료가 필요하고, 비교적 유용하게 사용할 수 있지만, 장기적인 효과는 보고되지 않았다. 비절제 레이저를 이용한 주름 개선 효과에 관하여 많은 임상 및 문헌이 보고되었지만, 비절제 진피 리모델링 기전은 추측만 난무한 상태이다. 최근에 비절제 레이저에 의한 효과적인 무증상 표피 손상 개념이 제시되었다. 얕은 진피내 혈관 손상, 사이토카인 분비, 향상된 진피 리모델링이 치료 결과를 설명할 수 있을 것으로 생각된다. 경도 혹은 그보다 약간 심한 흉터에서 진피 절제술 혹은 피부 니들링과 비절제 레이저를 복합 치료를 시행한다.

3. Moderate atrophy (grade 3 disease)

50 cm 혹은 그 이상에서도 확인 가능한 병변이며, 화장이나 남자의 경우 털로 가려지지 않지만 손으로 병변 주변을 잡아 당기면 여전히 편평해지는 정도의 흉터이다(표 15-1; 그림 15-8). 깊이 파인 흉터, 얕은 박스카형 위축성 흉터와 동일하다. 얕은(0.1~0.5 mm) 박스카형 위축성 흉터는 동그랗거나 타원형의 경계가 명확한 움푹 파인 병변이며, 수두 흉터와 유사하다. 송곳형 흉터보다 표면이 더 넓고 기저부가 좁지 않다.

· 소수 흉터 치료

흉터의 숫자가 적으면 임시 혹은 장기적으로 지속 가능한 자가 혹은 외부 물질을 주입하는 조직확대술이 적합하다. 심한 흉터는 진피 절제술, 혈액 전파, 비절제 혹은 혈관 레이저, 피부 니들링 등을 병합한다.

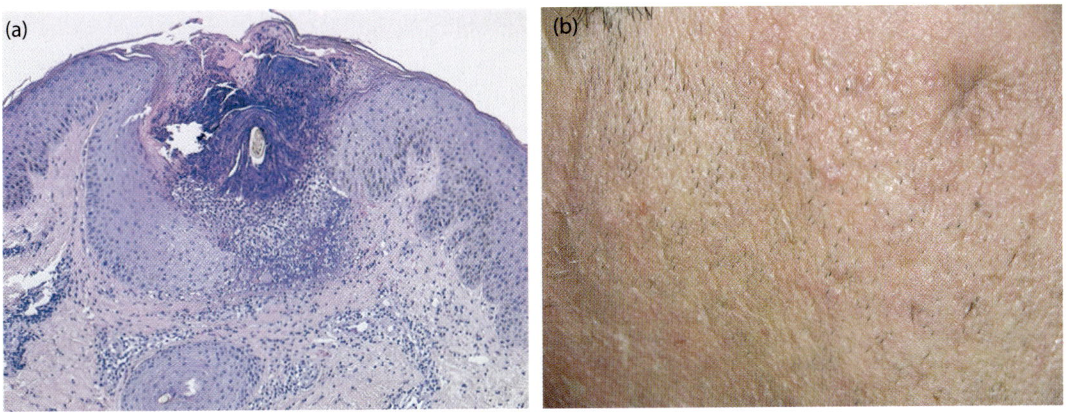

그림 15-8. (a) Phase II (48 hours)는 누두 하부에 약해진 부분이 파열되면서 모낭 주위에 염증을 유발함(화농성 모낭주위염). (b) 위축성 흉터

진피 절제술(subcision)

피하 절개 혹은 진피 절제술은 깊은 파인 흉터, 얕은 박스카형 위축성 흉터를 일으키는 섬유 줄기를 절단하는 기법이다. 진피 절제술 부위에 피하 마취를 시행한다. 흉터 크기에 따라서 18~26 gauge 피하 바늘을 사용하여, 피부 아래에 유착된 섬유 줄기를 잘라준다. 18 gauge, 11/2 inch NoKor Amix 바늘로 훌륭한 결과를 기대할 수 있다. 삼각형 팁(11번 블레이드와 유사)은 섬유 줄기를 매끈하고 철저하게 제거하는데 도움을 준다. 치료는 피부 표면과 평행으로 터널을 뚫듯 부드럽게 바늘로 피스톤 운동을 하면서 표피 및 상부 진피 유착을 풀어준다. 이 과정을 통해 혈액이 고이게 되는데, 흉터 베이스가 표면 층에 재부착을 억제한다. 축적된 혈액을 통해서 결합 조직이 생성될 것으로 생각된다. 대부분의 위축성 흉터는 1~3개월 내에 호전된다. 피부 표면 재생과 복합 치료하면 장기적인 교정에 도움이 된다. 시술은 섬유소 거품 혹은 콜라겐 주입, 진피 이식, 미세 지방 주입 등과 병합 사용한다. 진피 절제술의 위험은 출혈(적절한 마취와 압박붕대가 있으면 덜 일어남)과 결절 형성으로 이어지는 과다한 섬유 증식증이다. 저용량 스테로이드 주입법으로 개선될 수 있고, 치료를 하지 않더라도 2~3개월 후에는 호전된다. 시술 후에 멍은 1~2주내에 사라진다. 간단한 시술이며, 장기적인 효과를 기대할 수 있고, 중등도 위축성 흉터의 첫번째 치료 방법이다.

· 다수 흉터 치료

다양한 치료[technique-sensitive resurfacing (lasers, radiofrequency, medium-strength peels, plasma, abrasion)] 방법이 있다. 넓게 퍼져있는 위축성 흉터는 절제 레이저 재생법으로 개선된다. CO_2 레이저는 피부박피술(drywall/plaster-sanding screen 또는 moistened silicon carbide sandpaper 및 강력한 화학박피)을 대체한 첫번째의 상용화된 레이저이다. 오래된 시술의 새로운 적용은 여전히 긴 회복 기간과 병적 문제를 가지고 있다. 다른 레이저도 시도해 볼 수 있으나, 효과는 크지 않다. 어븀 레이저는 CO_2 레이저와 비슷한 효과를 내면서 보다 안전한 것으로 알려져 있다. 어븀 레이저와 CO_2 레이저를 동시에 혹은 순차적으로 사용하는 치료법이 흔히 사용되고 있다. 레이저 치료의 가장 두려운 점은 저색소 침착이다. 레이저 치료 후에 트립신을 처리한 공여자의 표피 세포를 사용하면 이러한 부작용을 예방하고, 빠른 피부 재상피화에 도움이 된다. 피부에 더 깊게 침투하고, 콜라겐 위축과 피부 타이트닝을 위해서 고주파 파장이 광범위하게 이용되었다. 고주파와 미세 바늘 고주파 장비는 전기 에너지를 생성하여 진피에 비교적 낮은 온도로 연기없이 열을 전달한다. 본 영역에서 첫번째로 사용된 기기는 모노폴라 고주파 장비(Thermage, Inc, Hayward, CA, USA)이며, 피부 이완과 여드름 흉터에 사용한다. 가장 최근에 개발된 장비는 액센트 계열 장비(Alma lasers, Ltd, Caesarea, Israel)이며, 바이폴라와 유니폴라 고주파 모드를 사용한다. 비절제 광재생법을 이용한 광노화 치료는 국소 광감작제(5-aminolevulinic acid)를 도포하고 새로운 장비로 치료를 하면 안전하고 효과적이다. 콜라겐 생성을 촉진할 수 있으므로 위축성 흉터에 도움이 된다. 본 시술은 경도의 환자에게 사용할 수 있다. 특히 진피 절제술과 비절제 레이저 치료와 병합 치료하면 효과적이다.

4. Severe atrophy(grade 4 acne scarring)

아주 심한 위축성 흉터로서, 50 cm 혹은 그 이상에서도 확연하게 관찰된다. 화장이나 털 등으로 가릴 수 없고, 병변 주변을 당겨도 평평하게 만들 수 없는 흉터이다(표 15-1; 그림 15-9, 그림 15-10).

· 송곳형 흉터(ice pick scars)

깊은 송곳형 흉터는 폭이 좁고 (<2 mm) 섬유화되었으며, 가장자리가 피부 표면에서 직각으로 떨어지는 흉터이다. 표피 함입이 피하 지방층까지 내려갈 수 있다. 표면에서 보이는 면이 바닥보다 더 넓으며, 바닥으로 갈수록 좁아지는 경우가 흔하다.

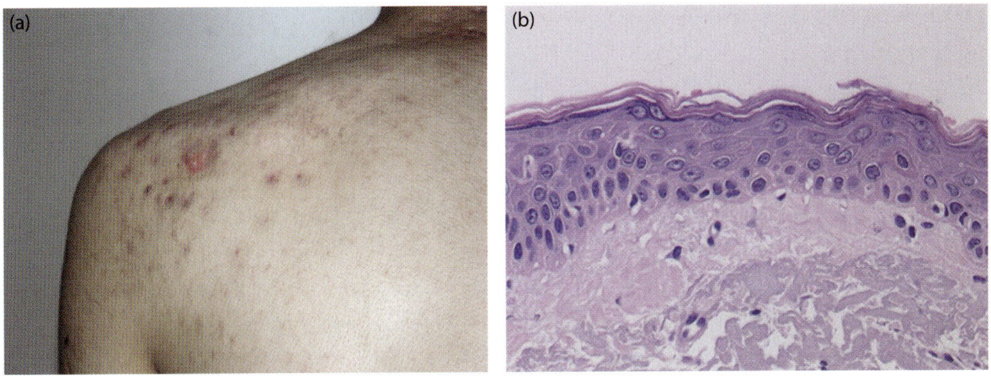

그림 15-9. 비후성 흉터 임상 양상 (a), 조직학적 소견 (b)

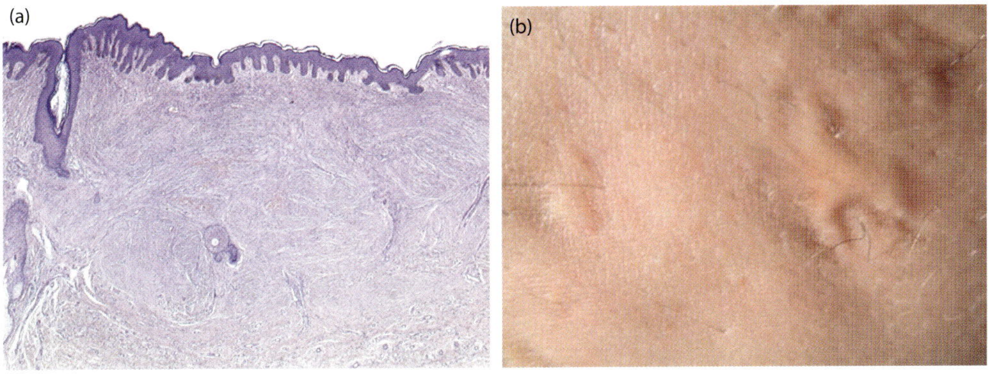

그림 15-10. 켈로이드 흉터 임상 양상 (a), 조직학적 소견 (b)

· 펀치형 위축성 흉터(punched-out atrophic)

깊은 박스카형 흉터이며 움푹 파여 있고(0.5 mm), 경계가 명확하고 표면에서 수직으로 나타난다(1.5~4.0 mm). 2개 혹은 그 이상의 송곳형 흉터가 표피화된 트랙을 따라 터널이 형성되기도 한다. 이 부분은 반드시 절제해야 한다. 펀치 이식으로 교정될 수 있다.

· 이영양증 흉터(dystrophic scars)

백색의 위축된 바닥에 불규칙하거나, 별 모양으로 관찰된다. 섬유화된 종양 형태로 관찰되기도 하는데, 내부에 다양한 채널의 트랙에 피지 혹은 농 물질이 존재한다.

· 심한 위축(marked atrophy)

여드름이 심한 환자에서 여드름 모낭이 파열되고, 낭종이 염증 매개체를 분비하여 얼굴 지방이 파괴되면 심한 위축이 나타난다. 낭종이 있던 공간은 제거된 후에도 위축된 주변 조직을 채우지 못하므로 공동이 형성된다. 나이가 들면서 지방 위축이 더 심해지고, 귀 앞, 관자놀이, 광대 아래, 입주변 조직의 오목함이 심해지면서 흉터가 뚜렷하다.
깊은 박스카형 흉터, 큰 송곳형 흉터는 병변 전체를 포함할 수 있는 큰 실린더 모양의 펀치 등을 이용해서 완전히 절제를 해야 한다. 절제 후에 이차적인 상처 회복 과정을 거치거나, 펀치 이식법으로 귀 뒷부분의 조직을 이식하는 방법이 있다. 절제 후에 깊게 진피 봉합을 하지 않으면 보기 흉한 흉터로 이어지게 된다. TCA(trichloroacetic acid) 60~100%를 작은 송곳형 흉터나 구멍 형태의 흉터에 사용해 볼 수 있지만 이 시술은 항상 쉽지 않다. 흉터의 중앙부가 완전히 편평해 질때까지 여러 번 치료를 해야 하고, 기본적으로 큰 실린더 모양의 흉터 내부에 또다른 흉터를 만드는 방법은 미용적으로 효과가 있다. 이영양증 흉터는 절제술로 제거한다. 타원형으로 제거하거나 병변에 따라 간혹 M, Z, W 성형술이 필요하다. 심한 위축성 흉터에서 지방을 이용한 깊은 조직 확대술은 비용이 싸고 쉽게 시술할 수 있다. 지방 필링으로 불리기도 하는데, 거부 반응이나 알레르기 반응이 없는 것도 장점이다. 지방은 영구적인 조직 확대 기법(50% 이상의 이식된 지방이 생착)을 시행하면 장기적인 교정이 이뤄질 수 있다. 이러한 조직 확대술은 피부 표면 재생과 진피 절제술을 병합 치료하면 효과적이다. 지방은 작은 니들로 만든 닉, 11 gauge 블레이드, 유사한 기구를 통해서 주입된다. 완전한 교정을 위해서 진피 절제술을 시행하여 흉터 조직 하부에 유착된 부위와 분리해야 한다. 남은 지방은 냉동하며, 최소한 12개월 후에 재시행한다. 대부분의 여드름 흉터는 시술 3개월 후에 추가 치료하면 효과가 있다. 과도한 교정은 10% 이하로 해야 한다. 노화는 여드름 흉터에 영향을 주므로 치료시에 고려해야 한다. Polylactic acid, hyaluronic acid는 지방을 구하기 어려운 경우, 움푹 파인 여드름 흉터에 사용할 수 있다.

5. 비후성 병변(Hypertrophic lesion)

흔하지 않지만, 여드름 흉터가 두꺼워지는 경우가 있다(구진성, 다리 형태, 비후성 혹은 켈로이드성 흉터). 개인 특성이 이런 유형의 여드름 흉터 생성에 영향을 끼친다.

• 구진성 흉터(papular scar)

구진성 흉터는 크기가 작고, 부드러우며 경도의 구진성(grade 2 mild) 혹은 중등도 이상의 구진성(grade 3 moderate)으로 관찰된다. 구진은 부드럽게 솟아있고, 반피부 위축증과 동일하게 몸통이나 턱주변에 호발한다. 이러한 흉터는 치료하기 어렵지만, 얼굴 병변은 CO_2 레이저 또는 전기소작술을 이용해 치료한다.

• 다리(bridges) 형태 병변

다리 모양 흉터는 융기성 흉터이며, 섬유화된 조직이 건강한 피부 위에서 관찰된다(grade 4 severe). 얼굴에 호발한다. 치료 방법은 절제술이다.

• 비후성/켈로이드 흉터

비후성 흉터(hypertrophic scar)는 두꺼워지고 위로 솟아 있는 흉터이며, 초기 여드름 병변의 내부에 존재하고 수개월간 성장하며, 수년에 걸쳐 퇴행한다. 조직학적으로 비후성 흉터는 다량의 섬유모세포와 비교적 적은 콜라겐 묶음과 소량의 근섬유모세포가 존재하므로 흉터의 구축 원인으로 추정된다(grade 4 severe). 켈로이드 흉터(keloid scar)는 초기 여드름 병변 경계를 넘어서 확산된다. 섬유모세포 크기와 활동, 면역 세포 활동에 차이가 있고, 과량의 콜라겐 생성과 분해에 불균형이 일어난다. 켈로이드 흉터는 아래턱 뼈 아치, 어깨, 흉부에 호발하고, 재발 가능성이 높다(grade 4 severe).

• 치료

도포제

국소 실리콘 겔 시트(topical silicone-gel sheeting) 단독 혹은 스테로이드 병변내 주입의 복합 치료는 비후성 혹은 흉터 치료에 효과적이다. 장 · 단점은 잘 알려져 있다. Signorini 및 Clementoni는 자가 건조되며 주변으로 퍼지는 실리콘 겔(Dermatix, Valeant pharmaceuticals, Milan, Italy) 효과를 160명의 환자를 대상으로 시행한 전향적 연구를 처음으로 보고하였다. 효과적인 결과와 환자의 치료 순응도를 고려하면 비후성 흉터, 켈로이드 여드름 흉터 예방에 첫번째 옵션으로 선정하였다.

세포독성 주입법(intralesional cytotoxic therapy)

과다한 조직 생성은 스테로이드 주입법이 가장 핵심이다. 비후성 · 켈로이드성 여드름에 가장 효과적이고 안전한 치료는 진피내 스테로이드 주입법(triamcinolone acetonide 10, 40 mg/mL 혹은 betamethasone sodium phosphate 및 betamethasone acetate 5.7 mg/mL). 일반적으로 트리암시놀론 아세토나이드(10 mg/mL) 혹은 betamethasone phosphate 그리고 betamethasone acetate 5.7 mg/mL으로 시작한다. 트리암시놀론 아세토나이드(40 mg/mL)은 난치성 환자에게 사용한다. 최근에는 세포독성 5-fluorouracil과 bleomycin sulfate 주입 치료가 관심을 끌고 있다. Fluorouracil은 50 mg/mL 농도로 사용되고, 저강도 스테로이드와 80:20으로 혼합해서 사용한다. Fluorouracil 단독으로 사용하기도 한다. 치료 세션마다 약 1 mL 정도 사용한다. 각각의 흉터에 0.1~0.3 mL 정도의 양이면 충분하다. Fluorouracil은 형질 전환 생장인자 TGF-B/SMAD 단백질 시그널링의 잠재적인 억제제이다.

혈관 레이저

Alster 및 Williams는 흉부 켈로이드 흉터에 585 nm 플래시 램프 펄스 다이 레이저 치료를 시행하였다. 흉터 높이, 피부 결, 홍조, 가려움증 호전을 첫번째로 보고하였다.

기타 치료

Rusciani 등은 135명의 켈로이드 환자를 냉동 요법으로 치료하여 좋은 결과를 얻었다. 가장 핵심적인 부작용은 위축성 병변 함입과 남은 병변의 색소 저하였지만, 추적 관찰 기간에 재발한 환자는 없었다. 냉동 치료와 수술, 스테로이드 같은 다른 치료 방법을 병행하면 도움이 된다. 소수의 연구자는 수술적 절제와 수술 직후 x-ray 혹은 1200 Gy를 3~4번에 걸쳐서 조사하는 방법을 주장한다. 그러나 재발율이 높아서 최후의 수단으로 남겨둬야 한다. 병변내 베라파밀(verapamil) 2.5 mg/mL(병변 크기에 따라 0.5-2 mL) 주입법 혹은 국소 이미퀴모드(imiquimod) 도포는 켈로이드 흉터의 수술 후에 부가적으로 시도할 수 있다.

미래 예측

어떤 환자는 염증성 여드름과 심각한 흉터가 관찰되고, 다른 환자는 비슷한 강도의 병변이지만, 흉터없이 회복된다. 여드름 중증도는 체액 면역 반응 및 세포 면역 반응과 연관되고, *Propionibacterium acnes* 항원이 중요하다. 반응은 환자에 따라 차이가 있다. Holland 등은 염증성 병변의 경과에 따라 흉터가 호발하는 사람과 그렇지 않은 환자의 세포 매개성 면역 반응의 차이를 조사하였다. 흉터가 호발하지 않는 환자는 전형적인 4형 지연성 과민성 반응이 나타났다. 대식 세포와 높은 세포성 인간 류코사이트 항원-DR 아형(HLA-DR)을 표현하는 랑게르한스 세포 등이 혈관 신생을 보였고, 이는 원인 항원 제거를 의미한다. 환자는 여드름 관련 항원에 민감하지 않았다. CD4+ T 세포를 가지고 있고, 그 중 아주 적은 수만 피부에 존재하기 때문이다. 따라서 원인 항원의 효과적인 제거와 염증 개선이 가능하다. 흉터가 호발하는 환자 상황은 다르다. 초기 병변은 낮은 HLA-DR 표현과 효과적이지 못한 초기 염증 반응을 나타낸다. 회복기에 CD4+ T세포 수와 혈관 신생 형성이 여전히 높게 나타나고, 비정상적인 회복과 병적인 흉터 생성으로 이어진다. 따라서 염증이 제대로 해결되지 않으므로 흉터가 호발한다. 항염증 치료가 필요함을 의미한다. 추가로, 지연된 혈관 신생 형성이 위축성 여드름 흉터 형성에 중요한 역할을 할 수 있다. 혈관이 피하층으로 길을 뚫고 들어가려면 metalloproteinases

(MMPs) 증가가 필요하다. MMP 기질은 zinc metallo endopeptidases(MMP 1F type 1 collagenase, MMP 2F type 4 collagenase, MMP 3F stromelysin-1) 가족이다. 이들은 세포 외 매트릭스 성분을 분해하며, 혈관 증식을 가능하게 한다. 회복은 상처의 콜라겐 구성에 다양한 변화를 일으킨다. 콜라겐 타입과 섬유 조직의 위치는 흉터가 생성되면서 변경된다. MMPs의 조직 억제제는 이들의 활동을 조절하는데, MMPs의 활동이 과다하거나, 활동 시간이 길어지면 진피내 지지, 콜라겐 생성의 정상적인 균형이 무너지게 되기 때문이다. 따라서 제대로 해결되지 않은 혈관 신생 형성 과정이 치료 목표이다. 혈관 레이저나 광선을 이용한 치료 등을 시도해 볼 수 있다. 흔하게 사용하는 retinoic acid, imiquimod, claipotriol, steroid, fluorouracil, diclofenac, tetracyclines, hyaluronic acid, estrogen, metabolites, genestein, heparin, cyclosporine A, steroid와 COX2 억제제 등은 항혈관 신생 형성 치료제이다. 이들 중 다수가 항염증 반응과 항혈관 신생 형성 특성이 존재하므로 초기 여드름 흉터 예방에 중요하다!

조언

여드름은 흉터를 생성함으로써 이차적인 손상을 준다. 예방하기 위한 적절한 노력에도 불구하고 흉터가 발생한다. 수술 혹은 시술 등의 치료 옵션에 대한 전반적인 정보를 제공하였다. 적절한 치료를 선택하기 전에 환자의 순응 유무를 확인하고, 치료에 관한 확실한 지침 제시 및 치료에 의한 부작용 설명 및 현실적인 치료 목표를 주지해야 한다!

참고 문헌

1. Kromayer E. Kosmetische resultate bei anwedung des stanverfahrens. *Dermatol Wochenschr.* 1935;101:1306.
2. Pereira Duquia R, da Silva Dos Santos I, de Almeida H Jr, Martins Souza PR, de Avelar Breunig J, Zouboulis CC. Epidemiology of acne vulgaris in 18-year-old male army conscripts in a South Brazilian *City. Dermatology.* 2017;233(2-3):145-54.
3. Chernyshov PV, Zouboulis CC, Tomas-Aragones L et al. Quality of life measurement in acne. Position Paper of the European Academy of Dermatology and Venereology Task Forces on Quality of Life and Patient Oriented Outcomes and Acne, Rosacea and Hidradenitis Suppurativa. *J Eur Acad Dermatol Venereol.* 2018;32(2):194-208.
4. Franca K, Keri J. Psychosocial impact of acne and postinflammatory hyperpigmentation. *An Bras Dermatol.* 2017;92(4):505-9.
5. Liu CW, Reed A, Sisic M, Tan J. Reconsidering accuracy of acne self-reports. *J Cutan Med Surg.* 2017;21(4):359.
6. Fulton JE. Dermabrasion, chemabrasion and laser abrasion. *Dermatol Surg.* 1996;22:619-28.
7. Lauermann FT, Almeida HL Jr, Duquia RP, Souza PR, Breunig Jde A. Acne scars in18-year-old male adolescents: A population-based study of prevalence and associated factors. *An Bras Dermatol.* 2016;91(3):291-5.
8. Skroza N, Tolino E, Proietti I et al. Women and acne: Any difference from males? A review of the literature. *G Ital Dermatol Venereol.* 2016;151(1):87-92.
9. Plewig G, Fulton JE, Kligman AM. Pomade acne. *Arch Derm.* 1970;101(5):580-4.
10. Institute of Medicine. *Unequal Treatment: Confronting Racial and Ethnic Disparities in Healthcare. Summary.* Washington, DC: National Academies of Sciences, 2003.
11. Grimes PR, Stockton T. Pigmentary disorders in blacks. *Dermatol Clin.* 1988;6:271-81.
12. Kelly AP. Keloids: Pathogenesis and treatment. *Cosmetic Derm.* 2003;16:29-32.
13. US Census Bureau. Population Projections Program, Washington D.C. Table NP-T5-B (middle series projections). January 13, 2000.
14. Tan J, Kang S, Leyden J. Prevalence and risk factors of acne scarring among patients consulting dermatologists in the Unites States. *J Drugs Dermatol.* 2017;16(2):97-102.
15. Kromayer E. Die Heilung der Akne durch ein neues narbenloses Operationverfahren. *Munchen Med Wochenschr.*

1905;52:943.
16. Kromayer E. Rotationsinstrurnente. Ein neues technisches. Veffahren in der dermatologischen Kieinchirurgie. *Dermatol Z.* 1995;12:26.
17. Kromayer E. Die Heilung der Akne durch ein neues narbenloses. Operationsverfahren: Das Stanzen. *Illustr Monatsschr Aerztl Polytech.* 1905;27:101.
18. Aronsson A, Erifsson T, Jacobsson S et al. Effects of dermabrasion on acne scarring: A review and a study of 25 cases. *Acta Derm Venereol.* 1997;77:39–42.
19. LeVan P. Mechanical method of freezing the skin for surgical planing. *Arch Dermatol Syph.* 1954;69:739–41.
20. Goodman GJ, Richards S. The treatment of facial wrinkles and scars. *Mod Med.* 1994;37:50–63.
21. Eller JJ, Wolff S. Skin peeling and scarification. *JAMA.* 1941;116:934–8.
22. Alster TS, West TB. Resurfacing of atrophic facial acne scars with a high–energy, pulsed carbon dioxide laser. *Dermatol Surg.* 1996;22:151–5.
23. Walia S, Alster TS. Prolonged clinical and histological effects from laser resurfacing of atrophic acne scars. *Dermatol Surg.* 1999;25:926–30.
24. Jeong TJ, Kye YC. Resurfacing of pitted facial acne scars with a long–pulsed Er:YAG laser. *Dermatol Surg.* 2001;27:107–10.
25. Cho SI, Kim YC. Treatment of atrophic facial scars with combined use of high–energy pulsed CO_2 laser and Er:YAG laser. *Dermatol Surg.* 1999;25:959–64.
26. Orentreich DS, Orentreich N. Subcutaneous incision less (subcision) surgery for the correction of depressed scars and wrinkles. *Dermatol Surg.* 1995;21:543–9.
27. Arouete J. Correction of depressed scars on the face by a method of elevation. *J Dermatol Surg Oncol.* 1976;2:337–9.
28. Klein AW. Implantation techniques for injectable collagen. *J Am Acad Dermatol.* 1983;9:224–8.
29. Selmanowitz VJ, Orentreich N. Medical grade fluid silicone: A monographic review. *J Dermatol Surg Oncol.* 1977;3:597–611.
30. Moritz DL. Surgical corrections of acne scars. *Dermatol Nurs.* 1992;4:291–9.
31. Fernandes D. Minimally invasive percutaneous collagen induction, oral and maxillofacial. *Surg Clin N Am.* 2005;17:51–63.
32. Fabbrocini G, Fardella N, Monfrecola A, Proietti I, Innocenzi D. Acne scarring treatment using skin needling. *Clin Exp Dermatol.* 2009;34(8):874–9.
33. Forbat E, Ali FR, Al–Niaimi F. The role of fillers in the management of acne scars. *Clin Exp Dermatol.* April 10, 2017. doi: 10.1111/ced.13058.
34. Jacob CI, Dover JS, Kaminer MS. Acne scarring: A classification system and review of treatment options. *J Am Acad Dermatol.* 2001;45(1):109–17.
35. Whang KK, Lee M. The principle of a three–staged operation in the surgery of acne–scars. *J Am Acad Dermatol.* 1999;40:95–7.
36. Cooper AJ, Harris VR. Modern management of acne. *Med J Aust.* 2017;206(1):41–5.
37. Stal S, Hamilton S, Spira M. Surgical treatment of acne scars. *Clin Plast Surg.* 1987;14:261–76.
38. Orentreich D, Orentreich N. Acne scar revision update. *Dermatol Clin.* 1987;5:359–68.
39. Alster TS, West TB. Treatment of scars: A review. *Ann Plast Surg.* 1997;39:418–32.
40. Solish N, Raman M, Pollack SV. Approaches to acne scarring: A review. *J Cutan Med Surg.* 1998;2:24–32.
41. Cohen BE, Brauer JA, Geronemus RG. Acne scarring: A review of available therapeutic lasers. *Lasers Surg Med.* 2016;48(2):95–115.
42. Kadunc BV, Trindade de Almeida AR. Surgical treatment of facial acne scars based on morphologic classification: A Brazilian experience. *Dermatol Surg.* 2003;29(12):1200–9.
43. Strauss JS. Sebaceous glands. In: *Dermatology in General Medicine.* 4th ed. Fitzpatrick TB, Eisen AZ, Wolff K, Freedburg IM, Austen KF, eds. New York: McGraw–Hill, 1993, 709–26.
44. Goodman GJ. Postacne scarring: A review of its pathophysiology and treatment. *Dermatol Surg.* 2000;26:857–71.
45. Webster GF, Leyden JJ, Nilsson UR. Complement activation in acne vulgaris: Consumption of complement by comedones. *Infect Immun.* 1979;26:183–6.
46. Tucker SB, Rogers RS, Winkelmann RK et al. Inflammation in acne vulgaris: Leukocyte attraction and cytotox–icity by comedonal material. *J Invest Dermatol.* 1980;74:21–5.

47. Tan J, Bourdes' V, Bissonnette R, Petit B Eng L, Reynier P, Khammari A, Dreno B. Prospective study of pathogenesis of atrophic acne scars and role of macular erythema. *J Drugs Dermatol.* 2017;16(6):566–72.

48. Knutson D. Ultrastructural observations in acne vulgaris: The normal sebaceous follicle and acne lesions. *J Invest Dermatol.* 1974;62:288–307.

49. Goodman GJ, Baron JA. The management of post-acne scarring. *Dermatol Surg.* 2007;33:1175–88.

50. Lupton JR, Alster TS. Laser scar revision. *Dermatol Clin.* 2002;20:55–65.

51. Chen KH, Tam KW, Chen IF, Huang SK, Tzeng PC, Wang HJ, Chen CC. A systematic review of comparative studies of CO(2) and erbium:YAG lasers in resurfacing facial rhytides (wrinkles). *J Cosmet Laser Ther.* 2017;19(4):199–204.

52. Sebaratnam DF, Lim AC, Lowe PM, Goodman GJ, Bekhor P, Richards S. Lasers and laser-like devices: Part two. *Australas J Dermatol.* 2014;55(1):1–14.

53. Stratigos AJ, Katsambas AD. Optimal management of recalcitrant disorders of hyperpigmentation in dark-skinned patients. *Am J Clin Dermatol.* 2004;5:161–8.

54. Goldman MP. The use of hydroquinone with facial laser resurfacing. *J Cutan Laser Ther.* 2000;2:73–7.

55. Stoddard MA, Herrmann J, Moy L, Moy R. Improvement of atrophic acne scars in skin of color using topical synthetic epidermal growth factor (EGF) serum: A pilot study. *J Drugs Dermatol.* 2017;16(4):322–6.

56. Cuce LC, Bertino MC, Scattone L, Birkenhauer MC. Tretinoin peeling. *Dermatol Surg.* 2001;27:12–4.

57. Wang CM, Huang CL, Hu CT, Chan HL. The effect of glycolic acid on the treatment of acne in Asian skin. *Dermatol Surg.* 1997;23(1):23–9.

58. Stewart N, Lim AC, Lowe PM, Goodman G. Lasers and laser-like devices: Part one. Australas *J Dermatol.* 2013;54(3):173–83.

59. O' Connor AA, Lowe PM, Shumack S, Lim AC. Chemical peels: A review of current practice. Australas *J Dermatol.* October 24, 2017. doi: 10.1111/ajd.12715.

60. Callender VD. Considerations for treating acne in ethnic skin. *Cutis.* 2005;76(2 Suppl):19–23.

61. Bekhor PS. The role of pulsed laser in the management of cosmetically significant pigmented lesions. *Australas J Dermatol* 1995;36:221–3.

62. Chan H. The use of lasers and intense pulsed light sources for the treatment of acquired pigmentary lesions in Asians. *J Cosmet Laser Ther.* 2003;5:198–200.

63. Roxo RF, Sarmento DF, Kawalek AZ, Spencer JM. Successful treatment of a hypochromic scar with manual dermabrasion: Case report. *Dermatol Surg.* 2003;29:189–91.

64. Mulekar SV. Long-term follow-up study of segmental and focal vitiligo treated by autologous, noncultured melanocyte-keratinocyte cell transplantation. *Arch Dermatol.* 2004;140:1211–15.

65. Stoner ML, Wood FM. The treatment of hypopigmented lesions with cultured epithelial autograft. *J Burn Care Rehabil.* 2000;21:50–4.

66. Swinehart JM. Pocket grafting with dermal grafts: Autologous collagen implants for permanent correction of cutaneous depressions. *Am J Cosmet Surg.* 1995;12:321–31.

67. Goodman GJ. Blood Transfer: The use of autologous blood as a chromophore and tissue augmentation agent. *Dermatol Surg.* 2001;27:857–62.

68. El-Domyati M, Hosam W, Abdel-Azim E, Abdel-Wahab H, Mohamed E. Microdermabrasion: A clinical, histometric, and histopathologic study. *J Cosmet Dermatol.* 2016;15(4):503–13.

69. Bonati LM, Epstein GK, Strugar TL. Microneedling in all skin types: A review. *J Drugs Dermatol.* 2017;16(4):308–13.

70. Bernstein EF, Schomacker KT, Basilavecchio LD, Plugis JM, Bhawalkar JD. Treatment of acne scarring with a novel fractionated, dual-wavelength, picosecond-domain laser incorporating a novel holographic beam-splitter. *Lasers Surg Med.* 2017;49(9):796–802.

71. Manstein D, Herron GS, Sink RK et al. Fractional photothermolysis: A new concept for cutaneous remodeling using microscopic patterns of thermal injury. *Lasers Surg Med.* 2004;34:426–38.

72. Kim KH, Geronemus RG. Nonablative laser and light therapies for skin rejuvenation. *Arch Facial Plast Surg.* 2004;6:398–409.

73. Elcin G, Yalici-Armagan B. Fractional carbon dioxide laser for the treatment of facial atrophic acne scars: Prospective clinical trial with short and long-term evaluation. *Lasers Med Sci.* 2017;32(9):2047–54.

74. Crispin MK, Hruza GJ, Kilmer SL. Lasers and energy-based devices in men. *Dermatol Surg.* 2017;43 Suppl 2:S176-S184.
75. Chua SH, Ang P, Khoo LS, Goh CL. Nonablative 1450 nm diode laser in the treatment of facial atrophic acne scars in type IV to V Asian skin: A prospective clinical study. *Dermatol Surg.* 2004;30:1287-91.
76. Goldberg DJ. Nonablative dermal remodeling (does it really work?). *Arch Dermatol.* 2002;138:1366-7.
77. Trelles MA, Allones I, Luna R. Facial rejuvenation with a nonablative 1320 nm Nd:YAG laser: A preliminary clinical and histologic evaluation. *Dermatol Surg.* 2001;27:111-6.
78. Fatemi A, Weiss MA, Weiss RA. Short-term histologic effects of nonablative resurfacing: Results with a dynamically cooled millisecond-domain 1320 nm Nd:YAG laser. *Dermatol Surg.* 2002;28:172-6.
79. Tenna S, Cogliandro A, Barone M, Panasiti V, Tirindelli M, Nobile C, Persichetti P. Comparative study using autologous fat grafts plus platelet-rich plasma with or without fractional CO(2) laser resurfacing in treatment of acne scars: Analysis of outcomes and satisfaction with FACE-Q. *Aesthetic Plast Surg.* 2017;41(3):661-6.
80. Yu PX, Diao WQ, Qi ZL, Cai JL. Effect of Dermabrasion and ReCell(®) on large superficial facial scars caused by burn, trauma and acnes. *Chin Med Sci J.* 2016;31(3):173-9.
81. Chen KH, Tam KW, Chen IF, Huang SK, Tzeng PC, Wang HJ, Chen CC. A systematic review of comparative studies of CO(2) and erbium:YAG lasers in resurfacing facial rhytides (wrinkles). *J Cosmet Laser Ther.* 2017;19(4):199-204.
82. Juhàsz ML, Levin MK, Marmur ES. A review of available laser and intense light source home devices: A dermatologist' s perspective. *J Cosmet Dermatol.* 2017;16(4):438-43.
83. Faghihi G, Poostiyan N, Asilian A, Abtahi-Naeini B, Shahbazi M, Iraji F, Fatemi Naeini F, Nilforoushzadeh MA. Efficacy of fractionated microneedle radiofrequency with and without adding subcision for the treatment of atrophic facial acne scars: A randomized split-face clinical study. *J Cosmet Dermatol.* 2017;16(2):223-9.
84. Sadick N, Alexiades-Armenakas M, Bitter P, Hruza G, Mulholland S. Enhanced full-face skin rejuvenation using synchronous intense pulsed optical and conducted, bipolar radiofrequency energy(ELOS): Introducing selective radiophotothermolysis. *J Drugs Dermatol.* 2005;4:181-6.
85. Barbaric J, Abbott R, Posadzki P, Car M, Gunn LH, Layton AM, Majeed A, Car J. Light therapies for acne: Abridged Cochrane systematic review including GRADE assessments. *Br J Dermatol.* 2018;178(1):61-75.
86. Stevenson ML, Karen JK, Hale EK. Laser-assisted photodynamic therapy: Two novel protocols for enhanced treatment results. *J Drugs Dermatol.* 2017;16(4):329-31.
87. Orentreich DS. Punch graft. In: *Principles and Techniques of Cutaneous Surgery.* Lask GP, Moy RL, eds. New York: McGraw-Hill, 1996, 283-95.
88. Johnson WC. Treatment of pitted scars: Punch transplant technique. *J Dermatol Surg Oncol.* 1986;12:260-5.
89. Lee JB, Chung WG, Kwahck H, Lee KH. Focal treatment of acne scars with trichloroacetic acid:Chemical reconstruction of skin scars method. *Dermatol Surg.* 2002;28:1017-21.
90. Kroepfl L, Emer JJ. Combination therapy for acne scarring: Personal experience and clinical suggestions. *J Drugs Dermatol.* 2016;15(11):1413-19.
91. Ellenbogen R. Invited comment on autologous fat injection. *Ann Plast Surg.* 1990;24:297.
92. Ersek RA. Transplantation of purified autologous fat: A 3-year follow up is disappointing. *Plast Reconstr Surg.* 1991;87:219-27.
93. Ogawa R. Keloid and hypertrophic scars are the result of chronic inflammation in the reticular dermis. *Int J Mol Sci.* 2017;18(3).
94. Signorini M, Clementoni MT. Clinical evaluation of a new self-drying silicone gel in the treatment of scars: A preliminary report. *Aesthetic Plast Surg.* 2007;31(2):183-7.
95. Roques C, Teot L. The use of corticosteroids to treat keloids: A review. Int J Low Extrem Wounds. 2008; 7(3): 137-45.
96. Uppal RS, Khan U, Kakar S et al. The effects of a single dose of 5-fluorouracil on keloid scars: A clinical trial of timed wound irrigation after extralesional excision. *Plast Reconstr Surg.* 2001;108:1218-24.
97. Wendling J, Marchand A, Mauviel A, Verrecchia F. 5-Fluorouracil blocks transforming growth factorbeta-induced alpha 2 type I collagen gene (COL1A2) expression in human fibroblasts viac-Jun NH2-terminal kinase/activator protein-1 activation. *Mol Pharmacol.* 2003;64:707-13.
98. Alster TS, Williams CM. Treatment of keloid sternotomy scars with 585 nm flashlamp-pumped pulseddye laser.

Lancet. 1995;345:1198–2000.

99. Rusciani L, Paradisi A, Alfano C et al. Cryotherapy in the treatment of keloids. *J Drugs Dermatol*. 2006;5(7):591–5.
100. Annacontini L, Parisi D, Maiorella A et al. Long–term follow–up in the treatment of keloids by combined surgical excision and immediate postoperative adjuvant irradiation. *Plast Reconstr Surg*. 2008;121(2):700–1.
101. Arons JA. The results of surgical excision and adjuvant irradiation for therapy–resistant keloids: A prospective clinical outcome study. *Plast Reconstr Surg*. 2008;121(2):685–6.
102. Copcu E, Sivrioglu N, Oztan Y. Combination of surgery and intralesional verapamil injection in the treatment of the keloid. *J Burn Care Rehabil*. 2004;25:1–7.
103. Berman B, Villa A. Imiquimod 5% cream for keloid management. *Dermatol Surg*. 2003;29:1050–1.
104. Holland DB, Jeremy AH, Roberts SG et al. Inflammation in acne scarring: A comparison of the responses in lesions from patients prone and not prone to scar. *Br J Dermatol*. 2004;150:72–81.
105. Gillard JA, Reed MW, Buttle D et al. Matrix metalloproteinase activity and immunohistochemical profile of matrix metalloproteinase–2 and –9 and tissue inhibitor of metalloproteinase–1 during human dermal wound healing. *Wound Repair Regen*. 2004;12:295–304.
106. Ogawa R, Akaishi S. Endothelial dysfunction may play a key role in keloid and hypertrophic scar pathogenesis—Keloids and hypertrophic scars may be vascular disorders. *Med Hypotheses*. 2016;96:51–60.

한국인 여드름 흉터 논문

여드름 흉터의 발병률, 임상 양상, 치료 방법 · 효능 · 후유증은 인종 및 성별에 따라 차이가 있다. 국내 · 외 문헌에 보고된 한국인 여드름 흉터 논문 15편을 소개한다. 자세한 치료방법은 게재된 저널의 내용을 참조하라.

A Multicenter Epidemiological Study of Acne Vulgaris in Korea

Dae Hun Suh, Byung Yoon Kim, Seong Uk Min, et al.

Background: Acne is a common skin disorder that affects both adolescents and adults. However, few epidemiological studies on this condition have been conducted in Asia.

Objective: The purpose of this study was to analyze the incidence of acne and to identify its demographic and clinical features and aggravating factors. In addition, we examined the relationships between these factors.

Methods: Epidemiological and clinical data were obtained, using a self-administered questionnaire, from patients who visited 17 general hospitals and from the consulting dermatologists.

Results: A total of 1,236 patients were involved in this study. Acne first developed and presented most commonly on the forehead and cheeks, although the cheeks were more severely affected. Significant associations were found between the clinical, epidemiological, and behavioral characteristics of acne patients according to several factors, such as sex, age at onset, previous treatment history, and family history. The present study indicates that stress, lack of sleep, smoking, alcohol consumption, and menstruation aggravate acne.

Conclusion: This study presents the demographic features and clinical characteristics of acne sufferers in Korea. This large-scale analysis provides a useful overview of acne in Korea.

(International Journal of Dermatology 2011;50:673-681)

The Consideration of Dermoscopic Findings during Atrophic Acne Scar Treatment: a Pilot Stud

Woong Suk Chae, Jun Young Seong, Ha Na Jung, et al.

Background: Dermoscopy has been suggested as a useful tool for diagnosing various skin diseases. Recently, the possibility of using dermoscopy to predict the response to treatment has emerged.

Objective: The purpose of this study was to determine whether dermoscopic findings corresponded to clinical acne scar types. This study also aimed to discover which dermoscopic findings predict the response to acne scar treatment.

Methods: The dermoscopic findings of 39 participants undergoing atrophic acne scar treatment with fractional photothermolysis were evaluated. Patients were divided into two groups according to the duration of acne scar persistence.

Results: Patients with a relatively short duration of acne scar persistence usually achieved better treatment outcomes. Dermoscopic findings showed no obvious differences according to clinical acne

scar type. But high hair follicle density can be considered a predictive factor of treatment effects.
Conclusion: Our study indicated that acne scar improvements can be predicted by dermoscopically observing hair follicle density.
(Korean J Dermatol 2015;53:23–29)

The Effect of TCA Chemical Peel on Acne Scars

Jin Moon Kang, Han Kyoung Cho, Kwang Hoon Lee, et al.

Background: Trichloroacetic acid(TCA) chemical peel has been used for variable skin lesions. However, the effect of TCA chemical peel on acne scars has not been studied.
Objective: The object of this study is to evaluate the effect of TCA chemical peel on atrophic acne scars
Method: TCA chemical peel were included. The patients were interviewed for evaluation of the therapeutic efficacy of TCA chemical peel regarding the number of treatment and satisfaction rates.
Results: Those who received treatment for more than 6 times with good or excellent results were 13 out of 15 patients, whereas, those who received treatment for 4 times with good or excellent results were 4 out of 7 patients. Thus, chemical peel on acne scars showed that the more often the treatment was carried out, the better the therapeutic effect. There was no significant complication.
Conclusion: TCA chemical peel is safe and effective for the treatment of atrophic acne scars. (Kor J Dermatol 1998;34:919–923)

A Comparative Study of the Efficacy and Safety of 100% TCA CROSS and Phenol CROSS for Atrophic Acne Scarring

Woong Suk Chae, Ho Seok Suh, Yu Sung Choi

Background: Atrophic acne scars have been treated using various modalities. The CROSS (Chemical Reconstruction of Skin Scars) technique using 100% TCA has the advantage of reconstructing acne scars by focusing on dermal thickening and collagen production. However, the phenol CROSS technique is not widely used for acne scarring.
Objective: The purpose of this study was to evaluate the clinical effectiveness and safety of 100% TCA CROSS and phenol CROSS in the treatment of facial atrophic acne scars.
Methods: Twenty-four participants were randomly and equally divided into 2 groups: group 1 received 2 sessions (8 weeks apart) of 100% TCA CROSS, while group 2 received 2 sessions (8 weeks apart) of phenol CROSS. The severity of atrophic acne scarring and treatment efficacies were evaluated by standardized photography, patient satisfaction, physician global assessment, and the ECCA grading scale. Side effects were assessed at the 8-and 20-week visits.
Results: At the 0-, 8-, and 20-week visits, both groups showed an acceptable improvement in patient satisfaction and physician global assessment. ECCA grading scale scores improved by a mean of 22.2% ($p<0.05$) in group I and 19.1% ($p<0.05$) in group 2. The between-group difference in the degree of ECCA score improvement was not statistically significant ($p=0.392$). Complications such as pain, crust, postcrust erythema, postcrust dryness, and postinflammatory hyperpigmentation were observed in both treatment groups. However, no severe side effects occurred in either group.
Conclusion: Both 100% TCA CROSS and phenol CROSS are effective treatment modalities for atrophic acne scarring without significant side effects.
(Korean J Dermatol 2014;52:293–301)

Focal Treatment of Acne Scars With Trichloroacetic Acid: Chemical Reconstruction of Skin Scars Method

Jung Bock Lee, Woo Gil Chung, Ho Kwahck, et al

Background: Acne scarring is a common complication of acne and yet no appropriate and effective single treatment modality has been developed. We suggest a technique consisting of the focal application of higher trichloroacetic acid (TCA) concentrations by pressing hard on the entire depressed area of atrophic acne scars. This technique is called chemical reconstruction of skin scars (CROSS) by the authors.

Objective: To evaluate the clinical effects of CROSS on atrophic acne scars in dark-complexioned patients.

Methods: An analysis was conducted of 65 patients with atrophic acne scars who were treated with CROSS in our hospitals between July 1996 and July 2001. Thirty-three patients were treated with 65% TCA CROSS and 32 patients were treated with 100% TCA CROSS. All patients had Fitzpatrick skin types IV-V.

Results: Patient treatment data indicated that 27 of 33 patients (82%) (the 65% TCA group) and 30 of 32 patients (94%) (the 100% TCA group) experienced a good clinical response. All patients in the 100% TCA group who received five or six courses of treatment showed excellent results. Good satisfaction rates in the 65% and 100% TCA groups were recorded. There were no cases of significant complication.

Conclusion: CROSS is a safe and very effective single modality for the treatment of atrophic acne scars with no significant complications.

(Dermatol Surg 2002;28:1017-1021)

Effectiveness of Modified Phenol Peel (Exoderm) on Facial Wrinkles, Acne Scars and Other Skin Problems of Korean Patients

Jeong-Hoon PARK, Yun-Duck CHOI, Sung-Wan KIM, et al.

Background: Deep depth peeling using phenol is one of the most effective chemical peeling methods. However, it has been rarely used on Asian people because of side-effects, especially hypopigmentation. In order to reduce side-effects, a number of modified phenol peeling formulas were developed. Exoderm, a modified phenol peel, has shown reduced side-effects such as arrhythmia, long-lasting erythema, hypopigmentation, hypertrophic scar and keloid.

Objective: In the present study, our aim was to evaluate the effectiveness of Exoderm on wrinkles, acne scars, and melasma and its safety for Korean patients.

Method: Forty-six patients were treated with Exoderm. Twenty-eight patient (61%) were treated for wrinkles and 11 patients (24%) for acne scars. Clinical improvement and side-effects were evaluated and the degree of improvement was graded into four stages.

Results: The overall average improvement scores were 3.39 and 3.30 out of 4.00 as evaluated by the doctor and patient respectively. Forty-one patients (89%) showed 51% or more improvement. All patients with wrinkles improved 51% or more and their average improvement score was 3.64 out of 4.00. Seven of I I patients (64%) with acne scar improved 51% or more and their average improvement score was 2.73 out of 4.00. The most frequent side-effect was postinflammatory hyperpigmentation (74%). Prolonged erythema, keloid and milia were observed temporarily, however, hypopigmentation persisted for 6 months in the follow-up period. All side-effects were tolerable and reversible except for one complication of hypopigmentation.

Conclusion: We conclude that Exoderm is very effective for treating the facial wrinkles and acne scars of Korean patients.

(J Dermatol 2007;34:17–24)

The Study of Surgical Treatment for Acne Scars : The Principle of a Three Staged Operation

Kyu Kwang Whang, Mi Ae Lee

Background: Acne scars are not effectively corrected by a single treatment modality because of their widely varied depths and widths.

Objective: This study was performed to assess the effectiveness of staged combinations of several surgical modalities in the treatment of various acne scars.

Methods: Chemical peeling, CO_2 laserbrasion, scar excision, punch grafting, and dermabrasion were included in this study as surgical modalities. Initially, chemical peeling was performed on all patients and then CO_2 laserbrasion, scar excision and punch grafts were used for deep scars. Finally, dermabrasion was done for the remaining scars. Questionnaires were completed for clinical assessments by the patients and clinicians.

Results: Clinicians assessed the results as "excellent and good" in 75% of patients. However, only 53% of patients gave this same result. The degree of satisfaction escalated as the follow-up periods and number of chemical peeling procedures increased and as the sequence of the 3 staged operation progressed.

Conclusion: We suggest that the principle of 3 staged operations would be effective in the treatment of patients with various types of acne scars.

(Ann Dermatol 1997;9:87–94)

The Principle of a Three-staged Operation in the Surgery of Acne Scars

Kyu-Kwang Whang, Miae Lee

Background: Acne scars cannot be effectively corrected by a single treatment modality because of their widely varied depth and width.

Objective: We assessed the effectiveness of staged combinations of several surgical modalities in the treatment of acne scars.

Method: Focal chemical peeling, carbon dioxide (CO_2) laser, scar excision, punch grafting, and dermabrasion were used. Initially, focal chemical peeling was performed on all patients and then CO_2 laser, scar excision, and punch grafts were used for deep scars. Finally, dermabrasion was done for the remaining scars.

Results: Seventy-five percent of patients showed excellent or good results. The degree of improvement increased as the follow-up periods and number of focal chemical peeling procedures increased and as the 3-staged operation progressed.

Conclusion: A 3-staged operation is effective in the treatment of patients with various types of acne scars.

(J Am Acad Dermatol 1999;40:95–97)

Resurfacing of Pitted Facial Acne Scars with a Pulsed Erbium: YAG laser

Sung Dae Kwon, Soo Nam Kim, Young Chul Kye

Background: Laser resurfacing has beneficial effects for the treatment of several skin conditions. Recently, the pulsed erbium:YAG laser has been shown to be a highly effective treatment for several kinds of pitted facial scars.

Objective: The purpose of this study was to assess the efficacy and safety of pulsed erbium:YAG laser skin resurfacing at the setting of low or high energy for pitted acne scars.

Methods: 65 patients with pitted acne scars were included in this study. All patients had skin types III or IV. All patients were instructed to use tretinoin cream 0.05% nightly for 2–4 weeks prior to the laser treatment. The pulsed erbium:YAG laser with a 2 mm handpiece at the setting of 500 mJ/pulse, 3.5–5 W in 45 patients and 1,000 mJ/pulse, 7–10 W in 20 patients was used. Two weeks after laser treatment, topical application of hydroquinone 4%, tretinoin 0.05%, and hydrocortisone 1% cream was recommended for 2–4 weeks. Facial photographs were obtained at baseline and 2 week intervals postoperatively. The results of treatment were evaluated for the changes of skin texture and color at 1 month, 3 months, and 6 months.

Results: In 45 cases treated with 500 mJ/pulse energy, pitted acne scars were improved about 46.7 % on average and no erythema and postinflammatory hyperpigmentation was observed after 6 months. In 20 cases treated with 1,000 mJ/pulse energy, pitted acne scars were improved about 64% on average and erythema in two patients and postinflammatory hyperpigmentation in one patient were observed after 6 months.

Conclusion: The results of laser treatment for pitted facial acne scars at the setting of high energy are better than those of laser treatment at the setting of low energy.

(Ann Dermatol 1999;11:5–8)

Resurfacing of Pitted Facial Acne Scars with a Long-Pulsed Er:YAG Laser

Jeung-Tae Jeong, Young-Chul Kye.

Background: Conventional short-pulsed Er:YAG lasers show less effective hemostasis and weak photothermal damage on papillary dermis. Recently, newer long-pulsed Er:YAG laser systems has been developed.

Objective: To evaluate the clinical and histologic effects of long-pulsed Er:YAG laser resurfacing for pitted facial acne scars.

Methods: Thirty-five patients with pitted facial acne scars were treated with a long-pulsed Er:YAG laser. All patients had Fitzpatrick skin phototypes III-V. A pulsed Er:YAG laser with a 5 mm handpiece at a setting of 7.0–7.5 J/cm^2 with a 10-msec pulse duration was used. The laser was fired at 5 Hz, with four to five passes. In 28 patients, the results of laser treatment were evaluated for the degree of clinical improvement, duration of erythema, pigmentary change, and any adverse events at 2 weeks, 1 month, and 3 months. In seven patients, skin biopsy specimens were obtained at the following intervals: immediately, I week, 2 weeks, 4 weeks, and 8 weeks postoperatively for histologic examination.

Results: The results of long-pulsed Er:YAG laser resurfacing for pitted facial acne scars were excellent in 10 patients (36%), good in 16 patients (57%), and fair in 2 patients (7%). Erythema occurred in al l patients after laser treatment and lasted longer than 3 months in 15 patients (54%). Postinflammatory hyperpigmentation occurred in 8 patients (29%). But the pigmentation faded or disappeared within 3 months. One patient (4%) experienced mild hypopigmentation. Pruritic symptoms that required medical intervention occurred in 16 patients (57%). Mild to moderate postoperative acne flare-up occurred in 8 patients (29%). No other adverse effects such as scarring, bacterial infection, or contact dermatitis were observed.

Conclusion: In conclusion, resurfacing with a long-pulsed Er:YAG laser is a safe and very effective treatment modality for pitted facial acne scars.

(Dermatol Surg 2001;27:107–110)

Cutaneous Resurfacing of the Pitted Acne Scars with the Erbium: YAG laser in 100 Patients

Dong-Soo Yu, Soo-Nam Kim, Young-Chul Kye

Background: Laser resurfacing of cutaneous scars, rhytides, and photodamaged skin has become very popular. Pulsed erbium:YAG laser resurfacing has recently come into favor for the treatment of pitted acne scars.

Objective: This study was designed to the efficacy and safety of pulsed erbium:YAG laser in cutaneous resurfacing of pitted acne scars.

Methods: 100 patients with pitted acne scars were enrolled in this study. All patients were treated by means of a pulsed erbium:YAG laser with a 2 mm handpiece at the setting of 500 to 1000mJ/pulse and fluences used varied between 5–15J/cm^2 . Photographs of the face were obtained at baseline and 2 week postoperatively. Two weeks after treatment, postoperative care such as applying hydroquinone 4% and tretinoin 0.05% was recommended for 2 to 4 weeks.

Results: Out of 100 patients, 20% of patients showed an excellent response, 50% a good response, 21% a fair response and 9% a poor response. After 6 months, erythema had developed in two patients and and three patients had developed postinflammatory hyperpigmentation, hypopigmentation and delayed contact dermatitis.

Conclusion: Treatment with pulsed erbium:YAG laser shows high efficacy and low morbidity in pitted acne scar resurfacing.

(Ann Dermatol 2001;13:71–75)

The Pinhole Method Using an Erbium: YAG Laser for the Treatment of Papular Acne Scars

Sang Ju Lee, Jae Min Kim, Young Koo Kim, et al.

Abstract

Papular acne scars are skin-colored or hypopigmented, soft and elevated lesions of the chin and trunk. Papular scars are one of the most difficult acne scars to treat. Herein, we reported two patients with papular acne scars on the chin that were successfully treated by the pinhole method using an Erbium (ER):YAG laser. Good cosmetic results were achieved in both patients. The side effects included mild, intra-, and post-procedural pain and erythema that resolved spontaneously within 2 weeks. The pinhole method with an Er:YAG laser could potentially be used as a safe and effective treatment for papular acne scars.

(Dermatologic Therapy 2017;30:e12512)

Clinical Trial of Dual Treatment with an Ablative Fractional Laser and a Nonablative Laser for the Treatment of Acne Scars in Korean Patients

Sangeun Kim, Kyeong-hun Cho

Background: Many methods have been proposed for the treatment of acne scars, with variable cosmetic results. Nonablative skin resurfacing is one method that has been proposed. Because of a need for more noticeable clinical improvements, the ablative fractional laser was recently introduced.

Objective: To reduce complications and improve the results of ablative fractional laser resurfacing by combining this treatment of acne scars with nonablative lasers.

Methods: A series of 20 patients (skin phototypes IV–V) with atrophic facial acne scars were randomly divided into two groups that received three successive monthly treatments with an ablative fractional laser using high (group A) and low (group B) energy on one facial half and an ablative fractional laser with low energy plus a nonablative resurfacing laser on the other facial half. Patients were evaluated using digital photography at each treatment visit and at 3 months postoperatively. Clinical assessment scores were determined at each treatment session and follow-up visit.

Results: Although the use of the ablative fractional laser with high energy resulted in an improvement in patient's acne scars, the combination of ablative fractional laser resurfacing and nonablative laser resurfacing yielded the best results, as assessed in photographs as well as by the overall appearance of the acne scars. With the combination method, fewer complications were observed.

(Dermatol Surg 2009;35:1089–1098)

The Efficacy and Safety of 10,600-nm Carbon Dioxide Fractional Laser for Acne Scars in Korean Patients

Sung Bin Cho, Sang Ju Lee, Jin Moon Kang, et al.

Background: The nonablative 1,550-nm erbium-doped fractional photothermolysis system (FPS) has been effectively used for scar treatments, but it seems that several sessions of treatment must be delivered to achieve satisfactory improvement.

Objective: To evaluate the efficacy and safety of the combined use of two treatment modes of an ablative 10,600-nm carbon dioxide fractional laser system (CO_2 FS) on acne scars

Methods: Twenty Korean patients with atrophic acne scars treated with a single session of Ultrapulse Encore laser (Lumenis Inc., Santa Clara, CA) were enrolled. The laser fluences were delivered to the scars using the Deep FX mode. Additional treatment using the Active FX mode was performed throughout the entire face.

Results: Follow-up results revealed that one patient had clinical improvement of 76% to 100%, nine had improvements of 51% to 75%, seven had moderate improvements of 26% to 50%, and three had minimal to no improvements. The mean duration of post-therapy crusting or scaling was 6.3±3.0 days, and post-therapy erythema lasted 2.8±4.6 days

Conclusion: We suggest that CO_2 FS used with a combination of two different treatment modes may provide a new treatment algorithm for acne scars in Asians

(Dermatol Surg 2009;35:1955–1961)

Treatment of Acne Scars and Wrinkles in Korean Patients Using Carbon-Dioxide Fractional Laser Resurfacing: Its Effects on Skin Biophysical Profiles

Young Ji Hwang, Yu Na Lee, Yang Won Lee, et al.

Background: Although ablative fractional resurfacing is known to be effective against photoaging and acne scars, studies on its efficacy, safety and changes in the skin characteristics of Asians are limited.
Objective: The aim of this study is to assess the efficacy and safety of carbon dioxide fractional laser(CO_2 FL) in Koreans treated for wrinkles and acne scars, and to define the changes in skin characteristics during recovery period.
Methods: We administered one session of CO_2 FL on 10 acne scar patients and 14 wrinkles patients with skin types IV and V. The surveillance of efficacy and side effects along with the measurement of biophysical properties was carried out before 1 day, 1 week, 1 month and 3 months after treatment.
Results: Using a non-invasive method, skin barrier damage, erythema and bronzing of skin during the recovery period were assessed, and all of the items eventually returned to the pre-treatment level. Skin elasticity was measured in the wrinkle group, and the statistically significant effect was sustained throughout the next three months. The outcome of treatment was found to be better than 'moderate improvement' in both the acne scar and wrinkle groups. Further, there were no serious side effects three months post-procedure.
Conclusion: CO_2 FL is thought to be an effective and safe method for treating moderate to severe acne scars and wrinkles in Asians.
(Ann Dermatol 2013;25:445-453)

Medical history

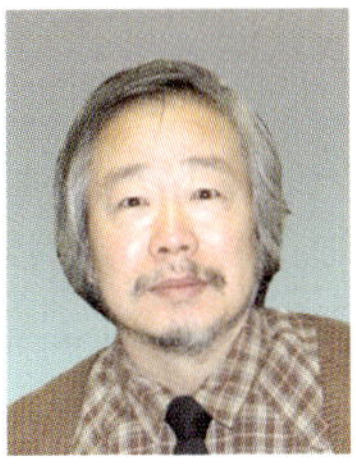

안성구 교수
연세원주의대 피부과

연세의대 졸업 후에 1991년부터 연세원주의대 피부과에 재직 중이다.
UCSF에서 피부 장벽 분야를 연수하였고 한국 피부 장벽 학회 창설 및 회장을 역임하였다.
2018년 한국 피부유형연구회를 창립하였다. '흔히 보는 피부 질환' 외에 60여 편의 책자를 저술하였다.
동아저술상, 문체부 및 학술원 우수 도서상을 6번 수상하였다. 국 · 내외 학술 논문 400여편 보고하였다.
서미감병원 100년사 외에 원주 지역 의료 선교 역사에 관한 책자를 발간할 예정이다.

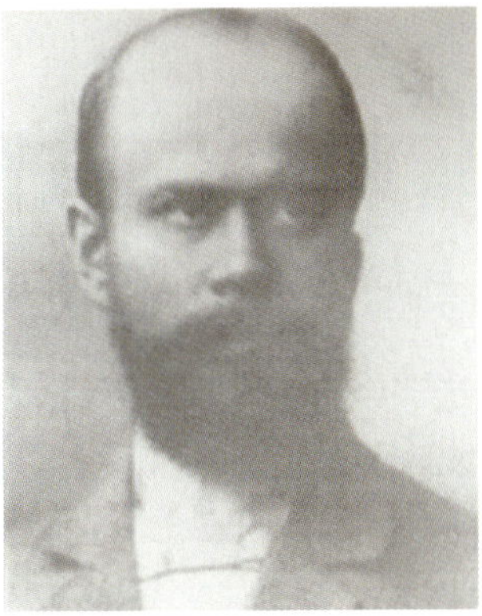

Ernst Kromayer(1862–1933)

기계적 박피술의 아버지

Ernst Kromayer

Ernst Kromayer는 유대인 출신의 독일 피부과 의사이며, Hall 의대를 졸업하였다. 그는 미용외과 분야 기기 개발의 선구자였다. 1899년 프로이세 정부(독일북부의 왕국, 1701–1918)는 그에게 피부과 외래 의료소건립을 의뢰였다. 그러나 그의 배타적인 성격 때문에 지방 관료 정치인과 불협 화음이 있었다. 직위 및 진료소 권익을 위해 노력했지만 무산되었으므로 베를린으로 이주하였다.

모난 성격이지만 학문적 기품은 열정적이고, 창조적이며, 재능이 있었다. 베를린에서 버려진 공장 빌딩을 개조하여 훌륭한 병원을 신설하였다. Kurfurstendamm 주변에 개인 클리닉을 개설하였고, 뛰어난 수술 능력으로 명성과 재물을 축적하였다. 그는 피부병리학에 관심이 있으므로 dermo-epidermal interface(parenchymhaut)에 관련된 논문을 다수 발표하였다.

또한 수냉식 자외선 램프를 개발하였고, 건선 · 홍반성 루푸스 치료에 적용하였다. Goeckerman은 tar를 병행한 치료법을 상기의 기기를 이용하여 실행하였다! 그외에 power driven biopsy punches 및 흉터 치료에 사용하는 rotary rasp를 개발하였다. 후자의 기기는 Abner kurtin이 제작한 dermabrasion이 시판(1950년 대) 되기 전까기 흔히 사용되었다.

피부 미용 질환의 치료에 관한 교과서를 1913년에 발간하였다.

그는 혁명적인 집단주이자(급진적 좌파)였으나, 고급 주택에서 브르조아 생활을 즐겼다!

Third Reich(1932–1945)의 수립과 함께 향후에 벌이질 사태를 걱정하게 되었다. 그는 유태인이었기 때문이다. 1933년 히틀러 학정이 시작되었으며, 병을 얻게 되었고 자살을 선택하였다. 출생 100주년을 맞이한 그의 모교(Hall 의대)는 동판을 도서관에 설치하였다(1962년).

Medical history

피부과학 발자취

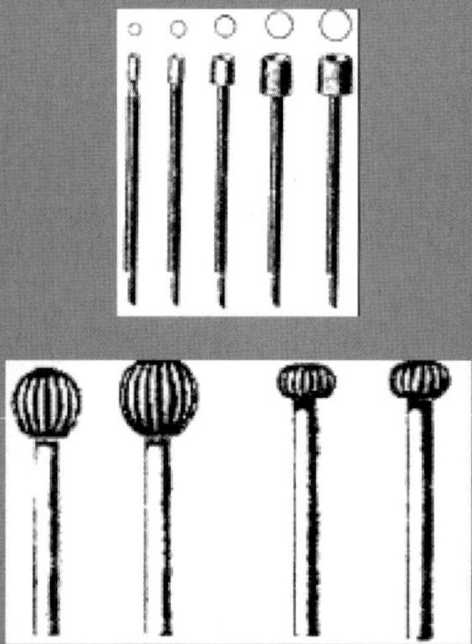

Punch biopsy(상단) 및 rotary rasps(하단)

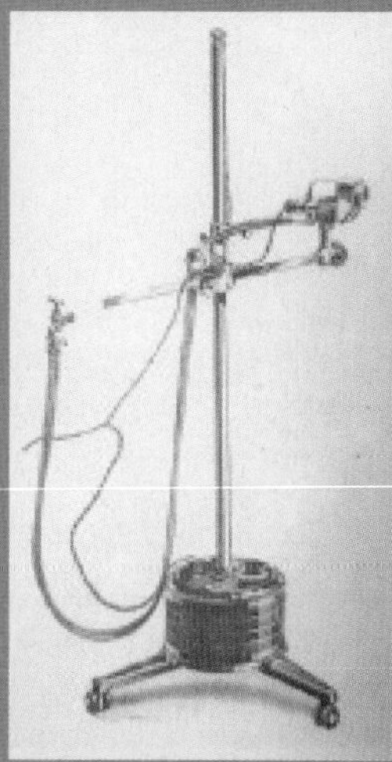

수냉식 Quartz mercury vapor lamp

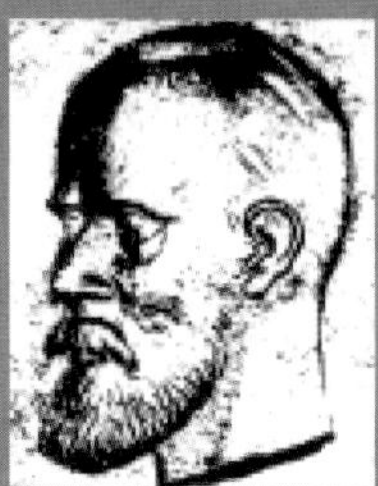

Halle clnic 도서관에 설치된 동판

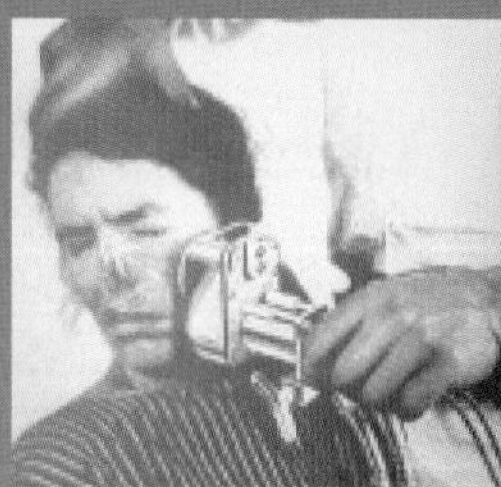

Kromayer lamp를 치료 방법

참고 문헌

1. Shelley WB, Crissey JT. Classics in clinical dermatology, 2nd eds. Parthenon Publishing Group, 2003
2. Crissey JT. Parish LC, Holbubar K. Historical atlas of dermatology and dermatologist, 1st eds, Parthenon Publishing, 2002
3. Ehring F. Skin diseases. 1st eds, Custav Fisher Verlag, 1989

Acne gallery

여드름과 피부과 의사

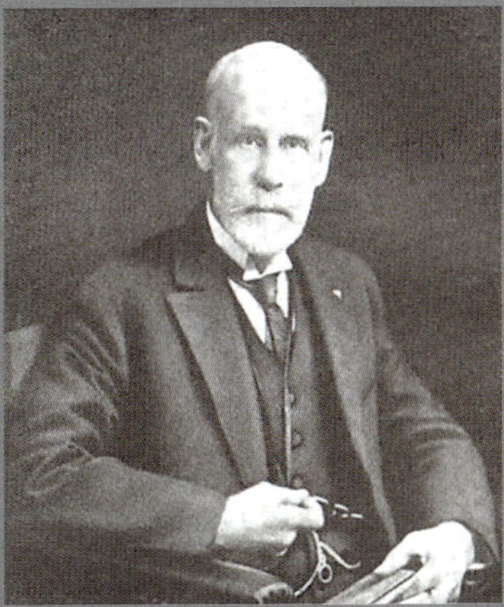

· Luis Duncan Bulkley (1845–1928) 1874년, Archives of Dermatology 를 발행함

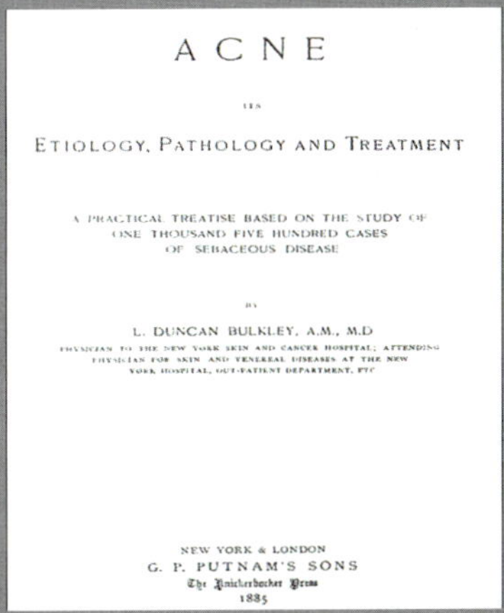

ACNE

ITS

ETIOLOGY, PATHOLOGY AND TREATMENT

A PRACTICAL TREATISE BASED ON THE STUDY OF ONE THOUSAND FIVE HUNDRED CASES OF SEBACEOUS DISEASE

BY

L. DUNCAN BULKLEY, A.M., M.D.

NEW YORK & LONDON
G. P. PUTNAM'S SONS
The Knickerbocker Press
1885

1885년, Lucicus Duncan Bulkley가 발행한 여드름 책자

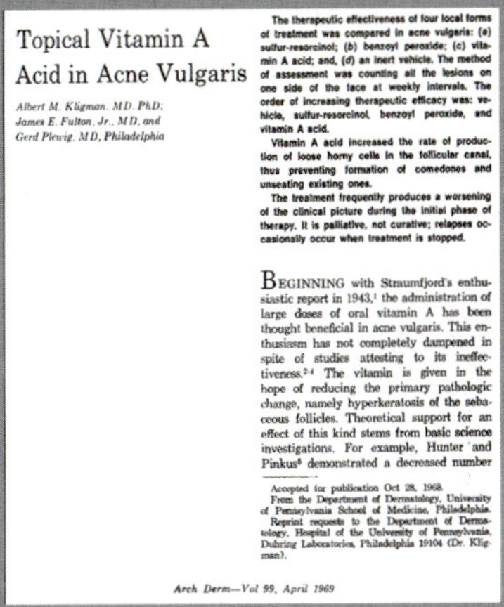

Topical Vitamin A Acid in Acne Vulgaris

Albert M. Kligman, MD, PhD; James E. Fulton, Jr., MD, and Gerd Plewig, MD, Philadelphia

The therapeutic effectiveness of four local forms of treatment was compared in acne vulgaris: (a) sulfur-resorcinol; (b) benzoyl peroxide; (c) vitamin A acid; and, (d) an inert vehicle. The method of assessment was counting all the lesions on one side of the face at weekly intervals. The order of increasing therapeutic efficacy was: vehicle, sulfur-resorcinol, benzoyl peroxide, and vitamin A acid.

Vitamin A acid increased the rate of production of loose horny cells in the follicular canal, thus preventing formation of comedones and unseating existing ones.

The treatment frequently produces a worsening of the clinical picture during the initial phase of therapy. It is palliative, not curative; relapses occasionally occur when treatment is stopped.

BEGINNING with Straumfjord's enthusiastic report in 1943,[1] the administration of large doses of oral vitamin A has been thought beneficial in acne vulgaris. This enthusiasm has not completely dampened in spite of studies attesting to its ineffectiveness.[2-4] The vitamin is given in the hope of reducing the primary pathologic change, namely hyperkeratosis of the sebaceous follicles. Theoretical support for an effect of this kind stems from basic science investigations. For example, Hunter and Pinkus[5] demonstrated a decreased number

Accepted for publication Oct 28, 1968.

From the Department of Dermatology, University of Pennsylvania School of Medicine, Philadelphia.

Reprint requests to the Department of Dermatology, Hospital of the University of Pennsylvania, Duhring Laboratories, Philadelphia 19104 (Dr. Kligman).

Arch Derm—Vol 99, April 1969

· Dr. Kligman 논문
(Arch Dermatol 99:469–476, 1969)

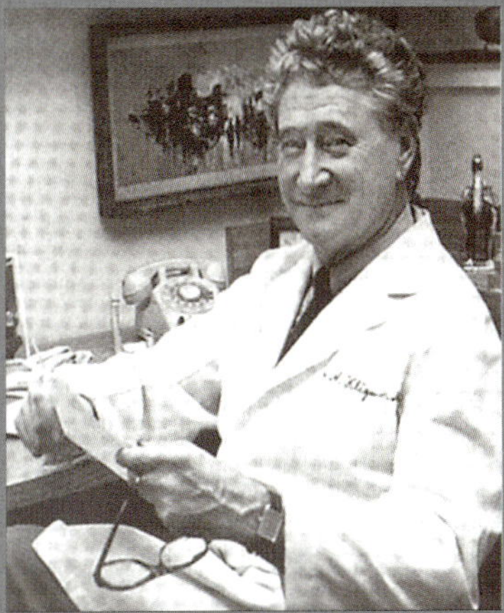

· Albert Montgomery Kligman (1916~)
식물학 전공 이후에 의학 공부를 하였다. 초기에 PAS 염색법 발견, 진균학, 접촉피부염, 광의학에 관심이 있었다. 1969년 여드름 치료에 Vitamin A acid를 적용한 논문을 발표함

Acne gallery

여드름과 피부과 의사

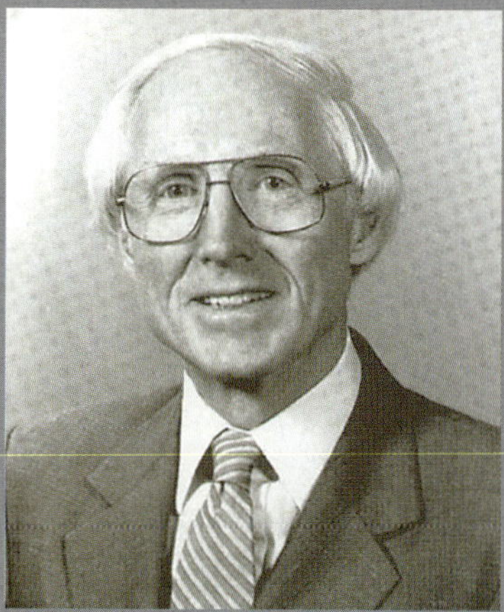

· William E. Pace (1915~2005)
피부과 개원의(캐나다)로서 benzoyl peroxide를 여드름 치료 약제로 소개함.

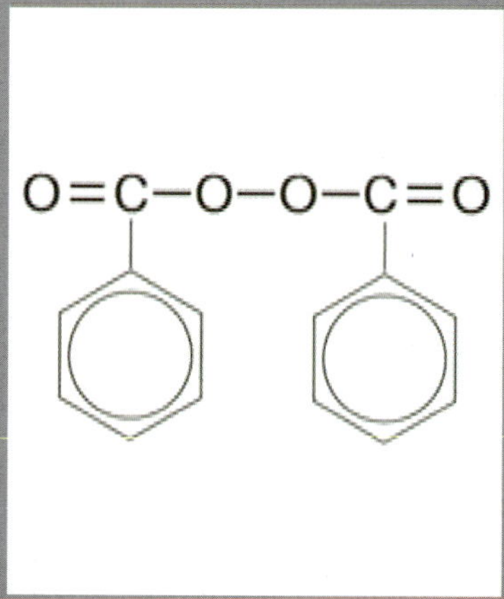

Ernst Kromayer가 개발한 흉터 치료용 rotary rasps

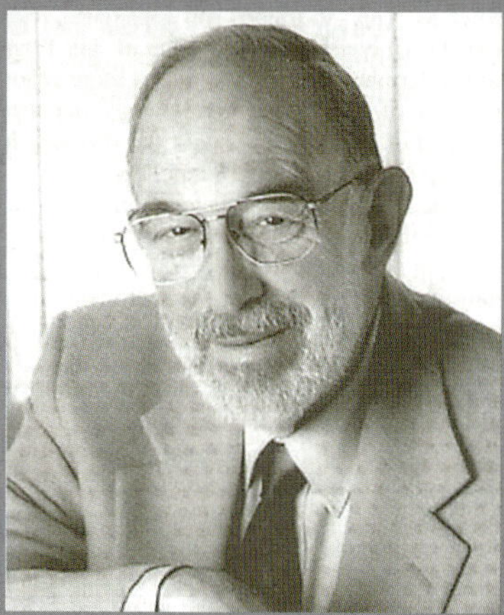

· John S. Strauss (1926~2014)
피지선의 기능, 질환에 많은 업적을 남김(1978~98년 Iowa 대학 주임교수)

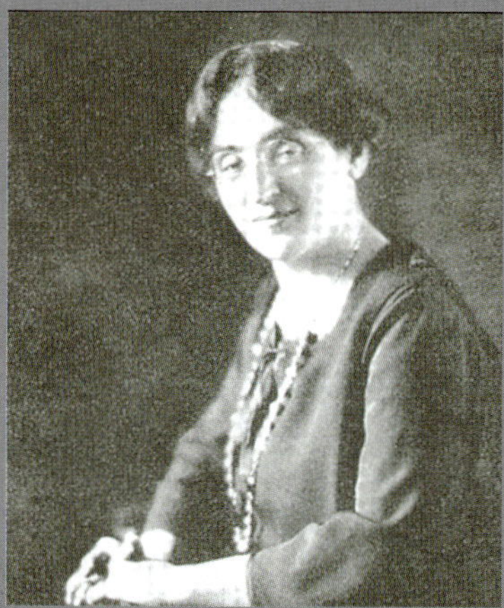

· Rose Hirschler(1875~1940)
미국 최초의 여자 피부과 의사로서 X-ray 요법을 여드름에 처음으로 적용함

Acne gallery

여드름과 피부과 의사

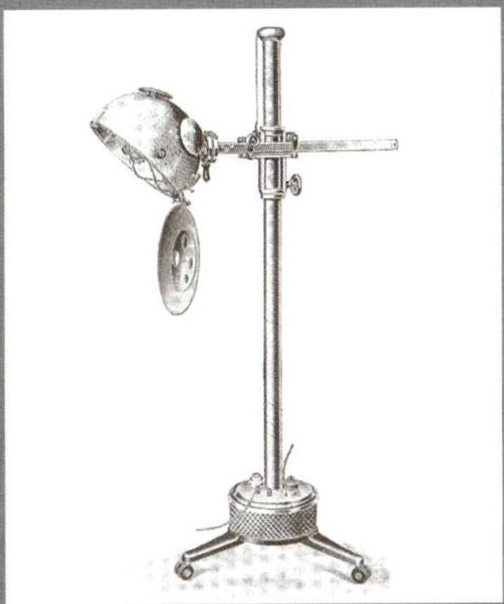

1950년대 여드름, 건선, 습진에 사용된 quartz mercury vapor lamp(UVB)

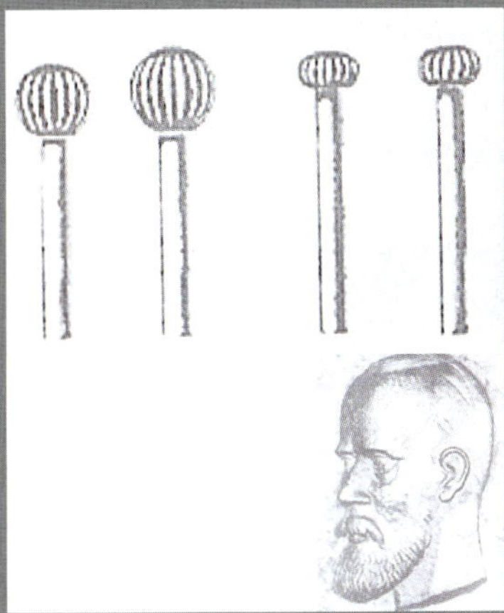

Ernst Kromayer가 개발한 흉터 치료용 rotary rasps

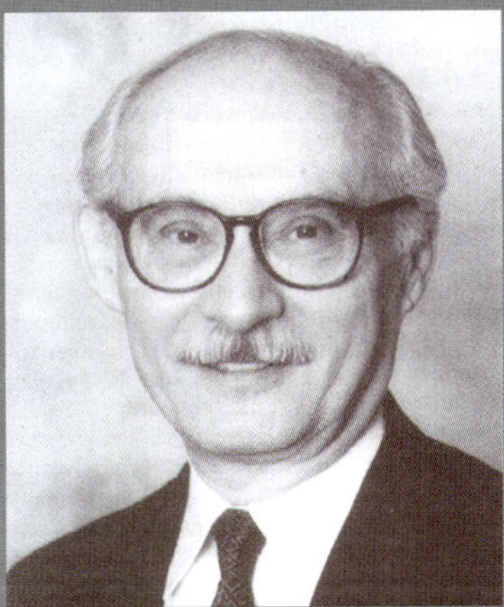

· Gary L. Peck(1936~)
13-cis-retinoic acid를 낭종성, 응괴성 여드름에 적용함(N Engl J Med 300:329-333,1979)

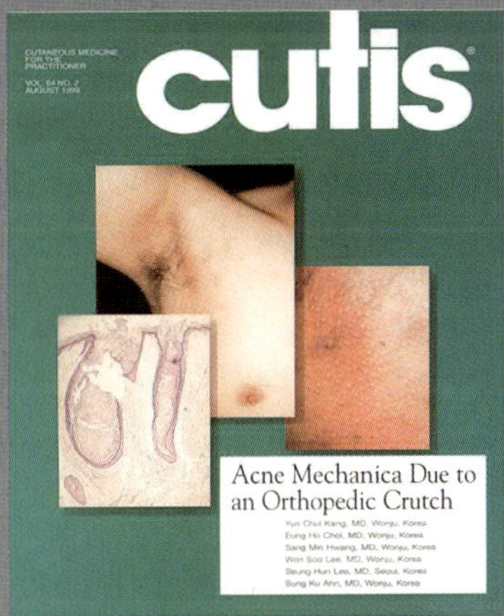

· 기계적 여드름의 Cutis 표지
(안성구 교수 게재, 1999)

Acne gallery

여드름과 초상화

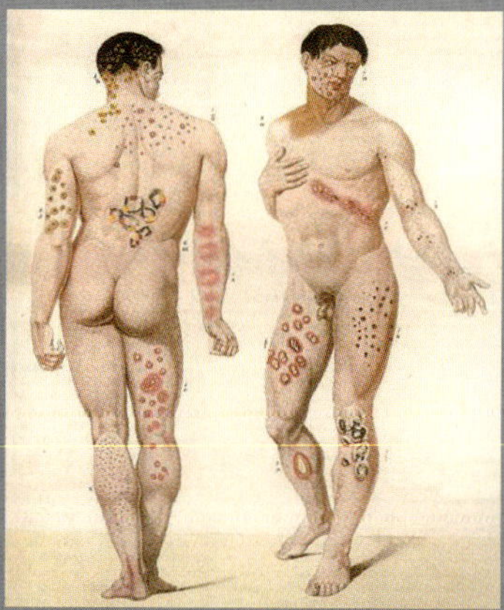

1833년 Dr. Cazenav에 의해 기술된 피부병변 (우측 어깨 부위의 병변이 여드름에 해당함

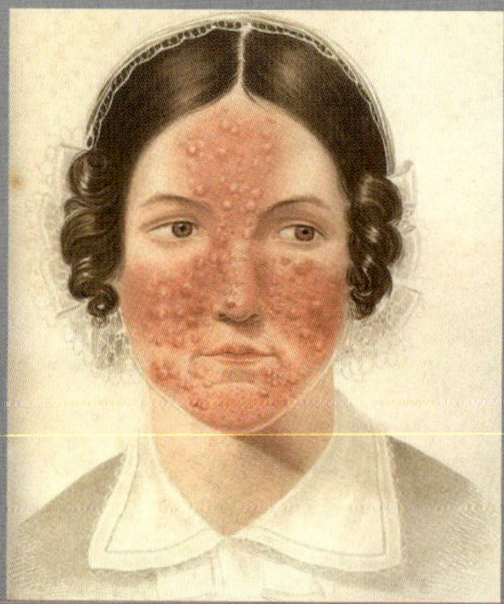

1847년 Dr. Wilson에 의해 기술된 acne rosacea (40세 백인 환자)

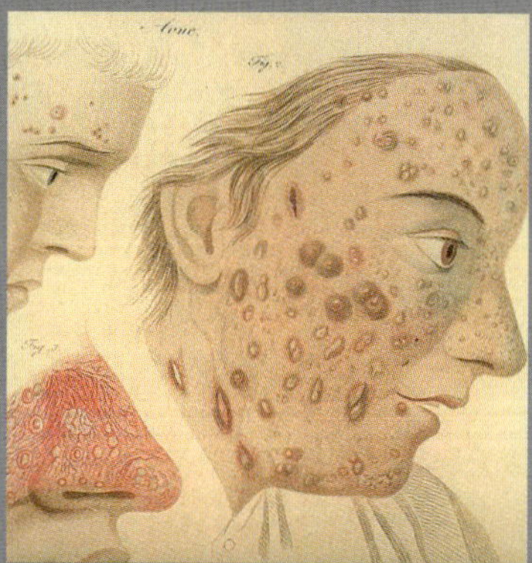

1830년 Dr. Bateman은 여드름과 주사가 동반된 환자를 기술함

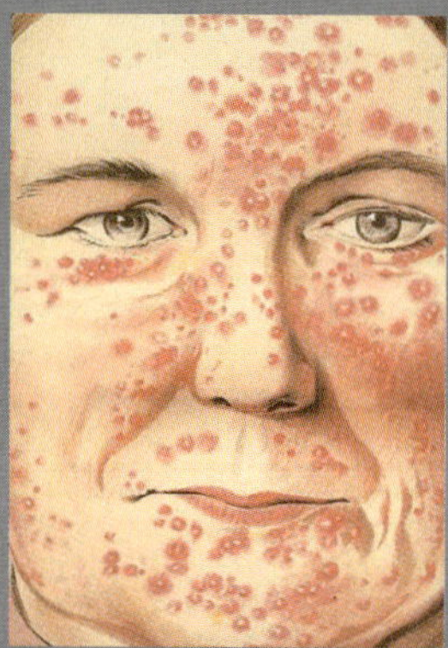

1899년 Dr. Jamieson은 60세 여자 환자의 농포, 구진성 병변을 서술함[면포, 주사는 없었고, 1년 후에 흉터 발생(acne necrotica)]

Acne gallery

여드름 흉터

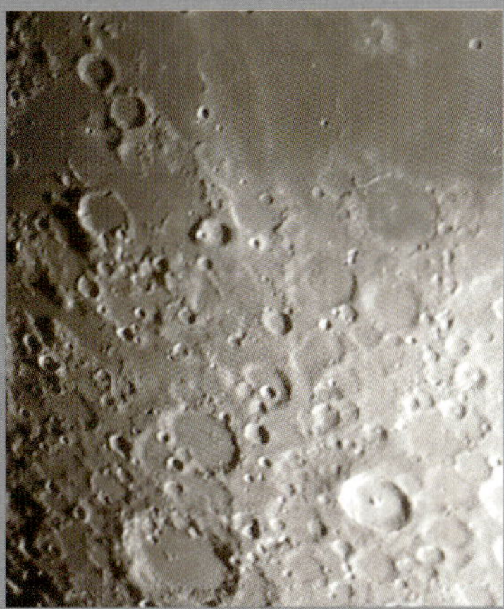

달 표면(둥근형, rolling)

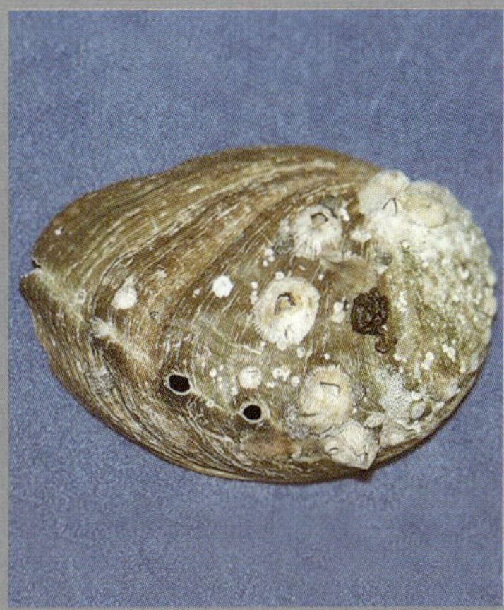

조개(둥근형, rolling)

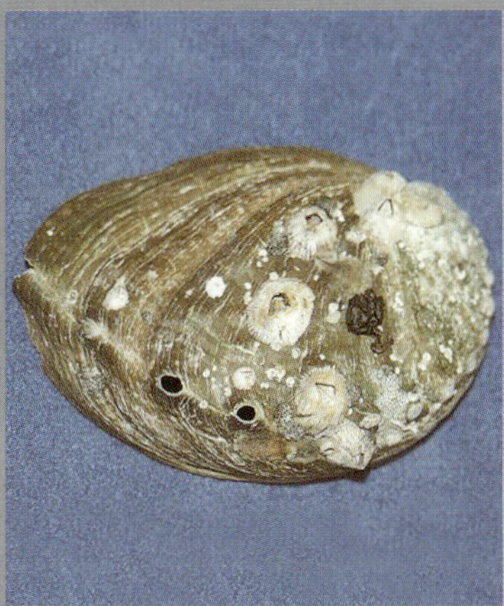

조개(송곳형, ice pick)

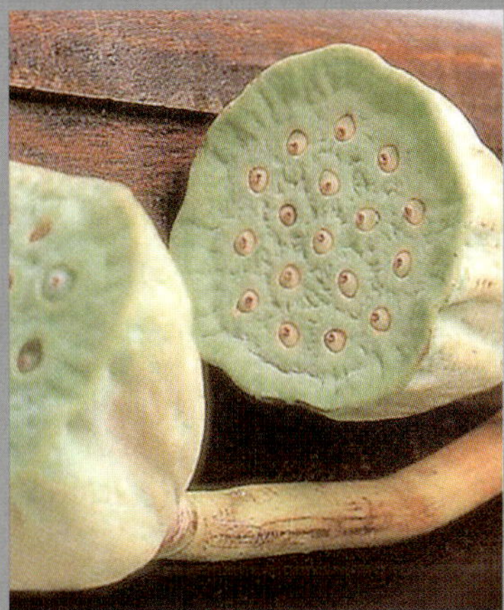

우엉(송곳형, ice pick)

Acne gallery

여드름 흉터

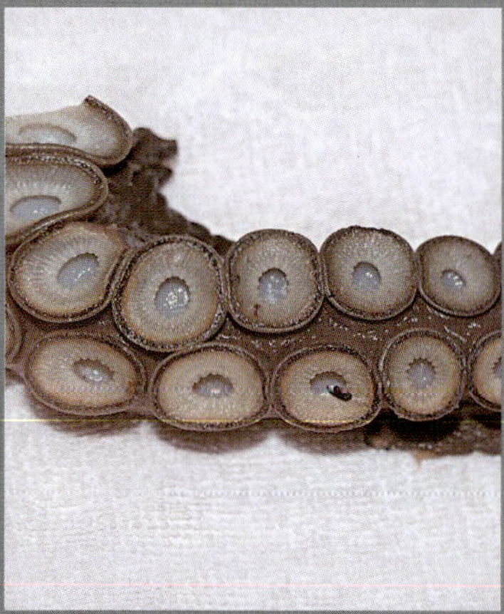

문어(Boxscar형)

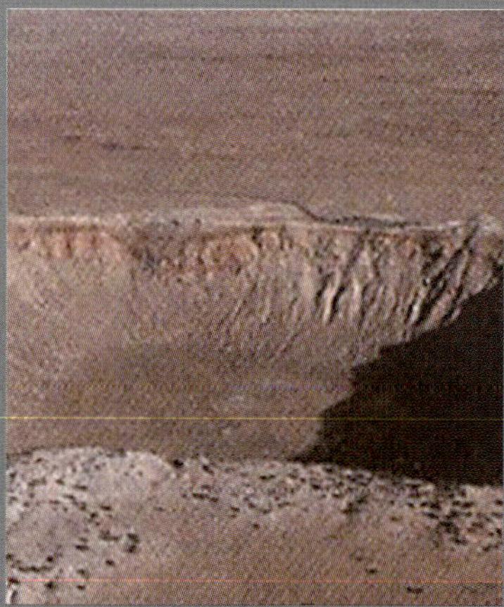

조개(둥근형, rolling)

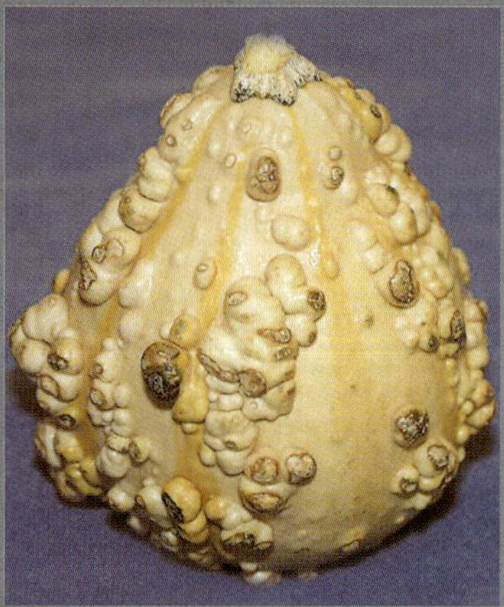

과일(켈로이드형)

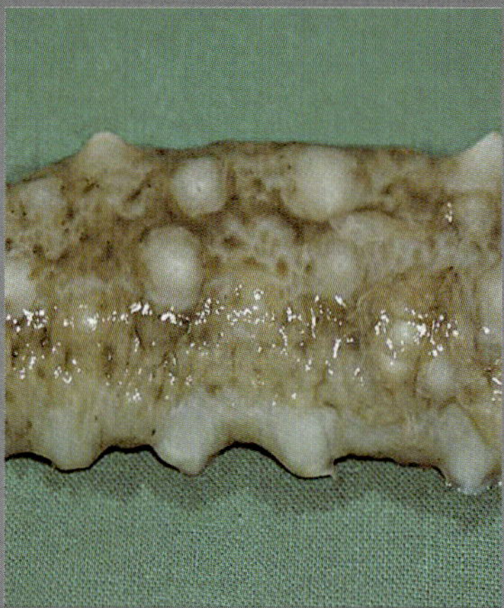

해삼 (비대형 흉터)

Acne gallery

치료 전/후

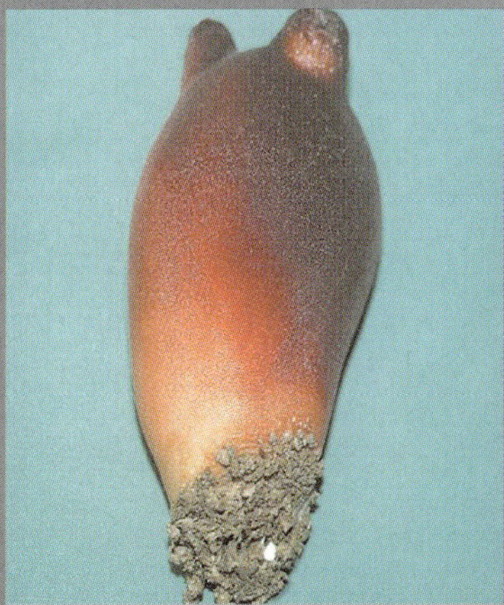

멍게(박피 후)

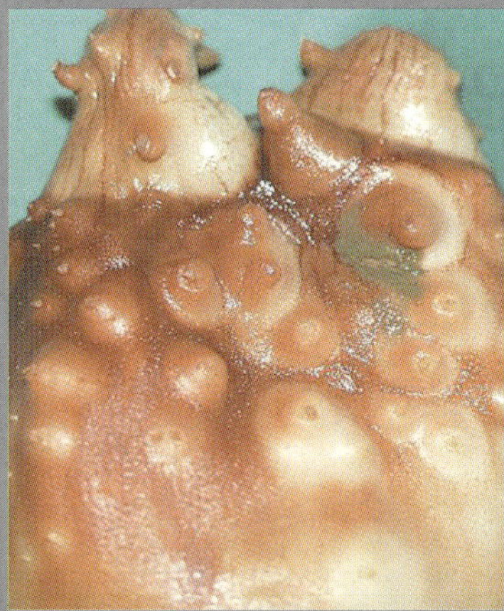

멍게(박피 전)

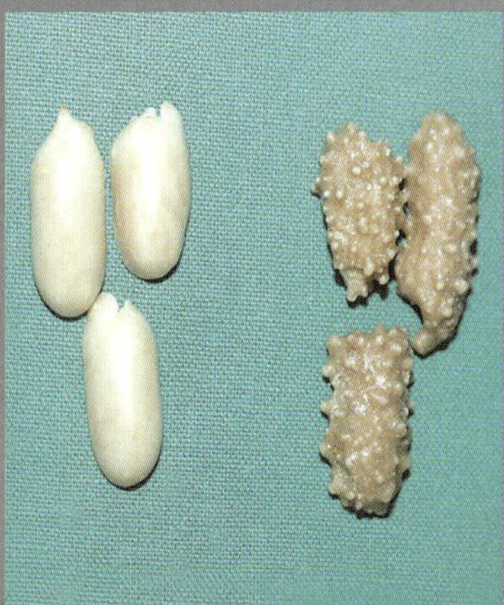

땅콩 (치료 전/후)

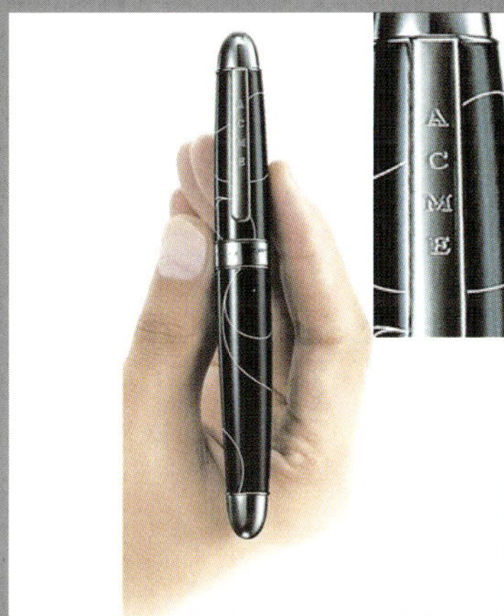

ACME(여드름 어원)

Acne gallery

가면과 여드름

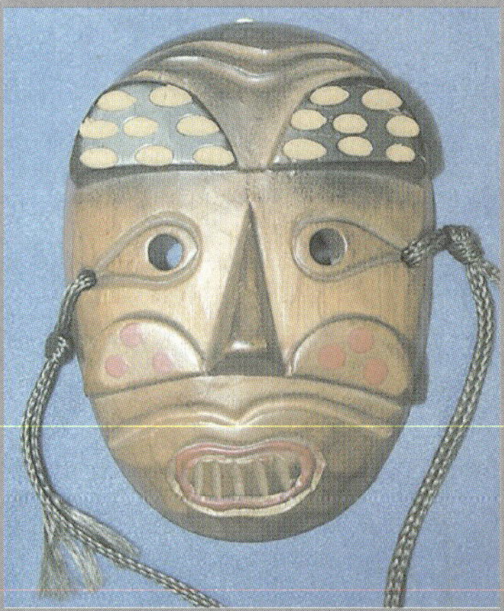
여드름 (이마, 뺨)

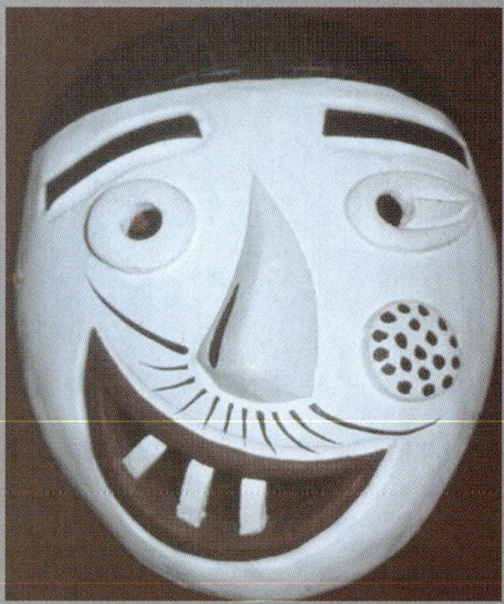
면포

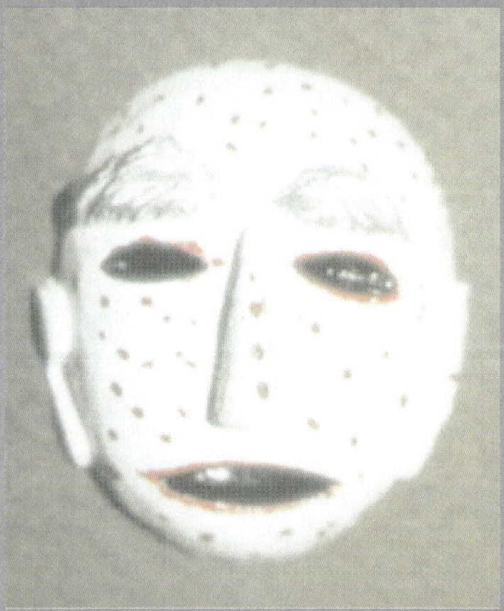
여드름 자국 (초기)

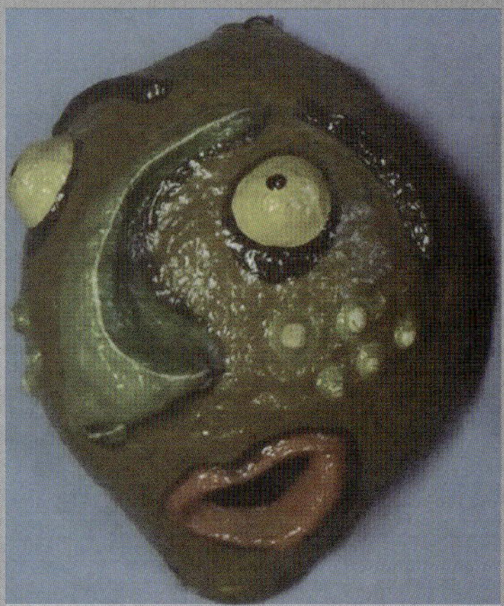
면포(안성구 교수 제작)

Acne gallery

여드름 치료 방법

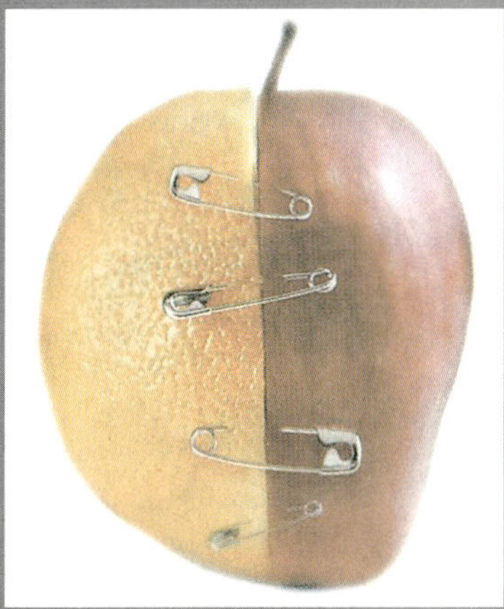

새로운 술기 (?)

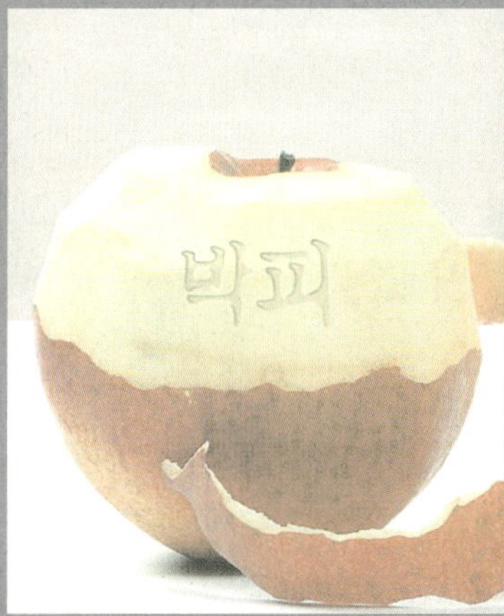

박피술

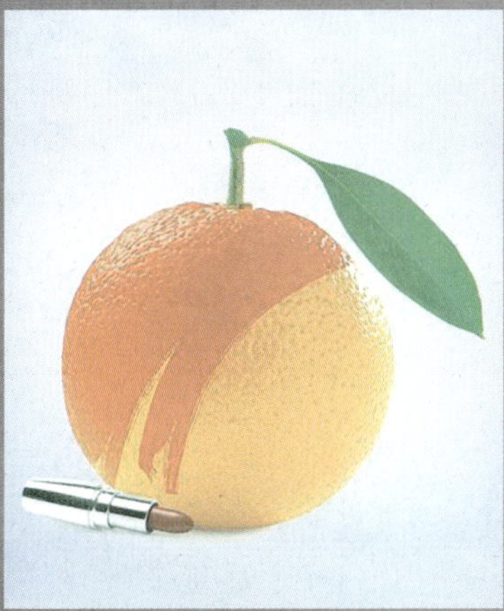

카뮤플라주

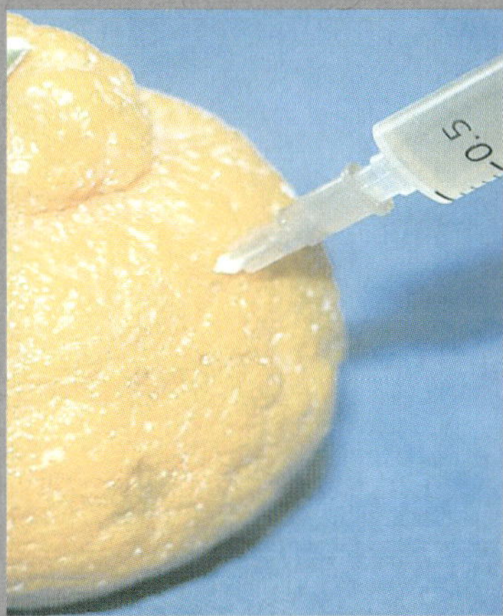

필러

Acne gallery

개체의 차이

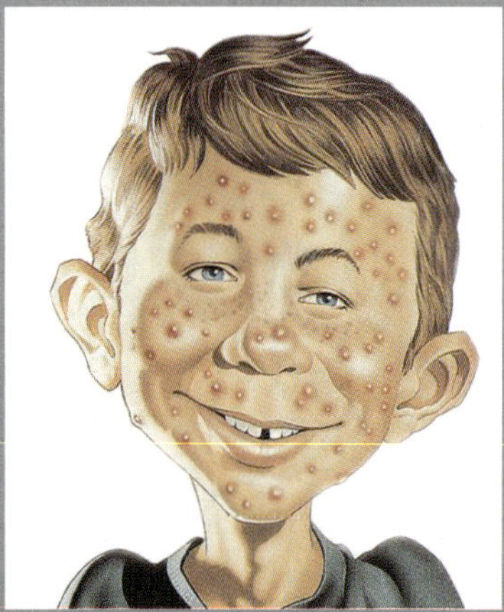

농포성 구진

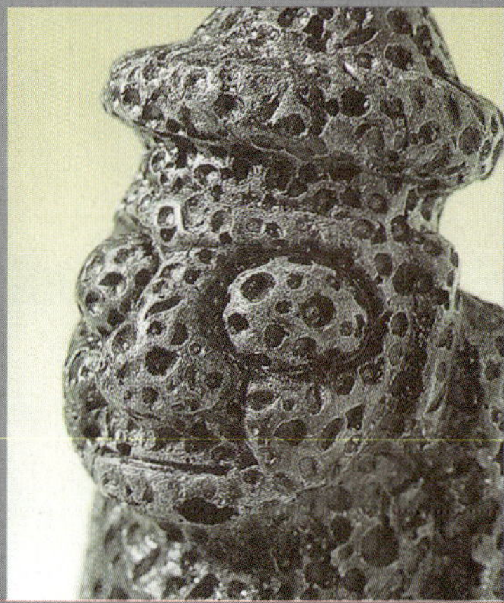

하루방(흉터

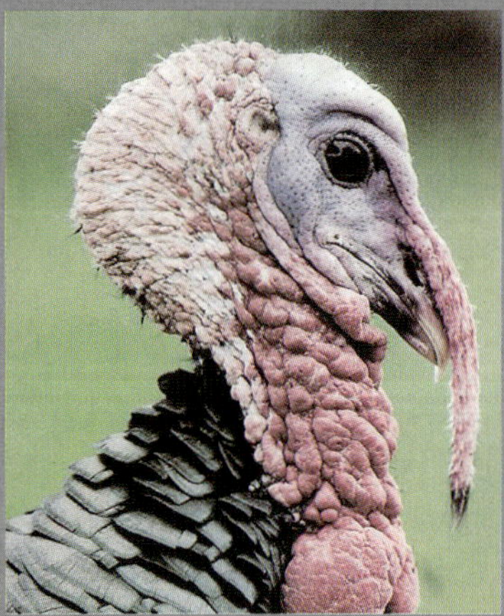

넓어진 모공

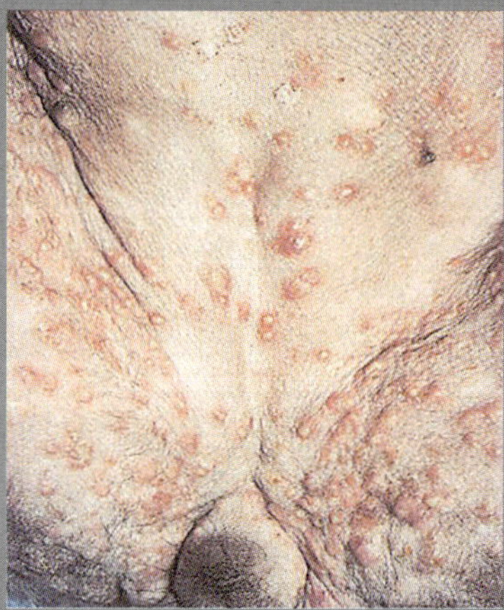

여드름(개)

Ahn's gallery

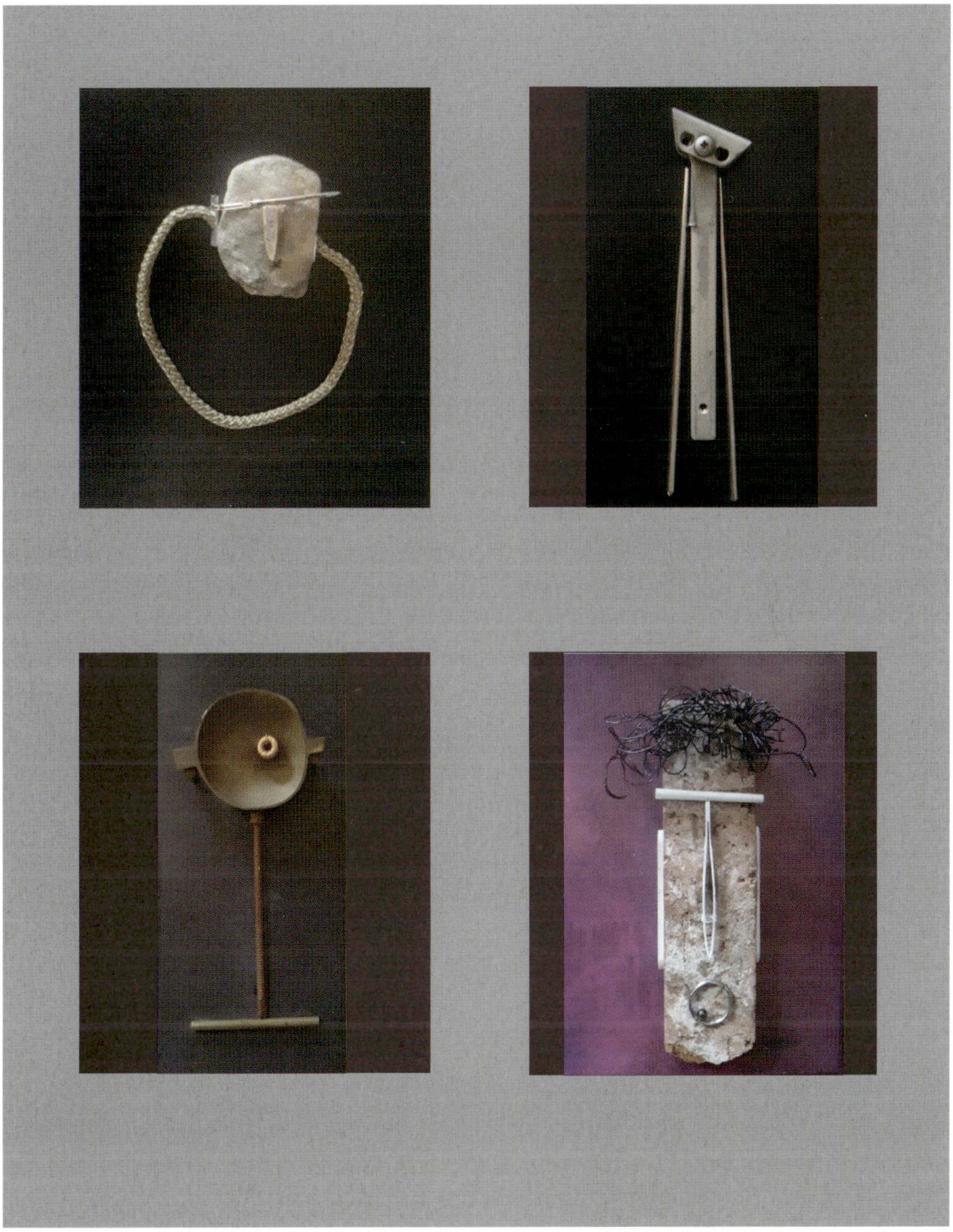

Ahn's gallery

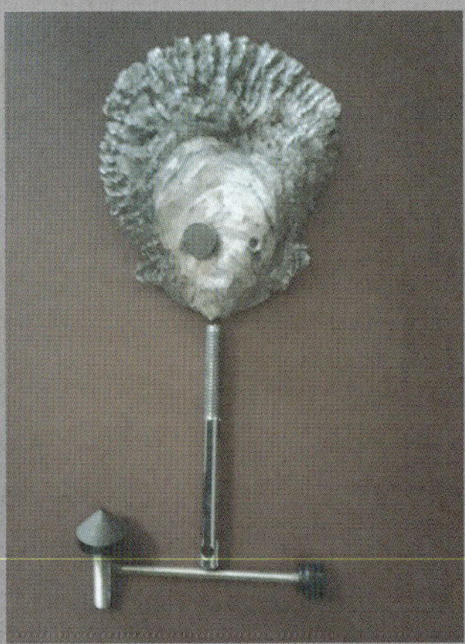

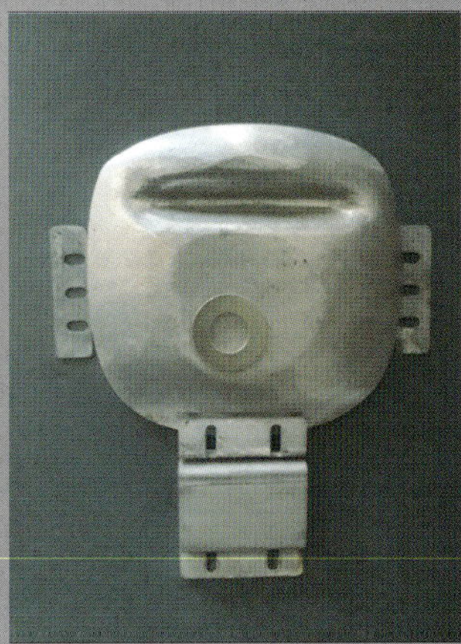

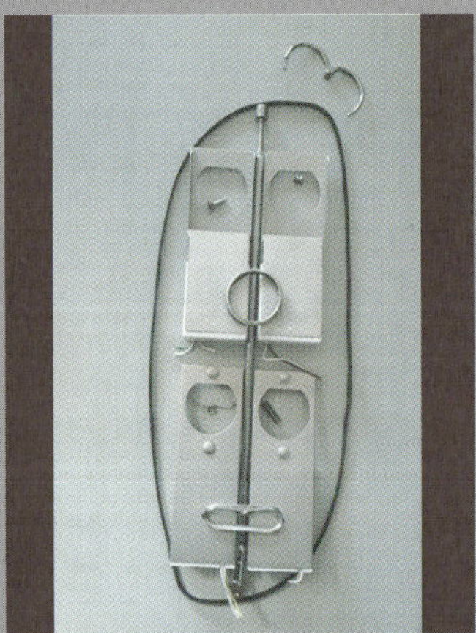

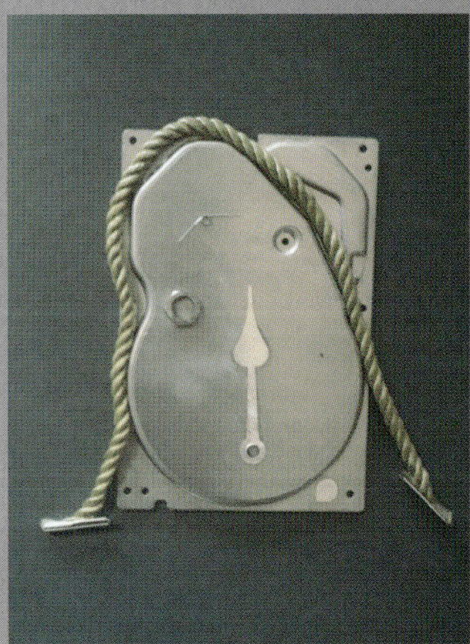

Ahn's gallery

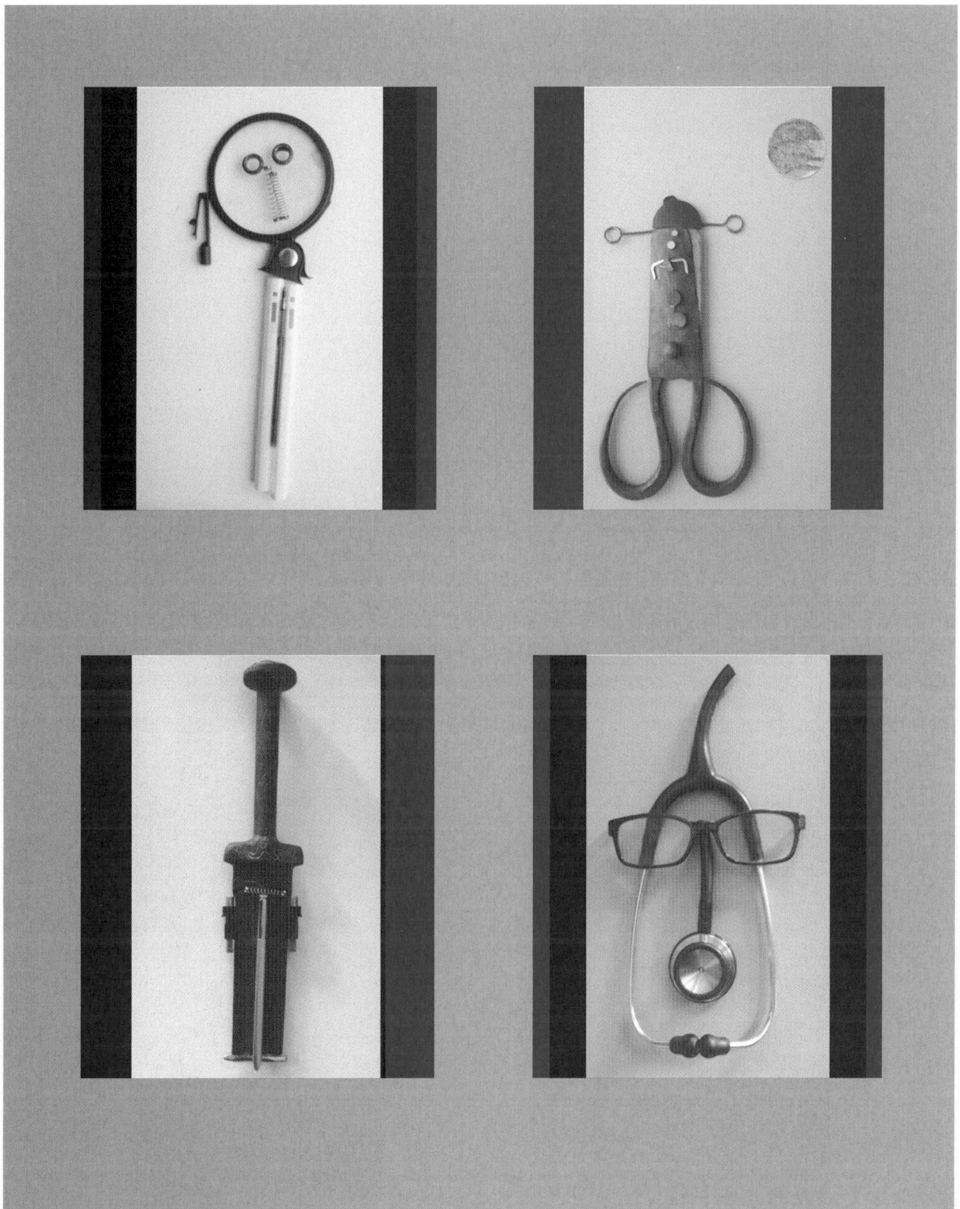

Ahn's gallery

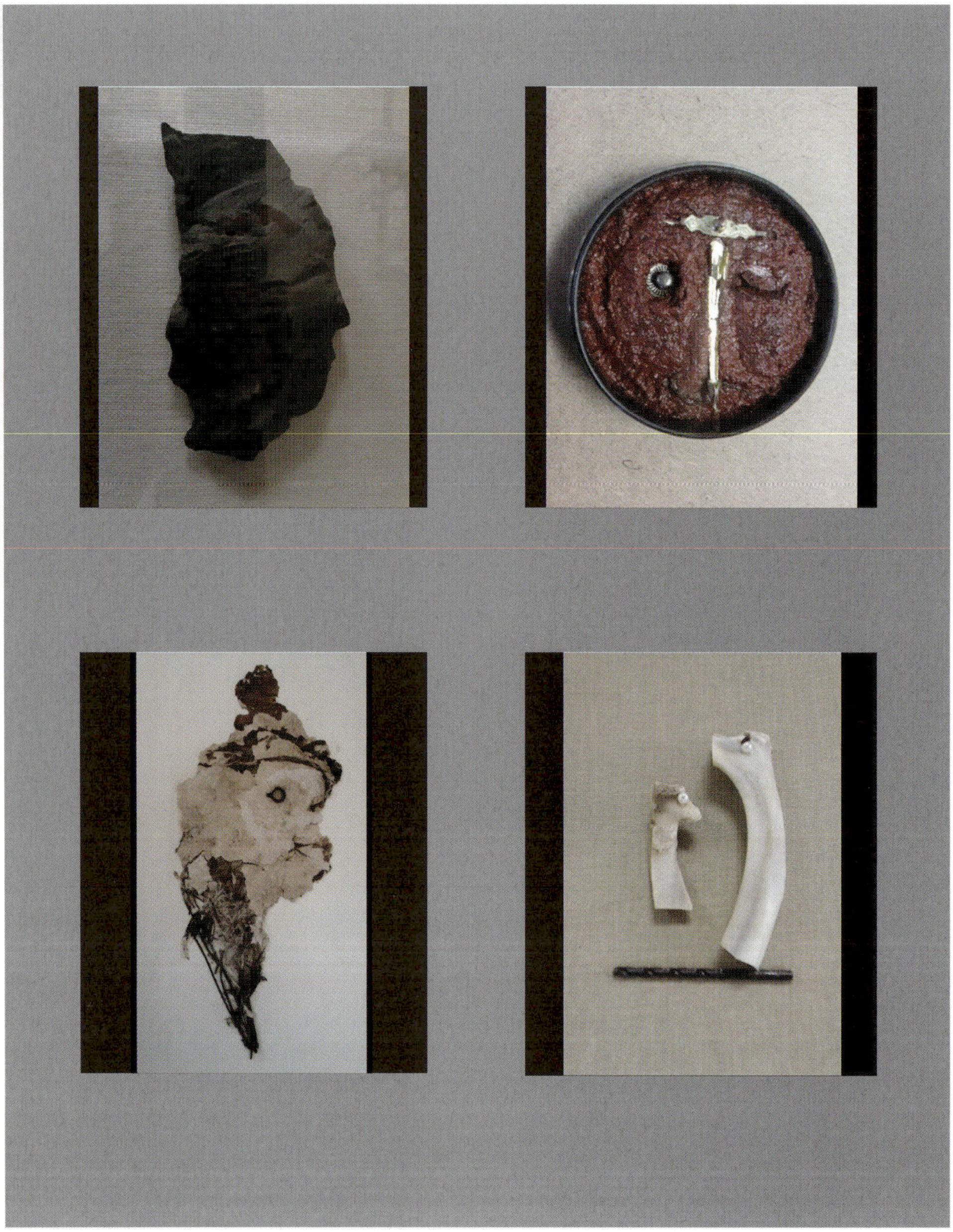

한글 찾아보기

기타

영문 찾아보기

Q

Q−Switched 1064 nm lasers 96

R

radiofrequency with microneedling 97
reactive oxygen species 74
resorbable threads 83
resorcinol 19, 22
reticular dermis 69
retinaldehyde 15
retinoic acid 15
retinoids 14
revascularization 68
roller 69
rolling scar 2, 5, 20, 30, 125

T

V

W

Z

Others